CBD

und ätherische Öle

Der Zusammenhang zwischen Pflanzen, Rezeptoren und Gesundheit

Dr. med. Olivier Wenker
MD, DEAA, ABAARM, FAARFM, MBA

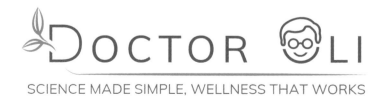

SCIENCE MADE SIMPLE, WELLNESS THAT WORKS

ISBN 978-0-9600065-4-0

Gedruckt bei ABT Print und Medien GmbH, Deutschland.

Besuchen Sie DoctorOli.com um zusätzliche Kopien zu kaufen.

Für Information über Vortragsverpflichtungen oder die Durchführung einer Buchsignierung wenden Sie sich bitte an team@doctoroli.com mit der Betreffzeile „Events."

Herausgegeben von BioCode Academy und Doctor Oli (DoctorOli.com).

Übersetzung und Lektorat: Cornelia Mikolash, Meike Abraham, Marianne Just-Meyer, Christian Meyer, Dana Schorr, Ellen Wenker

Inhaltsverzeichnis

Widmung

Dieses Buch ist meiner Frau Ellen, meinen Kindern und ihren Ehepartnern und einem sehr guten und sachkundigen Freund gewidmet. Sie haben mir alle beim Mischen, Mixen, Abmessen, Erhitzen, Kühlen und Kreieren neuer Produkte, die verschiedene Formen von CBD und eine Vielzahl von ätherischen Ölen enthalten, zugesehen und mich bei dieser Aktivität unterstützt.

Unsere Küche sah oft aus wie ein hochspezialisiertes medizinisches Labor, und manchmal fühlte ich mich wie ein verrückter Wissenschaftler, der darauf bedacht war, dass sich die verschiedenen Komponenten gut auflösen, einen akzeptablen oder sogar angenehmen Geschmack haben, auf benutzerfreundliche Weise angewendet werden können und, was am wichtigsten war, gesunde Körpersysteme, Homöostase und allgemeines Wohlbefinden unterstützen. Für jede Charge wurden die Mischungen fein abgestimmt, um die Absorptions- und Bioverfügbarkeitsraten zu verbessern.

Danke, Ellen, für Deine Unterstützung und dafür, dass Du nur den Kopf geschüttelt hast, als Du mich, den verrückten Professor, in der Küche mit dem Chaos, das ich oft angerichtet habe, gesehen hast. Wir gaben dem Ausdruck „gemeinsamer Lebensraum" eine völlig neue Bedeutung.

Mein persönliches Interesse an CBD

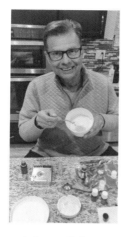 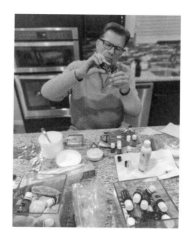

Vor einigen Jahren wurde ich mit einer sehr seltenen Krankheit namens Miller-Fisher-Syndrom diagnostiziert. Dies ist eine Unterform des bekannteren Guillain-Barré-Syndroms, bei der Antikörper beginnen, die Myelin-Nervenhüllen der hauptsächlich peripheren Nerven zu zerstören.

Beim Miller-Fisher-Syndrom ist dieser Schaden auf das Gehirn begrenzt, einschließlich der Nerven, die das Gehirn verlassen. Beides sind neurologische Erkrankungen, die eine leichte bis schwere Muskelschwäche verursachen. Die Schädigung wird durch eine Reaktion des Immunsystems gegen bestimmte Proteine im Gehirn und im Nervengewebe ausgelöst. Diese Hirnregionen und Nerven sind sehr wichtig für Bewegung, Empfindung und allgemeine Körperfunktion.

Der menschliche Körper verwechselt die Proteine im Hirngewebe oder in den Nervenscheiden mit bakteriellen oder viralen Proteinen, was zu einer Antikörperreaktion mit nachfolgenden Hirn- und Nervenschäden führt. Die typischen Symptome dieser seltenen Erkrankung sind vollständige Ataxie (der vollständige Verlust der Kontrolle über die Körperbewegungen), Augenprobleme und das Fehlen von tiefen Sehnen-Nervenreflexen.

Ich hatte Glück und überlebte die akute Phase dieser seltenen Krankheit. Nach ein paar Wochen im Krankenhaus wurde ich entlassen und fuhr in einem Rollstuhl nach Hause. Ich konnte kaum sitzen und schon gar nicht stehen, ohne sofort auf den Boden zu fallen.

Ich litt auch unter Augenproblemen, auch Ophthalmoplegie genannt, wie Doppelbilder, verschwommenes Sehen, Orientierungslosigkeit und Schwindel. Die Probleme können von Schäden in den kleinen Nervenhüllen der Augenmuskeln und/oder von einer Beschädigung des Augenkoordinationspunktes im Hirnstamm herrühren.

Es war so schlimm, dass die Neuro-Ophthalmologen keine sinnvolle Hilfe anbieten konnten, damit ich ein einzelnes Bild sehen konnte, anstatt verschwommen und schwer doppelt zu sehen.

Damals beschloss ich, mein Leben grundlegend zu verändern und proaktiv zu versuchen, meine Gesundheit wiederzuerlangen. Als erste Maßnahme begannen wir damit, hochgiftige Alltagsprodukte wie

Haushaltsreiniger, Waschmittel, Seifen, Shampoos, Zahnpasta und vieles mehr durch natürliche, giftfreie und gesunde Alternativen zu ersetzen. Mehr über diesen Prozess kannst Du in meinem ersten Buch lesen (weitere Informationen findest Du unter www.DoctorOli.com).

Da ich bereits alle Behandlungsmöglichkeiten der modernen Medizin ausgeschöpft hatte, wie z.b. intravenöse Immunoglobin- und Plasmapherese (wobei mein gesamtes Blutvolumen mehrmals täglich durch einen speziellen Filter geleitet wurde, um alle potenziell schädlichen Antikörper zu entfernen), war ich bereit, nach alternativen Wegen zu suchen, um meine Gehirngesundheit zu unterstützen.

Neben der Verwendung von ätherischen Ölen zur Unterstützung einer gesunden Gehirnfunktion begann ich auch, medizinische Literatur über andere, nicht so übliche Behandlungsmöglichkeiten zu durchsuchen. Ich musste Entzündungen und weitere Schäden an meinem Gehirn und den Nerven reduzieren. Ich suchte nach Wegen, wie ich meine Darmfunktion verbessern konnte, da sie so eng mit einer guten Gehirngesundheit zusammenhängt. Ich musste auch herausfinden, wie ich ein gesundes Immunsystem unterstützen konnte, da mein Immunsystem in der akuten Phase meiner Krankheit durchgedreht war.

Etwa zu dieser Zeit verabschiedete die US-Regierung das Farmgesetz von 2014, das Cannabidiol (CBD) für die Forschung einigermaßen legal machte. Also führte ich meine eigenen Untersuchungen durch, indem ich verschiedene Formen von CBD ausprobierte und dann begann, sie mit ätherischen Ölen zu mischen. In Kombination mit vielen anderen Behandlungsmodalitäten, wie dem Essen von gesunder ketogener Nahrung, täglicher körperlicher Bewegung und dem Ausprobieren experimenteller gesundheitsfördernder Aktivitäten, konnte ich mich extrem schnell von meinem katastrophalen Zustand erholen.

Je mehr ich über CBD lernte, desto mehr wusste ich, dass es ein wichtiger Bestandteil meines Lebens sein wird, zumindest in meinem eigenen Wellness-Plan. Ich hatte so viele positive Erfahrungen gemacht und persönlich sah ich keine Nebenwirkungen, also war es an der Zeit, diese Substanz in mein tägliches Programm aufzunehmen. Ich, und viele andere in meinem Leben, haben seitdem CBD konsumiert.

In diesem Buch bespreche ich Hunderte von wissenschaftlichen Forschungsstudien über verschiedene Pflanzen und natürliche Substanzen und ihre Auswirkungen auf medizinische Zustände. Die FDA (Amerikanische Nahrungs- und Medikamenten Behörde) hat CBD zur Zeit als Medikament klassifiziert. Dieses Buch ist keine Diskussion über ein paar von *Cannabis* abgeleitete Drogen. Es stellt einen Überblick über die aktuelle wissenschaftliche Literatur über CBD und andere aus Cannabispflanzen gewonnene Verbindungen dar und fasst daher die von Wissenschaftlern und Klinikern erzielten Ergebnisse zusammen.

Einige hochwertige ätherische Öle sind als Nahrungsergänzungsmittel offiziell zugelassen. Wenn man also von Nahrungsergänzungsmitteln spricht, kann man zumindest in Amerika „Struktur-Funktions-Aussagen" machen, d.h. erklären, wie bestimmte als Nahrungsergänzungsmittel eingestufte Pflanzeninhaltsstoffe in wissenschaftlichen Studien gezeigt haben, dass sie die Struktur oder Funktion der Zellen in verschiedenen Organsystemen beeinflussen.

Nachdem ich buchstäblich Tausende von Studien durchgelesen hatte, dann einen Schritt zurücktrat und nach dem großen Bild suchte, war es keine leichte Aufgabe, die Punkte zu verbinden. Ich hoffe, jeder findet dieses Buch informativ und doch unterhaltsam.

Dieses Buch basiert auf meinen persönlichen Kenntnissen und Erfahrungen. Es ist bekannt, dass verschiedene Menschen unterschiedlich reagieren, wenn es um natürliche Substanzen und insbesondere das Endocannabinoid-System geht. Die Informationen in diesem Buch dienen nur zur Information und sind nicht dazu gedacht, einen medizinischen Rat zu ersetzen oder eine ordnungsgemäße medizinische Behandlung zu unterbrechen.

Bitte wende Dich an Deinen Arzt und Therapeuten, wenn Du an einer Krankheit leidest, wenn Du Medikamente nimmst oder wenn Du schwanger bist.

Nach einer langen medizinischen Karriere, in der fast ausschließlich moderne, pharmazeutisch basierte Medizin verwendet wurde, war es eine augenöffnende Reise, die Natur und ihre Schätze wie CBD wieder zu entdecken. Ich bin allen dankbar, die mich in diese Richtung gewiesen und meine neue Ausbildung begleitet haben.

Wichtiger Hinweis

Die heutige Verwirrung über Hanf und Marihuana rührt von der Verwendung bestimmter Namen her, insbesondere dem Wort „Cannabis." Obwohl Cannabis zur Beschreibung einer Pflanzenfamilie verwendet werden sollte, wird es seit über 100 Jahren als Synonym für Marihuana verwendet. Obwohl CBD und psychoaktives THC (Marihuana) letztendlich von der gleichen Pflanzenart stammen, sind sie zwei verschiedene Verbindungen mit völlig unterschiedlichen Auswirkungen auf den menschlichen Körper.

Zur Verdeutlichung: In diesem Buch wird „Hanf" die Cannabispflanze beschreiben, die CBD und fast kein THC (weniger als 0,3 %) produziert. Der Begriff „Marihuana" wird die Cannabispflanze beschreiben, die hauptsächlich THC (mehr als 0,3 %) und nur geringe oder nicht messbare Mengen an CBD produziert. Wenn man die Botanik der Pflanze diskutiert, wird das Wort *Cannabis* groß und kursiv geschrieben.

Wenn Du CBD mit dem Wort Hanf, THC mit dem Wort Marihuana und *Cannabis* mit der eigentlichen Pflanze in Verbindung bringst, wirst Du es einfacher finden, dieses Buch zu verstehen.

Teil 1: Geschichte und Hintergrund

Lady M. und ihr Freund Rasta

Die mächtige Cannabispflanze, ihre Einzelteile, die aus ihr gewonnenen Produkte und die Gesetze, welche die Verbreitung dieser Produkte einschränken, haben lange Zeit für Verwirrung gesorgt.

Beginnen wir mit Verwirrung Nummer eins. Wie lautet die Taxonomie oder der wirkliche Name der Pflanzengattung (die botanische Klassifizierung) *Cannabis*?

In seiner ursprünglichen Klassifizierung von 1753 identifizierte Karl Linnaeus nur eine Art, genannt *Cannabis sativa*.[1] Aber etwa 30 Jahre später begann ein anderer Biologe, Jean-Baptiste Lamarck, mit der Untersuchung ähnlichen Pflanzenmaterials, das er aus Indien erhalten hatte. Lamarck beschloss, daraus eine neue Art mit dem Namen *Cannabis indica* (aus Indien) zu machen.

Gegenwärtig stammt *Cannabis indica* hauptsächlich aus Indien, Pakistan und Afghanistan oder wird lokal angebaut. Im Jahr 1924 benannte der russische Wissenschaftler D. E. Janischewsky eine weitere neue Art der Cannabispflanze, die in Mittel- und Osteuropa sowie in Russland zu finden ist. Er nannte diese Pflanze *Cannabis ruderalis*.

Die Entwicklung der modernen Technologie und der DNS-Analyse ermöglichte es den Forschern des Canberra Institute of Technology, fast 200

Cannabispflanzen zu unterscheiden und nach ihrer DNS zu kategorisieren.[2] Sie waren der Meinung, dass ein bestimmter Stamm eine eigene Art namens „*Rasta*" erhalten sollte. Eine andere Gruppe von Autoren schlug vor, ebenfalls eine Art namens „*Cannabis afghanica*" oder „*kafiristanica*" zu benennen.[3,4]

Heute ist es weitgehend akzeptiert, dass wir uns nur mit einer Art namens *Cannabis sativa* und einigen Unterarten (ssp.) befassen, die entweder *ssp. sativa*, *ssp. indica* oder *ssp. ruderalis* genannt werden. Der vollständige Name der Indica-Variante würde daher *Cannabis sativa L. ssp. indica* heißen. Die Abkürzung L. wird in der Botanik verwendet, um Linnaeus als Autorität für den ursprünglichen Namen einer Art anzugeben.

Eine andere, weniger genaue Methode zur Unterscheidung dieser Unterarten ist die Klassifizierung nach durchschnittlicher Blattkonzentration von psychotomimetischen (halluzinatorischen) Delta-9-Tetrahydrocannabinols, auch THC genannt. Wenn der mittlere Gehalt über 0,3 % liegt, wird die Pflanze *C. sativa ssp. sativa indica* genannt, und wenn der mittlere Gehalt unter 0,3 % liegt, wird sie *C. sativa ssp. sativa* genannt.[5]

C. sativa ssp. ruderalis produziert typischerweise hauptsächlich das nicht-halluzinatorische Cannabidiol, auch CBD genannt. Die *Rasta*-Variante produziert mehr THC als andere Arten, ist aber noch nicht offiziell in der Botanik klassifiziert worden.

Heutzutage sind die zur Gattung *Cannabis* gehörenden Arten durch Myriaden kultivierter Sorten vertreten. Sowohl die Anbauer / Produzenten, als auch die Konsumenten verwenden nicht-botanische Namen, um die Wirkungen oder andere Eigenschaften dieser Varianten zu beschreiben. Es wurde daher vorgeschlagen, diese Varianten als Stämme und nicht als botanische Unterarten zu klassifizieren.[6]

Anhand von 14.031 Einzel-Nukleotid-Polymorphismen (SNPs), die in 81 Marihuanaproben und 43 Hanfproben genotypisiert wurden, haben Wissenschaftler kürzlich gezeigt, dass Marihuana und Hanf auf Genom-Ebene signifikant verschieden sind, was bestätigt, dass sich die Unterscheidung zwischen diesen Pflanzen nicht nur auf die Namen der verschiedenen Stämme beschränkt.[7] Ein SNP ist ein Ersatz eines einzelnen Teils eines Gens und kann möglicherweise die Funktion des Gens verändern. Es ist die häufigste Art der genetischen Variation bei Menschen, Tieren und Pflanzen.

Die Begriffe Hanf, *Cannabis* und Marihuana werden zwar austauschbar verwendet, beschreiben aber nicht dasselbe. Die Cannabispflanze produziert sowohl Marihuana als auch Hanf. Hanf ist jedoch kein Marihuana.

Wie Du gerade erfahren hast, ist *Cannabis* die Gattung der Pflanze. Mit „Marihuana" wird Pflanzenmaterial mit hohem THC-Gehalt bezeichnet, während Material mit niedrigem THC-Gehalt (unter 0,3 %) als Hanfprodukt bezeichnet wird. Während Marihuana nur zu medizinischen und Freizeitzwecken verwendet wird, hat Hanf über 50.000 industrielle Anwendungen.

Wenn jemand „high" werden will, sollte er Marihuana verwenden. Wenn er nicht „high" werden will, sollte Hanf konsumiert werden.

Kurz zusammengefasst:

- Heute wird meist akzeptiert, dass wir es nur mit einer Art namens *Cannabis sativa* und einigen Unterarten (ssp.) zu tun haben, die entweder *ssp. sativa, ssp. indica* oder *ssp. ruderalis* genannt werden.
- *C. sativa ssp. sativa* und *C. sativa ssp. ruderalis* produzieren typischerweise hauptsächlich das nicht-halluzinatorische Cannabidiol, auch CBD genannt.
- *C. sativa ssp. indica* ist typischerweise reich an THC.
- Die Begriffe Hanf, *Cannabis* und Marihuana werden zwar austauschbar verwendet, beschreiben aber nicht dasselbe.
- Hanf hat einen niedrigen oder nicht nachweisbaren THC-Gehalt, während Marihuana einen hohen THC-Gehalt hat.

Geschichte von Hanf und Marihuana

Hanf ist eine der frühesten bekannten Kulturpflanzen. Sie stammt ursprünglich aus Zentralasien und geht bis in die Steinzeit zurück. In China und im heutigen Taiwan wurden Hanffaserabdrücke in über 10.000 Jahre alten Töpferscherben gefunden. Der Hanfanbau zur Faserherstellung wurde in China bereits 2800 v. Chr. offiziell registriert und auch in den Mittelmeerländern des heutigen Europas schon früh in der christlichen Zeit praktiziert.

Die früheste medizinische Beschreibung von Marihuana erscheint im *2. Band von Shénnóng BěnCǎo Jīng, Der Klassiker der Kräutermedizin*, zusammengestellt ca. 100 CE aus früheren mündlichen Überlieferungen.[8] Der früheste archäologische Nachweis von Marihuana-Drogenkonsum datiert auf ca. 600 v. Chr. in Yánghǎi, China. CE ist die Abkürzung für Common Era und beginnt mit dem Jahr Eins im ersten Jahr des Gregorianischen Kalenders. Es ist dasselbe wie AD (Anno Domini), während BCE die Abkürzung für Before Common Era ist und dasselbe wie BC (Before Christ, also v. Chr.) ist.

Um 2.000 - 800 v. Chr. erwähnt der hinduistische heilige Text *Atharvaveda (Wissenschaft der Zauberkräfte)* Bhang (getrocknete Cannabisblätter, -samen und -stiele) als eines der fünf „Heiligen Gräser oder

Pflanzen," da es sowohl in der Medizin als auch bei rituellen Opfergaben an Shiva verwendet wurde.

Ein paar hundert Jahre später wird Bhang im zoroastrischen *Zendavesta*, einem alten persischen religiösen Text, als das „gute Betäubungsmittel" bezeichnet.[9] Kurz vor der Erscheinung Christi wurde berichtet, dass die Griechen anfingen, Seile aus Hanffasern zu verwenden, und die Chinesen erfanden Papier aus Hanf.

In den nächsten 100 Jahren beschrieben verschiedene Schriftsteller die Verwendung von Hanf/Marihuana. Der griechische Historiker Herodot war wahrscheinlich der erste, der *Cannabis* in der westlichen Literatur erwähnte, als er seine Beschreibung der Hanf/Marihuana-Dampfbäder verfasste, die von den alten Skythen benutzt wurden.[10] Etwa zur gleichen Zeit beschrieb Plinius der Ältere im *Buch 20 der Naturgeschichte*, dass das Abkochen der Wurzel in Wasser dazu verwendet werden konnte, um Steifheit in den Gelenken, Gicht und ähnliche Zustände zu lindern.[11]

Ein halbes Jahrhundert später erwähnt Plutarch die Thraker, die Marihuana als Rauschmittel verwenden. Dioscorides, ein Arzt in Neros' Armee, führt medizinisches Marihuana in seiner *De Materia Medica* auf.[12] Es wird auch spekuliert, dass die alten Griechen Marihuana verbrannt haben, um den Rauch für das Orakel von Delphi zu erzeugen.[13]

Ein anderer römischer Arzt, Claudius Galen, schrieb in *De Alimentorum Facultatibus*, dass „Hanfkuchen, wenn er in Maßen gegessen wird, ein Gefühl des Wohlbefindens hervorruft, aber wenn im Übermaß genommen, führt es zu Rausch, Dehydrierung und Impotenz."[14] Wenn man die antike Literatur über *Cannabis* studiert, scheint es, dass Hanf, zumindest in der Welt der Griechen und Römer, hauptsächlich als Saatgut konsumiert wurde und nicht als medizinische Behandlung.[15]

In den folgenden Jahrtausenden tauchten Hanf und aus Hanf gewonnene Produkte wie Seile und Papier nicht nur in asiatischen Ländern, sondern auch in Europa auf. Im 13. Jahrhundert begann das Interesse an *Cannabis* in Europa zu wachsen, nachdem Marco Polo 1297 von seiner Reise in den Osten zurückkehrte und in Berichten aus zweiter Hand von den Wundern dieser Pflanze berichtete.[16]

Der Anbau von Hanf verbreitete sich dann im Mittelalter in ganz Europa. Er wurde sehr wichtig für die Italiener, die daraus robuste Segel für ihre Handelsschiffe und feine Kleidung herstellten. Es stellte sich heraus, dass Segel aus Hanf dreimal stärker als die aus Baumwolle und auch gegen Salzwasser widerstandsfähiger waren.

Dies blieb auch König Heinrich VIII von England nicht unbemerkt, und er begann, Geldstrafen zu verhängen, wenn seine Bauern keinen Hanfanbau betrieben. Im Jahre 1535 erließ Heinrich VIII ein Gesetz, das alle Landbesitzer dazu zwang, 1/4 eines Hektars mit Hanf zu bepflanzen oder Geldstrafen zu erhalten. Während dieser Zeit war Hanf eine wichtige Kulturpflanze und bis in die 1920er Jahre wurden 80 % der Kleidung aus Hanftextilien hergestellt.[17]

In Südamerika wurde es in den 1500er Jahren und ein Jahrhundert später in Nordamerika gepflanzt.[18] Im Jahre 1616, in der ersten permanenten englischen Siedlung Amerikas, begannen die Pioniere von Jamestown Hanf anzubauen, um Seile, Segel und Kleidung herzustellen. Hanf war so wichtig, dass nur wenige Jahre später die erste Generalversammlung von Virginia ein Gesetz schuf, das die Bauern zum Hanfanbau verpflichtete.

Hanf wurde schnell sehr wichtig für die frühen Siedler in den 1800er Jahren. Über zweihundert Jahre lang wurden Steuern mit Hanf bezahlt, und zwischen dem 17. und 18. Jahrhundert war es in einigen Gebieten illegal, NICHT Hanf anzubauen! Die frühe Wirtschaft der heutigen Vereinigten Staaten von Amerika hing vom Hanfanbau ab.

Einige Kolonien vollstreckten sogar Gefängnisstrafen für diejenigen, die nicht an dem teilnahmen, was schnell zu einem patriotischen Akt wurde, besonders während des Unabhängigkeitskrieges. Tatsächlich waren wichtige amerikanische historische Persönlichkeiten wie George Washington, Thomas Jefferson und Benjamin Franklin aktiv an der Entstehung der Hanfindustrie beteiligt.[19] Während sowohl die Verfassung als auch die Unabhängigkeitserklärung auf Pergament geschrieben sind, gibt es Gerüchte, dass einige frühe Entwürfe auf Hanfpapier geschrieben wurden.[20]

Im Jahre 1753 klassifizierte Karl Linnaeus also *Cannabis sativa* als eine Pflanzenart. Einige Jahre später, 1764, erschien medizinisches Marihuana im *New England Dispensatory*. Hanf wurde dann in ganz Amerika angebaut und Felder mit Hanf oder Marihuana tauchten in Mississippi, Georgia, Kalifornien, South Carolina, Nebraska, New York und Kentucky auf.

Im Jahr 1850 wurde *Cannabis* in das *Amerikanische Arzneibuch* aufgenommen, wo es unter anderem als Mittel gegen Neuralgie, Tetanus, Typhus, Cholera, Tollwut, Ruhr, Alkoholismus, Opiatabhängigkeit, Milzbrand, Lepra, Inkontinenz, Gicht, Krampfanfälle, Mandelentzündung, Wahnsinn, übermäßige Menstruationsblutungen und Gebärmutterblutungen beschrieben wurde.[21]

Im neunzehnten Jahrhundert, als der britische Arzt William B. O'Shaugnessy nach Indien reiste und über die therapeutische Verwendung von Marihuana berichtete, nahm das Interesse an dieser Pflanze in Europa stark zu.[22]

Allerdings änderten sich die Dinge in den Vereinigten Staaten in den frühen 1900er Jahren schlagartig. Mit der Schaffung des „The Pure Food and Drug Act" verabschiedete der Kongress 1906 ein Gesetz, das Marihuana (zusätzlich zu Alkohol, Opium, Morphium, Kokain, Heroin und anderen) als süchtig machende Droge einbezog. Dieses Gesetz von 1906 ebnete den Weg für die Gründung der Food and Drug Administration (FDA).[23]

Nur wenige Jahre später, während der mexikanischen Revolution von 1910 bis 1920, brachten Immigranten auf der Flucht Marihuana in die Vereinigten Staaten. Amerikanische U.S.-Politiker nutzten schnell die Gelegenheit, für sich zu werben, indem sie Hanf und *Cannabis* als „Marihuana" bezeichneten, um so den schlechten Ruf des Marihuanas mit den Vorurteilen gegenüber Mexikanern zu verbinden. Was eigentlich eine medizinische oder wirtschaftliche Diskussion sein sollte, wurde zur rassistischen Propaganda.

Leider hat es funktioniert. Hanf und Marihuana wurden nicht nur benutzt, um mexikanische Einwanderer zu verteufeln, sondern auch, um rassistische Ziele gegen die schwarze Bevölkerung jener Zeit zu verfolgen.[24] Außerdem fühlten sich bestimmte Industriezweige, wie die Pharma-, Papier-, Petroleum- und Bekleidungsindustrie, durch relativ billige Alternativen aus Hanf bedroht. Hanf und Marihuana wurden in den gleichen Topf geworfen und alle Bemühungen wurden darauf ausgerichtet, beides zu verbieten.

Im Jahre 1930 erkannte der Direktor des neu geschaffenen Federal Bureau of Narcotics, dass er mehr als nur Opioide und Kokain brauchte, um die Bedeutung des Büros zu rechtfertigen. Er beschloss, Marihuana auf die Liste der Substanzen zu setzen, die er regulieren, wenn nicht sogar eliminieren wollte.

Unter seinen angeblichen Zitaten sind Sätze wie „Es gibt insgesamt 100.000 Marihuana Konsumenten in den USA, und die meisten sind Neger, Hispanics, Filipinos und Entertainer. Ihre satanische Musik, Jazz und Swing, resultiert aus dem Gebrauch von Marihuana. Dieses Marihuana veranlasst weiße Frauen, sexuelle Beziehungen mit Negern, Entertainern und allen anderen zu suchen. Der Hauptgrund, Marihuana zu verbieten, ist seine Wirkung auf die degenerierten Rassen."[25] Es war die Geburtsstunde des Krieges gegen Marihuana und alle anderen aus Hanf gewonnenen Produkte.

Der Direktor wurde bald von dem Besitzer einer riesigen Zeitungskette unterstützt, der die Mexikaner hasste, weil er einen Teil seines Holzanbaugebiets an sie verlor. Er investierte auch viel in die Herstellung von Papier aus seinem Holzunternehmen. Billiges Hanfpapier war nicht das, was er wollte. Zu dieser Zeit hatten einige Pharmariesen Schwierigkeiten, Marihuana als Medikament zu standardisieren und mochten die Idee nicht, dass die Leute es einfach selbst anbauen konnten, ohne teure Medikamente kaufen zu müssen.

Gemeinsam beschlossen sie, ein neues Gesetz zu unterstützen, und 1937 wurde das Marihuana-Steuergesetz eingeführt, nach dem der Verkauf von Hanf und Marihuana besteuert wurde. Das Gesetz selbst kriminalisierte nicht den Besitz oder Gebrauch von Hanf oder Marihuana, aber es enthielt Strafen und Vollstreckungsbestimmungen, denen Marihuana- und Hanfhändler unterworfen waren.[26]

Cannabis, einschließlich Hanf, wurde daher 1937 in den Vereinigten Staaten aus hauptsächlich politischen Gründen kriminalisiert, gegen den Rat der

Amerikanischen Ärztevereinigung zu dieser Zeit.[27] Das Gesetz wurde dann 1969 endgültig für verfassungswidrig erklärt.[28] Aber bald darauf verschärfte sich der Krieg gegen Marihuana wieder und das umfassende Drogenmissbrauchs- und Präventions-kontrollgesetz, besser bekannt als der Controlled Substances Act (CSA), wurde 1970 und 1971 in Kraft gesetzt.

Drogen und andere Substanzen, die nach dem CSA als kontrollierte Substanzen gelten, sind in fünf Schemata unterteilt.[29] Eine aktualisierte und vollständige Liste der Verzeichnisse wird jährlich in Titel 21 Code of Federal Regulations (C.F.R.) § § 1308.11 bis 1308.15 veröffentlicht.

Die Einstufung der Substanzen in die jeweiligen Listen hängt davon ab, ob sie in den Vereinigten Staaten für medizinische Verwendung/Anwendung anerkannt sind, ob sie ein relatives Missbrauchspotenzial aufweisen und ob die Wahrscheinlichkeit besteht, dass sie bei Missbrauch Abhängigkeit verursachen.

Verzeichnis I Kontrollierte Substanzen
Die Substanzen in diesem Verzeichnis haben in den Vereinigten Staaten derzeit keine akzeptierte medizinische Verwendung, einen Mangel an akzeptierter Sicherheit für den Gebrauch unter medizinischer Aufsicht und ein hohes Missbrauchspotential.

Verzeichnis II/IIN Kontrollierte Substanzen (2/2N)
Die Substanzen in diesem Verzeichnis haben ein hohes Missbrauchspotential, das zu schwerer psychischer oder physischer Abhängigkeit führen kann.

Verzeichnis III/IIIN Kontrollierte Substanzen (3/3N)
Die Substanzen in diesem Verzeichnis haben ein
geringeres Missbrauchspotential als die Substanzen in
Verzeichnis I oder II, und der Missbrauch kann zu
mäßiger oder geringer körperlicher Abhängigkeit oder
hoher psychologischer Abhängigkeit führen.

Verzeichnis IV Kontrollierte Substanzen
Die Substanzen in diesem Verzeichnis haben im
Vergleich zu den Substanzen in Verzeichnis III ein
geringes Missbrauchspotential.

Verzeichnis V Kontrollierte Substanzen
Die Substanzen in diesem Verzeichnis haben ein
geringes Missbrauchspotenzial im Vergleich zu den in
Verzeichnis IV aufgeführten Substanzen und bestehen
hauptsächlich aus Präparaten, die begrenzte Mengen
bestimmter Betäubungsmittel enthalten.

Marihuana wurde in das Verzeichnis I aufgenommen
und interessanterweise gab es keinen Unterschied
zwischen Marihuana und Hanf. Es ist auch
erwähnenswert, dass wir zu dieser Zeit bereits
wissenschaftliche Artikel in der medizinischen
Literatur finden, die die lange Geschichte von
medizinischem Marihuana beschrieben und über den
medizinischen Nutzen von Marihuana bei Krankheiten
wie Krampfanfällen berichteten. Trotz dieses
damaligen Wissens wurde Marihuana (und Hanf) als
medizinisch nicht nützlich eingestuft.

Dieses Gesetz verlangte auch von den Bauern eine
Sondergenehmigung, die ihnen den industriellen

Hanfanbau erlaubte. Wegen der Frage der Legalität, oder besser Illegalität des Hanfbaus, wurden die meisten Hanfprodukte in den letzten Jahrzehnten in die Vereinigten Staaten importiert. Die Voraussetzung für Importe ist, dass die Hanfprodukte nicht mehr als 0,3 % THC enthalten dürfen.

Im Jahr 2014 unterzeichnete der Präsident der Vereinigten Staaten das Farmen Gesetz (Farm Bill) 2014, das den Anbau von Industriehanf zu Forschungszwecken ermöglicht. Seitdem sind die Verkäufe von aus Hanf gewonnenem CBD explodiert und damit auch die Forschung mit CBD. Mit Wirkung vom Januar 2017 hat die Drug Enforcement Agency (DEA) eine neue Codenummer (7350) für Marihuanaextrakte geschaffen.[30] In der DEA-Entscheidung war sehr klar, dass Extrakte von „jeder Pflanze der Gattung *Cannabis*, mit Ausnahme des abgetrennten Harzes" im Code 7350 im Verzeichnis I des CSA enthalten sind.[31]

Im Sommer 2018 erteilte die FDA die Zulassung für ein nicht-synthetisches pflanzliches CBD-Medikament namens Epidiolex zur Behandlung von Krampfanfällen im Zusammenhang mit zwei seltenen und schweren Formen von Epilepsie, dem Lennox-Gastaut-Syndrom und dem Dravet-Syndrom, bei Patienten ab zwei Jahren. Die FDA erwähnte auch, dass dies das erste von der FDA zugelassene Medikament ist, das eine gereinigte Drogensubstanz enthält, die aus Marihuana gewonnen wird. Interessanterweise hat die FDA nicht klargestellt, dass CBD aus Hanf und nicht aus Marihuana stammt.

In der gleichen Erklärung erklärte die FDA, wie sie durch das U.S. Department of Health and Human Services eine medizinisch-wissenschaftliche Analyse von Substanzen, die wie CBD dem Verzeichnis unterliegen, erstellt und übermittelt, und gibt Empfehlungen an die Drug Enforcement Administration (DEA) bezüglich der Kontrollen unter dem Controlled Substances Act (CSA).[32]

Die DEA kündigte dann kurz darauf an, dass Medikamente, die „fertige Dosierungsformulierungen" von CBD mit einem THC-Gehalt von weniger als 0,1 % enthalten, in Verzeichnis V des Controlled Substances Act aufgenommen werden, solange die Medikationen von der FDA genehmigt worden sind.[33] Verzeichnis V stuft eine Droge als Droge mit geringem Missbrauchspotential ein.

Drei Monate später, am 20. Dezember, unterzeichnete der Präsident der Vereinigten Staaten die Farm Bill 2018. Unter dieser Gesetzesvorlage wurde das CBD aus seinem Status in Verzeichnis V gestrichen. Mit anderen Worten, innerhalb nur weniger Monate wechselte CBD von einer Substanz aus Verzeichnis I zu einer Substanz aus Verzeichnis V und dann zu einer nicht-kategorisierten Substanz, zumindest auf Bundesebene.

Die Farm Bill 2018 enthielt auch eine bessere Definition von Hanf und aus Hanf gewonnene Produkte. Hanf ist nun gesetzlich definiert als eine Cannabispflanze oder ein Teil der Cannabispflanze, die eine THC-Konzentration von nicht mehr als 0,3 % auf

Trockengewichtsbasis enthält. Außerdem muss das CBD-Produkt, um bundesweit legal zu sein, aus Hanf gewonnen werden, das von einem lizenzierten Unternehmen mit offizieller Genehmigung der Bundes- und Landesregierung angebaut wird.

Ein Großteil des heutigen Hanfs wird jedoch von Firmen ohne diese Genehmigungen angebaut, was viele CBD-Produkte unabhängig davon, wo und wie sie verkauft werden, illegal macht. Um die Sache noch komplizierter zu machen, erlaubt die Farm Bill den einzelnen Staaten auch, ihre eigenen, manchmal restriktiveren Gesetze zu erlassen und durchzusetzen.

Unmittelbar nach der Unterzeichnung der Farm Bill hat die FDA eine Warnung bezüglich der Verwendung von Produkten aus Hanf herausgegeben.[34]

Bin ich der Einzige, der denkt, dass das irgendwie verkehrt herum ist? Die FDA beschließt, eine pharmazeutische Version des CBD zu genehmigen und nennt nun die natürlichen Inhaltsstoffe der Hanfpflanze „Arzneimittel Inhaltsstoffe." Und weil CBD nun offiziell ein Arzneimittel-Bestandteil ist, beansprucht die FDA die Autorität über jede Regelung, ob CBD als Nahrungsmittel oder Nahrungsergänzungsmittel verwendet werden darf. Zumindest haben sie die sehr nährstoffreichen Hanf-Samen als GRAS (Generally Regarded As Safe) gekennzeichnet und erlauben, dass sie konsumiert werden dürfen.

Das ist nur ein weiteres Beispiel dafür, dass die pharmazeutische Industrie die Natur in einem Labor nachbildet oder benutzt und das dann der Verbrauch durch die Vorschriften der FDA reguliert und geschützt wird, oder durch ähnlichen Behörden in anderen Kontinenten, auch wenn diese Naturprodukte seit Tausenden von Jahren sicher von der Bevölkerung eingenommen wurde. Dies macht in Fällen Sinn, in denen sich gezeigt hat, dass die Naturprodukte das Potenzial haben, Menschen zu schaden. Schließlich wurde die FDA geschaffen, um die amerikanischen Verbraucher zu schützen.

Aber wenn wir uns all die wissenschaftlichen Beweise über Hanf und CBD anschauen, die in den letzten Jahren veröffentlicht wurden, gibt es einfach nichts Konkretes, was den Menschen schadet. Die schlimmste beschriebene Nebenwirkung war Schwindel in hohen Dosen. Niemand starb an CBD oder erlitt größere negative Nebenwirkungen. Im Gegenteil, alle Berichte beschreiben die positiven Effekte, die diese Verbindung auf den menschlichen Körper hat. Es scheint so wichtig zu sein, dass wir Menschen nicht nur Rezeptoren für CBD in verschiedenen Geweben haben, sondern dass wir auch unsere eigenen CBD-ähnlichen Verbindungen im Körper erzeugen.

Ich hoffe sehr, dass die FDA schnell zur Vernunft kommt und dem Beispiel des Abgeordnetenhauses, des Senats und des Präsidenten folgt und CBD aus ihrer Zuständigkeit entfernt und es für den menschlichen Verbrauch ohne Hindernisse und Einschränkungen öffnet.

Ich hoffe auch, dass die FDA und die DEA einen weiteren Blick auf die medizinischen Beweise bezüglich

THC wirft, denn zu diesem Zeitpunkt ist es immer noch zum Teil als eine „Verzeichnis 1 – Verbindung" mit hohem Missbrauchspotential und keinerlei medizinischen Nutzen klassifiziert, aber es gibt medizinische Vorteile, die mit dem Gebrauch von Marihuana verbunden sind. Die FDA wurde geschaffen um uns, die Bevölkerung, vor schlechten Produkten und falschen Behauptungen zu schützen, aber ich würde mir wünschen, dass sie die Reinheit und Qualität der CBD-Produkte kontrolliert, anstatt den Gebrauch einzuschränken.

Interessanterweise ist die FDA nicht die einzige, die mit diesem Thema kämpft. Laut einem kürzlich erschienenen Artikel ist es ein weltweites Problem.[35] Zum Beispiel hatte die Europäische Kommission vor kurzem CBD als „Novel Food" neu klassifiziert, was viele Möglichkeiten für zukünftige Szenarien eröffnet, in denen CBD-Produkte verkauft und konsumiert werden können, nämlich als Lebensmittel statt als Droge. Die meisten europäischen Länder haben eine Null-Toleranz-Politik für natürliches oder synthetisches THC, sofern es nicht als Medikament zugelassen ist. Unterdessen haben aber die meisten Behörden in Europa beschlossen, dass CBD kein „Novel Food" oder neue Nahrungsmittel-Kategorie ist.

Lateinamerikanische Länder sind auf dem Weg, sowohl CBD als auch THC zu legalisieren, einschließlich der landwirtschaftlichen Produktion von Hanf. Es gibt eine gute Geschäftsmöglichkeit für einige dieser Länder, ein Lieferant für diesen explodierenden weltweiten Markt zu werden. Vor ein paar Jahren hat Uruguay sowohl

CBD als auch THC für den Freizeitgebrauch legalisiert. Andere Länder wie Kolumbien, Argentinien und Mexiko sind dabei, ihre Gesetze anzupassen.

Asiatische Länder, darunter Indien und die Philippinen, haben Gesetze eingeführt, die es medizinischen Fachkräften erlauben, Cannabisprodukte für bestimmte Krankheiten zu verschreiben. Und Australien lässt nur CBD als Medikament zu.

In den Vereinigten Staaten haben wir oft das Gefühl, dass die Freiheit der Bevölkerung durch die Regeln der FDA stark beeinträchtigt wird. Jedoch sehen wir, wie bei vielen anderen Produkten, dass die Regeln und Vorschriften in anderen Teilen der Welt noch restriktiver sind. Nichtsdestotrotz ist es an der Zeit, CBD aus dem eisernen Griff der Regulierungsbehörden zu befreien, da es sich bis heute bei jeder Anwendung als sicher erwiesen hat und die Ergebnisse für viele Bedingungen spektakulär sein können.

Die Bundesgesetze, FDA-Vorschriften und die Gesetze der Bundesstaaten befinden sich derzeit in einem völligen Chaos. Fast die Hälfte der Vereinigten Staaten hat inzwischen medizinisches Marihuana legalisiert, mehrere Bundesstaaten haben den Freizeitkonsum legalisiert, einige wenige verbieten jegliche Form von Produkten, die aus der Cannabispflanze stammen, und andere haben nur den reinen CBD-Konsum legalisiert.[36]

Die Farm Bill erwähnt ausdrücklich, dass die Staaten die Autorität haben, ihre eigenen Gesetze zu schaffen und durchzusetzen. Wenn wir uns die heutige rechtliche Landschaft in Bezug auf CBD ansehen, finden wir alles von legal bis illegal, wenn es um den Verkauf, den persönlichen Besitz und den Konsum von CBD geht. Verschiedene Webseiten sind bemüht, mit den sich ständig ändernden staatlichen Gesetzen Schritt zu halten und uns auf dem Laufenden zu halten.

Anfang 2019 waren die folgenden Regeln in Kraft:[37,38]

> Legal wie in der Farm Bill 2018 definiert: Alabama, Arizona, Arkansas, Connecticut, Delaware, Florida, Georgia, Hawaii, Illinois, Indiana, Iowa, Kansas, Kentucky, Louisiana, Maryland, Minnesota, Missouri, Montana, New Hampshire, New Jersey, New Mexico, New York, North Carolina, North Dakota, Ohio (CBD muss in lizenzierten Apotheken verkauft werden), Oklahoma, Pennsylvania, Rhode Island, South Carolina, Tennessee, Texas, Utah, Virginia, West Virginia, Wisconsin und Wyoming. (Zur Erinnerung: Legal bedeutet, dass die Anbauer / Produzenten vom jeweiligen Staat zugelassen und lizenziert sein müssen. Legal bedeutet nicht, dass Du einfach irgendein CBD produzieren, kaufen, verkaufen und/oder konsumieren darfst. Bundes- und Landesgesetze gelten immer noch für legales CBD)

> Hanf- und Marihuana-abgeleitetes CBD, das innerhalb des Bundesstaates produziert wird, ist nach den staatlichen Gesetzen für Freizeit-Marihuana legal. Der zwischenstaatliche Handel mit CBD von nicht genehmigten Anbauern ist

illegal: Alaska, Kalifornien, Colorado, Maine, Massachusetts, Michigan, Nevada, Oregon, Vermont und Washington.

CBD ist illegal und jeder, der CBD verkauft und möglicherweise CBD besitzt, kann strafrechtlich verfolgt werden: Nebraska, South Dakota und Idaho.

Haftungsausschluss: Bitte verlasse Dich nicht auf diese Informationen, da sich die Regeln, Gesetze und Vorschriften ständig ändern. Ich kann nicht garantieren, dass zu dem Zeitpunkt, an dem Du diese Informationen liest, diese noch gültig sind. Jegliche Entscheidung, ob Du CBD in irgendeiner Weise, Form oder Gestalt nutzen willst, ist Deine Entscheidung und kann nicht auf den Informationen in diesem Buch basieren, da sie veraltet sein könnten, sobald sie gedruckt worden sind.

Im März 2019 wurde bekannt gegeben, dass etwa ein Dutzend Staaten eine Bestimmung in ihren Statuten haben, die sie dazu verpflichtet, jede Droge oder Substanz freizugeben, sobald sie von der Bundesregierung freigegeben wurde. Dies eröffnet neue Wege für die Legalisierung von Hanfprodukten, zumindest in einigen Staaten. In den kommenden Monaten und Jahren werden wir viele gesetzliche Änderungen sowohl in den USA, Europa als auch auf der ganzen Welt sehen. Es bleibt abzuwarten, wie verbraucherfreundlich diese Änderungen sein werden.

Kurz zusammengefasst

- Hanf ist eine der frühesten bekannten Kulturpflanzen.
- Das Interesse an *Cannabis* begann im 13. Jahrhundert in Europa zu wachsen, nachdem Marco Polo von seiner Reise in den Osten zurückgekehrt war.
- Die frühe Wirtschaft der heutigen Vereinigten Staaten von Amerika hing vom Hanfanbau ab.
- Mit der Schaffung des „The Pure Food and Drug Act" verabschiedete der amerikanische Kongress 1906 ein Gesetz, das Marihuana als süchtig machende Droge kennzeichnete.
- Einwanderer, die vor der mexikanischen Revolution von 1910 bis 1920 flohen, brachten Marihuana mit in die Vereinigten Staaten. Amerikanische Politiker bezeichneten Hanf und *Cannabis* als „Marihuana," um es in einer Zeit extremer Vorurteile authentischer mexikanisch klingen zu lassen.
- Hanf und Marihuana wurden in den gleichen Topf geworfen und alle Bemühungen wurden darauf ausgerichtet, beides zu verbieten.
- 1937 wurde das Marihuana-Steuergesetz eingeführt, und auf den Verkauf von Hanf und Marihuana wurden Steuern erhoben.
- Der Controlled Substances Act wurde 1970 und 1971 in Kraft gesetzt.
- Es wurde kein Unterschied zwischen Marihuana und Hanf gemacht.
- Die meisten Hanfprodukte wurden in den letzten Jahrzehnten in die Vereinigten Staaten importiert.
- Im Jahr 2018 unterzeichnete der Präsident der USA die Farm Bill, die das CBD von seinem Status im Verzeichnis V befreite.

- Unmittelbar nach der Unterzeichnung der Farm Bill gab die FDA eine Warnung bezüglich der Verwendung von Produkten aus Hanf heraus.

- Die FDA entschied, eine pharmazeutische Version des CBD zu genehmigen.

- Da CBD nun ein Arzneimittelbestandteil ist, beansprucht die FDA die Autorität über jegliche Regulierungen.

- Die Europäische Kommission hat CBD kürzlich als „Novel Food" neu klassifiziert. Dies wurde aber schnell wieder geändert. Zurzeit wird CBD in den meisten europäischen Ländern als Kosmetikum betrachtet. Es ist noch unklar, ob CBD ein Nahrungsergänzungsmittel ist.

- Auf internationaler Ebene sind viele Länder auf dem Weg, sowohl CBD als auch THC zu legalisieren, während andere Länder es medizinischen Fachleuten erlauben, Cannabis-produkte für bestimmte Krankheiten zu ver-schreiben.

- Die amerikanischen Bundesgesetze, FDA-Bestimmungen und die Gesetze der Bundesstaaten befinden sich derzeit in einem völligen Chaos.

- In den kommenden Monaten und Jahren werden wir viele gesetzliche Änderungen sowohl in den USA als auch auf der ganzen Welt sehen. Es bleibt abzuwarten, wie verbraucherfreundlich diese Änderungen sein werden.

Hanf-Pflanzen

Industriell angebauter Hanf wird derzeit für eine Vielzahl von Produkten verwendet, unter anderem für gesunde Lebensmittel (essbare Samen), natürliche Körperpflege, Kleidung, Seile, Baumaterialien, Papier, Leinwand, Biobrennstoff, Kunststoffverbundstoffe, Fiberglas, Isoliermaterialien und vieles mehr.

Hanf benötigt weniger Wasser als andere Feldpflanzen und, wenn überhaupt, nur sehr wenig Dünger. Die Hanfpflanze ist von Natur aus widerstandsfähig gegen viele Schädlinge, und da sie sehr dicht wächst, lässt sie dem Unkraut nicht viel Platz auf den Feldern. Daher werden keine Pestizide oder Herbizide benötigt, was sie zu einer umweltfreundlichen Kulturpflanze macht. Leider zeigen aber Tests, dass die meisten Hanf- und Marihuanaprodukte Pestizide, Herbizide und Düngemittelrückstände enthalten.

Hanf produziert auch so viel Papier auf einem ein Hektar großen Feld wie vier Hektar Bäume. Zur Erinnerung: Hanf kann jährlich bis zu zweimal geerntet werden, während Bäume viele Jahre oder Jahrzehnte brauchen, um zu wachsen. Außerdem ist die Qualität des Hanfpapiers der des Baumpapiers überlegen. Es hält Hunderte von Jahren, ohne sich zu zersetzen, kann viel öfter recycelt werden als Papier aus Bäumen und benötigt weniger giftige Chemikalien bei der Herstellung als Papier, das aus Bäumen hergestellt wird.[39] Hanf ist sehr umweltfreundlich, wenn er ohne giftige Chemikalien angebaut wird. Alles in allem ein Gewinn für die Wirtschaft und die Umwelt.[40]

Hanf-Samen

Hanfsamen sind wegen ihres hohen Nährstoffgehalts beliebt und sind seit Jahrtausenden eine wichtige Nahrungsquelle. Hanfsamen enthalten typischerweise über 30 % Öl und bis zu 35 % Eiweiß, zusätzlich zu beträchtlichen Mengen an Ballaststoffen, Flavonoiden, Vitaminen und Mineralien. Nach der Ernte können diese Samen mit oder ohne Schale gegessen werden oder sie können zu Öl gepresst werden.

Im Allgemeinen enthalten Hanfsamen, die zum Verzehr bestimmt sind, kein CBD und THC. Forscher haben jedoch herausgefunden, dass die Δ9-THC und somit Marihuana-Konzentrationen in diesen Hanfsamen je nach Extraktionsmethode bis zu 1.250 % des gesetzlichen Grenzwertes betragen können.[41]

Hanfsamen gelten als sehr nahrhaft, weil sie hervorragende Nährstoffe liefern. Ganze Samen bieten den besten Nährwert, da geschälte Samen, auch Hanfherzen genannt, viel weniger Ballaststoffe enthalten. Hanfsamen sind reich an Proteinen, die aus Ketten verschiedener Arten von Aminosäuren bestehen. Wir können die 21 menschlichen Aminosäuren in drei Gruppen einteilen: essenzielle, nicht-essenzielle und konditionelle Aminosäuren.[42]

Essenzielle Aminosäuren müssen konsumiert werden, da sie vom Körper nicht produziert werden können, daher der Name essential. Die neun essenziellen

Aminosäuren sind Histidin, Isoleucin, Leucin, Lysin, Methionin, Phenylalanin, Threonin, Tryptophan und Valin.

Nicht-essenzielle Aminosäuren werden in unserem Körper produziert, sind aber trotzdem notwendig, damit der Körper funktioniert. Die vier nicht-essenziellen Aminosäuren sind Alanin, Asparagin, Asparaginsäure und Glutaminsäure.

Gewisse Aminosäuren sind normalerweise nicht essenziell, außer in Zeiten von Krankheit und Stress. Die acht bedingten oder konditionellen Aminosäuren sind Arginin, Cystein, Glutamin, Tyrosin, Glycin, Ornithin, Prolin und Serin.

Proteine aus tierischen Quellen haben meist vollständige Aminosäurenprofile, während Proteine aus der Pflanzenwelt meist unvollständige Aminosäurenprofile enthalten. Hanfsamenproteine enthalten jedoch alle neun essenziellen Aminosäuren.

Die beiden Hauptproteine in Hanfsamen sind Albumin (ca. 30 %) und Edestin (ca. 70 %). Beide Proteine sind leicht verdaulich und dienen als Bausteine für Hormone, Immunoglobuline, Hämoglobin (Dein Träger für Sauerstoff) und Enzyme. Diese Proteine haben einen außergewöhnlich hohen Gehalt an den Aminosäuren Arginin und L-Tyrosin. Arginin, oder L-Arginin, um genau zu sein, ist ein Aminosäuren-vorläufer von Stickstoffmonoxid (NO).[43]

Die Freisetzung von NO in der Wand der Blutgefäße führt zu einer Vasodilatation (Gefäßerweiterung),[44] was bedeutet, dass NO die Blutgefäße erweitert und somit den Blutfluss erhöht. Dieser Effekt ist wichtig für Menschen mit Bluthochdruck oder Herz-Kreislauf-Erkrankungen, da Arginin nachweislich den Blutdruck senkt, den Nüchtern-Blutzucker und den Cholesterinspiegel senkt sowie die Lipidprofile verbessert und damit die kardiovaskulären Risiken verringert.[45,46]

Der Körper verwendet L-Tyrosin zur Produktion der Neurotransmitter Dopamin und Noradrenalin. Beide Verbindungen werden bei Stress abgebaut. Eine Supplementation mit L-Tyrosin kann die Spiegel dieser wichtigen Neurotransmitter erhöhen. Folglich spekulieren Kliniker, dass sie einen Rückgang der kognitiven Funktion als Reaktion auf körperlichen Stress verhindern könnte.[47]

Hanfsamenöl besteht zu 80 % aus mehrfach ungesättigten Fettsäuren (PUFAs) und ist eine außergewöhnlich reiche Quelle der essenziellen Fettsäuren Linolsäure und Alpha-Linolensäure. Das Verhältnis von Omega-6- zu Omega-3-Fettsäuren im Hanfsamenöl liegt normalerweise zwischen 2:1 und 3:1, was als optimal für die menschliche Gesundheit angesehen wird.[48]

Hanf enthält auch gesunde Flavonoide, wie Grossamid, das für seine neuroprotektive Wirkung bekannt ist.[49] Andere Pflanzen, wie Paprika, enthalten ebenfalls Grossamid. Die entzündungshemmende und neuroprotektive Wirkung von Grossamid resultiert aus der Hemmung der Sekretion von Entzündungsstoffen.

Die zerkleinerten Hanfsamen und das Hanfmehl werden zur Herstellung von Brot, Müsli, Proteinpulver und Tierfutter verwendet. Hanföl wird für Biokraftstoffe, Schmiermittel, Farben, Lacke, Kosmetika, Körperpflegeprodukte, Salatdressings, Margarine und Tinte verwendet. Hanfstängel bestehen aus zwei wichtigen Teilen: Schurf- und Bastfasern. Schäben, oder Splitter, sind Materialien aus dem weißen, holzigen Innenkern und werden für Produkte wie Isoliermaterial, Mulch, Fiberglas, chemische Absorptionsmittel und sogar Beton (Hanf-Krete) verwendet.

Bastfasern stammen aus der grünen äußeren Schicht des Hanfstängels. Diese Fasern sind lang, dünn und stark. Sie haben auch antibakterielle Eigenschaften, so dass keine Chemikalien benötigt werden, um die Fasern zu konservieren. Bastfasern werden zur Herstellung von Seilen, Netzen, Segeltuch, Papier, Kleidung, Schuhen, Taschen, Teppichen und Biokompositen verwendet.

Der gesamte Stängel kann zur Herstellung von Pappe, Filtern, Papierprodukten und als Rohstoff für Biobrennstoff verwendet werden. Als natürlicher Ersatz für Baumwolle und Holzfasern kann Hanf wegen seines geringen Ligningehalts auch mit weniger scharfen Chemikalien zermahlen werden. Durch seinen natürlichen Glanz kann der Bedarf an Chlorbleiche reduziert oder ganz vermieden werden.

Am 20. Dezember 2018 hat die FDA den folgenden Vermerk über den legalen Vertrieb von

Hanfsamenprodukten, die zum Verzehr bestimmt sind, veröffentlicht:

„Wir sind heute in der Lage, die legale Vermarktung von drei Hanfzutaten voranzutreiben. Wir geben bekannt, dass wir unsere Bewertung von drei GRAS-Meldungen (Generally Recognized As Safe) zu geschälten Hanfsamen, Hanfsamenprotein und Hanfsamenöl abgeschlossen haben und dass die Verwendung solcher Produkte, wie in den Meldungen beschrieben, sicher ist. Daher können diese Produkte legal als Lebensmitteln vermarktet werden, sofern sie alle anderen Anforderungen erfüllen und keine Aussagen zur Behandlung von Krankheiten machen."[50]

Hanf

Vertreter der Gattung *Cannabis*, einschließlich Hanf und Marihuana, sind normalerweise entweder männliche oder weibliche Pflanzen. Männliche Pflanzen produzieren große Mengen an Pollen, die sich mit dem Wind über große geografische Gebiete ausbreiten und weibliche Pflanzen bestäuben können. Wenn männliche und weibliche Blüten von jeweils einzelnen männlichen bzw. weiblichen Pflanzen produziert werden, wird die Pflanze als zweihäusig bezeichnet.[51] Wenn jedoch die gleiche einzelne Pflanze sowohl männliche als auch weibliche Blüten hat, wird die Pflanze als einhäusig bezeichnet. Pflanzen mit männlichen und weiblichen Blüten werden auch Hermaphroditen oder kurz „Hermis" genannt.

Kommerziell angebauter Hanf stammt von Feldern mit männlichen und weiblichen Pflanzen.

Beide Geschlechter haben unterschiedliche Eigenschaften, die es den Bauern oder Produzenten ermöglichen, sie zu unterscheiden. Männliche Pflanzen und bestäubte weibliche Pflanzen sind beide arm an Cannabinoiden. Männliche Pflanzen bilden Pollensäcke, aus denen sie Pollen abgeben. Weibliche Pflanzen bilden Geschlechtsorgane, die bestäubt werden sollen. Diese Geschlechtsorgane werden Stempel genannt und wachsen im Inneren der Blüte. Zu Beginn des Lebenszyklus der Pflanze sehen die Stempel wie weiße Haare aus. Wenn die weibliche Pflanze reift, färben sich diese weißen Stempel orange und rot und zeigen damit an, dass die Pflanze bereit ist, geerntet zu werden.

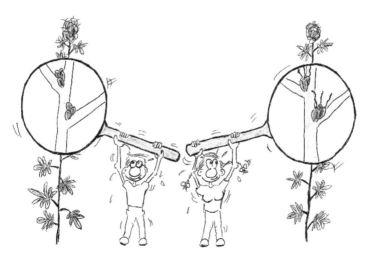

Unterschied zwischen männlichen und weiblichen Cannabispflanzen (Pollensäcke versus Blütenstempel)

Männliche Pflanzen sterben typischerweise ab, nachdem sie mit der Bestäubung fertig sind, und es sind die weiblichen Pflanzen, die zur vollen Reife heranwachsen. Sobald sie befruchtet oder bestäubt sind, verwenden die weiblichen Pflanzen die meiste Energie auf die Produktion von Samen anstelle von THC. Von hier bekommen wir Hanfsamen.

Wenn die männlichen Pflanzen fehlen, werden die weiblichen Pflanzen nicht bestäubt und sind sexuell gesehen frustriert. In dieser Frustration erhöhen sie die Bemühungen, Pollen anzuziehen, indem sie die Produktion einer harzähnlichen Substanz steigern. Der Pollen haftet leicht an dieser klebrigen Substanz. Je länger es dauert, bis das Weibchen bestäubt wird, desto frustrierter wird es, und desto mehr harzähnliche Substanz wird ausgeschieden.

Als Folge davon werden die weiblichen Blüten mit cannabinoidreichem Harz überzogen. Eine richtig bestäubte weibliche Cannabispflanze wird also ihre gesamte Energie darauf konzentrieren, Nachkommen zu produzieren, nämlich Hanfsamen. Eine nicht-bestäubte weibliche Cannabispflanze wird ihre gesamte Energie konzentrieren, um zu versuchen, Pollen zum Kleben zu bringen (um bestäubt zu werden), indem sie THC-haltiges Harz produziert.

Das Harz wird von Strukturen ausgeschieden, die Trichome genannt werden.[52] Bei Hanf- und Marihuanapflanzen sind sie durchsichtige, pilzartige Strukturen, die meist in den Blüten und auf den Blättern einer weiblichen Pflanze wachsen. Diese

Trichome sind winzige Produktionsstätten und produzieren THC-reiches Harz, CBD, andere Cannabinoide, sowie Terpene.

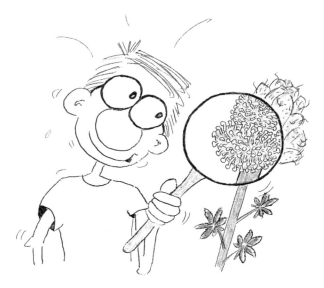

Harzproduzierende Trichome

Terpene sind eine ölige Substanz mit einem besonderen Geschmack und Aroma. Vielleicht erinnerst Du Dich, dass ätherische Öle auch Terpene enthalten. Tatsächlich sind Tausende von Verbindungen, die zur Familie der Terpene gehören, in ätherischen Ölen identifiziert worden.[53] Ätherische Öle bestehen hauptsächlich aus zwei verschiedenen Gruppen chemischer Verbindungen. Zum einen Kohlenwasserstoffe, die fast ausschließlich aus Terpenen bestehen (Monoterpene, Sesquiterpene und Diterpene), und zum anderen sauerstoffhaltige Terpene, bei denen es sich hauptsächlich um Ester, Aldehyde, Ketone, Alkohole, Phenole und Oxide handelt.

Die Terpene in den verschiedenen Marihuanastämmen verleihen ihnen ihr einzigartiges Geschmacks- und Aromaprofil. Die Aromaunterschiede zwischen den Stämmen sind beträchtlich,[54] und wir werden später im Buch sehen, dass sie eine wichtige Funktion haben.

Cannabispflanzen (Hanf und Marihuana) haben Wurzeln, Stängel oder Stiele, Blätter wie Fächerblätter und Zuckerblätter, Colas (dort wachsen die Blüten oder Knospen), Stempel, Trichome und Blütenkelche, die die eigentlichen Blüten der Pflanze sind. Wurzeln und Stängel werden meistens für industrielle Produkte verwendet. Fächerblätter sind die typischen Cannabisblätter und werden weltweit in Logos verwendet, um Marihuana darzustellen. Sie fächern sich schön auf und wachsen aus den Knoten am Stiel.

Männliche Pflanzen haben kräftigere Stängel, und ihre Fächerblätter sind nicht so groß und reichhaltig wie die von weiblichen Pflanzen. Zuckerblätter sind sehr kleine Blätter, die man in der Blüte findet. Sie sind mit Trichomen bestreut, die ihnen ein zuckerweißes Aussehen verleihen.

Fächerblätter haben im Vergleich zu Zuckerblättern deutlich weniger Trichome. Daher werden in der Blüte mehr Cannabinoide und Terpene produziert als in anderen Teilen wie den Fächerblättern. Eine Cola kann eine ganze Gruppe von Knospen darstellen. Die höchste (vom Boden ausgesehen) Cola an einer Cannabispflanze wird manchmal als Haupt-Cola bezeichnet.

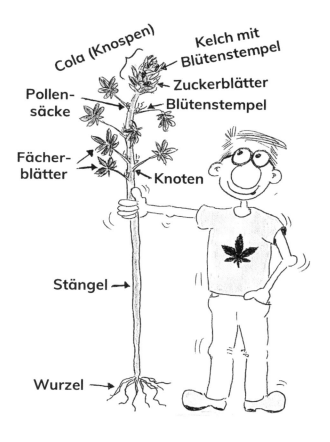

Anatomie einer Cannabispflanze

Hanf anbauen

Die Cannabispflanze wächst in zwei Stadien: dem vegetativen Stadium und dem Blütenstadium. Es ist schwierig, zwischen männlichen und weiblichen Pflanzen während des vegetativen Stadiums, das die ersten sechs bis acht Wochen des Wachstums umfasst, zu unterscheiden. Danach beginnen sich die

45

Unterschiede zwischen den beiden Geschlechtern zu zeigen, wie die Vorblüte bei weiblichen Pflanzen.

Außerdem haben die Männchen Bestäubungssäcke ohne Haare entlang des Stängels, wo ihre Blätter abzweigen, im Vergleich zu ähnlichen Strukturen mit Stempeln an weiblichen Pflanzen. Männliche Pflanzen haben kräftigere Stängel, während weibliche Pflanzen vollere und dichter verteilte Fächerblätter haben. Bei reifenden Pflanzen erscheinen an weiblichen Pflanzen große und volle Blütenknospen, im Vergleich zu kleinen, dünn besiedelten knospenähnlichen Strukturen an männlichen Pflanzen.

Bei der Kultivierung im Freien dauert es länger, männliche von weiblichen Pflanzen zu unterscheiden, als bei der Kultivierung im Haus. Wenn die Pflanzen im Sommer auf den Feldern einer langen Sonneneinstrahlung ausgesetzt sind, verlangsamt sich die Blütezeit. Deshalb verwenden die Gewächshausanbauer einen bestimmten Zeitplan, um die Lichtmenge, die eine Pflanze erhält, zu kontrollieren.

Im vegetativen Stadium braucht die Pflanze jedoch Licht, um zu wachsen. In der Natur führen die kürzeren Tage und längeren Nächte der Herbst- und Wintersaison dazu, dass die Cannabis-Pflanze zu blühen beginnt, bevor es zu spät ist und der Lebenszyklus der Pflanze endet. Sobald die Pflanze in das Blütestadium eintritt, zeigen sich deutliche männliche und weibliche Unterschiede.

Hermis, oder zwei-geschlechtliche Pflanzen, wie auch männliche Pflanzen, sind typischerweise nicht erwünscht von Marihuana- Anbauer, da solche Pflanzen die Weibchen bestäuben, was zu mehr Hanfsamen und weniger THC-Produktion führt. Marihuana-Anbauer werden daher regelmäßig ihre Ernte überprüfen und unerwünschte Pflanzen entfernen, um ausschließlich weibliche Kolonien mit hohem THC- und niedrigem CBD-Ertrag zu produzieren.

Hybridisierung ist die Verschmelzung von verschiedenen Genpools, um einzigartige Nachkommen zu erzeugen. Durch den extensiven Anbau von Marihuana-Pflanzen sind zahlreiche fruchtbare Hybriden entstanden, die ihre Eigenschaften über verschiedene Generationen hinweg beibehalten können. Diese Kreuzungs-Hybridisierung ist der Grund dafür, dass wir Hunderte von verschiedenen Stämmen dieser Pflanze haben.

Cannabis-Blätter

Das typische Marihuana-Logo zeigt meist sieben „Finger" auf dem Blatt. Ich bin schon oft gefragt worden, ob die Tatsache, dass ein Marihuanablatt fünf oder sieben Finger hat, darauf hinweist, ob die Pflanze draußen in der Natur oder drinnen unter kontrollierten Bedingungen gewachsen ist. Die Anzahl der Finger auf einem Blatt hängt von einer Vielzahl von Faktoren ab.

Erstens haben verschiedene Unterarten von *Cannabis* unterschiedliche Blätter. Die Sativa-Spezies hat im Allgemeinen bis zu dreizehn lange, schlanke, ausgeprägte, gezackte, stachelige Zacken, die Finger genannt werden. Ihre Farbe ist typischerweise ein hellerer Farbton von Limettengrün. Die Blätter der Indica-Arten sind normalerweise kurz und breit mit sieben bis neun fetten Fingern. Die Farbe ist normalerweise ein tiefes Grün.

Die Anzahl der Finger variiert auch innerhalb derselben Art, abhängig von Umweltfaktoren und dem Ort, an dem die Pflanze auf der Welt angebaut wird. Schließlich hat die Ruderalis-Art typischerweise drei bis fünf schlanke Finger auf den dünnen Blättern. Ein weiterer Grund für die unterschiedliche Anzahl von Fingern hängt mit dem Entwicklungsstadium der Pflanze zusammen. Jüngere Pflanzen neigen dazu, weniger Finger zu haben als reife Pflanzen.

Kurz zusammengefasst:

- Industriell angebauter Hanf wird derzeit für eine Vielzahl von Produkten verwendet.
- Beim Anbau werden keine Pestizide oder Herbizide benötigt, was Hanf zu einer umweltfreundlichen Nutzpflanze macht.
- Leider werden derzeit beim Anbau von Hanf und Marihuana in großem Umfang Pestizide und Herbizide verwendet.
- Hanfsamen sind wegen ihres hohen Nährstoffgehalts beliebt. Sie enthalten alle neun essenziellen Aminosäuren.
- Das Verhältnis von Omega-6 zu Omega-3 im Hanfsamenöl ist optimal für die menschliche Gesundheit.
- Mitglieder der Gattung *Cannabis*, einschließlich Hanf und Marihuana, sind normalerweise entweder männliche oder weibliche Pflanzen.

- Männliche Pflanzen und bestäubte weibliche Pflanzen sind beide arm an Cannabinoiden.
- Eine richtig bestäubte weibliche Cannabispflanze konzentriert ihre gesamte Energie darauf, Nachkommen zu produzieren, nämlich Hanfsamen.
- Eine nicht bestäubte weibliche Cannabispflanze wird ihre gesamte Energie auf die Produktion von THC-haltigem Harz konzentrieren.
- Fächerblätter sind die typischen Cannabisblätter und werden weltweit in Logos verwendet, um Marihuana darzustellen.
- In der Blüte werden im Vergleich zu anderen Teilen wie den Fächerblättern mehr Cannabinoide und Terpene produziert.
- Die Cannabispflanze wächst in zwei Stadien: dem vegetativen Stadium und dem Blütenstadium.
- Sobald die Pflanze das Blütenstadium erreicht, zeigen sich deutliche männliche und weibliche Unterschiede.
- Die Kreuzhybridisierung ist der Grund dafür, dass wir Hunderte von verschiedenen Stämmen dieser Pflanze haben.
- Die Anzahl der Finger auf einem Blatt hängt von einer Vielzahl von Faktoren ab.

Willst Du etwas Gras rauchen?

Es ist fast unmöglich, über Hanf und das aus Hanf gewonnene CBD zu sprechen, ohne Marihuana und THC zu erwähnen. Marihuana ist die weltweit am häufigsten angebaute, gehandelte und missbrauchte illegale Droge.[55] Nach Angaben der Weltgesundheitsorganisation (WHO) konsumieren fast 3 % der Weltbevölkerung, d. h. etwa 150 Millionen individuelle Nutzer, Marihuana.

Im Jahr 2014 gaben etwa 22,2 Millionen Amerikaner im Alter von 12 Jahren oder älter an, derzeit Marihuana zu konsumieren, wobei 8,4 % dieser Bevölkerung angaben, dass sie innerhalb des Vormonats Marihuana konsumiert haben.[56] Mehr Männer als Frauen konsumieren Marihuana, und diese Kluft zwischen den Geschlechtern hat sich in den Jahren 2007 bis 2014 vergrößert. Der Konsum ist unter Jugendlichen und jungen Erwachsenen weit verbreitet, und laut einer Umfrage haben etwa 9 % der Achtklässler und bis zu 35 % der Zwölftklässler mindestens einmal Marihuana konsumiert.[57]

Die United States Centers for Disease and Prevention (CDC) YRBS (Youth Risk Behavioral Surveillance) berichteten 1991 über einen lebenslangen Konsum unter US-Oberschülern von 31,3 %. Dieser Wert stieg 1999 auf 47,2 % an und ging 2009 leicht auf 36,8 % zurück.[58] Andere Berichte zeigten, dass ungefähr 43 % der Erwachsenen in den USA Marihuana probiert haben, wobei 13 % es regelmäßig konsumiert haben.[59] Tatsächlich ist die Zahl derer, die Marihuana probiert haben, von 4 % im Jahr 1969 auf 43 % im Jahr 2016 gestiegen.[60]

Eine Möglichkeit, den Marihuanakonsum sowie den Konsum anderer illegaler Drogen in der Allgemeinbevölkerung abzuschätzen, ist die Analyse des Abwassers in verschiedenen Städten.[61] Eine Studie mit dieser Methode in 19 europäischen Städten ergab, dass der Marihuanakonsum gleichmäßig über ganz Europa verteilt war.[62]

Für manche sind Pot, Weed, Joint, Marihuana, Gras, *Cannabis*, Hanf, CBD, THC, Kraut, Ganja, Kaya, Diesel, Mary Jane, Bhang, Cheeba, Dutchie, Grün, Spargel, Cola, Hasch, Haschisch, Wachs, Splitter, Kristalle oder Isolate gleich. Es gibt über 1.200 Slangnamen, die die Produkte aus der Familie der Cannabispflanzen beschreiben.[63] Verschiedene Kulturen auf der Welt haben alle ihre eigenen Namen für diese Pflanze oder dieses Pflanzenprodukt.

Der Name *Cannabis* kommt von dem griechischen Wort „kannabis," das dann in das lateinische Wort „cannabis" übersetzt wurde. Vor der Verwendung durch die alten Griechen wurde Kannabis ursprünglich in der alten osteuropäischen Welt als ein skythisches oder thrakisches Wort verwendet.[64] Im alten Persien war es als Kanab bekannt. Jahrhunderte später wurde es die Quelle für das englische Wort „canvas," da aus Hanf langlebiges Papier hergestellt werden konnte. Möglicherweise wurde *Cannabis* sogar in der *Heiligen*

Bibel als „kaneh-bosm" erwähnt, ein Bestandteil des heiligen Salbungsöls.[65]

Andere Kulturen beschrieben *Cannabis* als Bhang (Hindi), Ganja (Sanskrit), Ma ren hua (China), Marihuana oder Marijuana (mexikanische und südamerikanische Kulturen), Mejorana chino (in der spanischen Umgangssprache), Haschisch (Arabien), Ma-kana (Bantu), oder Gras (dieser Ausdruck tauchte zum ersten Mal als Synonym für „Marihuana-Zigarette" um 1929 auf, als mehr Amerikaner anfingen, „Gras" zu rauchen und nach Wegen suchten, sich in der Zeit der „Roaring Twenties" aufgeputscht zu fühlen).[66] Das Wort „Gras" wurde dann in der Popkultur der 80er Jahre zusammen mit dem Wort „Pot" oder Potiguaya wiederbelebt, das in den 1930er Jahren in Amerika populär wurde.

Pot ist eine Abkürzung des spanischen potiguaya oder potaguaya, das von potación de guaya, einem Wein oder Branntwein, in dem Marihuana-Knospen eingeweicht wurden, stammt und auch als „das Getränk der Trauer" bekannt ist.[67]

Pflanzliches Marihuana wird seit Tausenden von Jahren für medizinische Zwecke verwendet. Medizinisches Marihuana hat seinen festen Platz in der Behandlung von chronischem Krebs und neuropathischen Schmerzen, Multipler Sklerose, chemotherapiebedingter Übelkeit und Erbrechen, Anorexie in Verbindung mit Gewichtsverlust bei Patienten mit erworbenem Immunschwäche-Syndrom

(AIDS), Epilepsiekontrolle, erhöhtem Augendruck wie bei Glaukom und Kopfschmerzen u.a.[68,69,70,71,72,73]

Ich habe dieses Buch nicht geschrieben, um für Marihuana zu werben, weder als medizinisches Marihuana noch als Freizeitdroge. Allerdings verlangt der gesunde Menschenverstand, dass wir uns solche natürlichen Alternativen mit insgesamt weniger Nebenwirkungen im Vergleich zu synthetischen pharmakologischen Lösungen ansehen sollten. Im Allgemeinen gibt es auch erhebliche Kostenersparnisse für den Patienten und/oder die Krankenkassen, wenn man Marihuana im Vergleich zu den meisten ver- schreibungspflichtigen Medikamenten einnimmt.

Die beiden häufigsten Wege des Marihuanakonsums sind Inhalation und interne Einnahme durch Schlucken. Beim Rauchen, d.h. beim Inhalieren von Pot, hat die Droge einen klaren und schnellen Weg in den Blutkreislauf und die Wirkung ist schnell zu spüren. Die Bioverfügbarkeit in der Lunge ist je nach Konsument unterschiedlich. Zum Beispiel sind chronische Nutzer in der Lage, den Rauch in der Lunge über einen längeren Zeitraum zu halten, im Gegensatz zu einem neuen Nutzer.[74] Die pulmonale Assimilation von inhaliertem THC bewirkt innerhalb von Minuten einen maximalen Blutspiegel. Psychotrope Effekte beginnen innerhalb von Sekunden bis wenigen Minuten, erreichen ein Maximum nach 15 bis 30 Minuten und lassen innerhalb von zwei bis drei Stunden nach.[75]

Essbares Marihuana kann bis zu drei Stunden oder länger brauchen, um zu wirken, abhängig von

Bedingungen wie einem leeren oder vollen Magen. Andere Möglichkeiten, Marihuana zu konsumieren, sind topische oder sublinguale Anwendungen.

Viele Menschen wollen uns glauben machen, dass der Konsum von Marihuana sicher ist. Laut medizinischer Literatur hat es jedoch seine Gefahren. Es ist allgemein bekannt, dass THC-Konsum die kognitiven und motorischen Funktionen beeinträchtigt, und zu den akuten Auswirkungen gehören Paranoia und Angstzustände.[76] Eine Gruppe von Wissenschaftlern analysierte neun verschiedene Studien über die Wirkung von Marihuana auf die Fahrtüchtigkeit und kam zu dem Schluss, dass der Marihuanakonsum von Autofahrern mit einem deutlich erhöhten Risiko verbunden ist, in Autounfälle verwickelt zu werden.[77]

Eine andere ähnliche Analyse, bei der 19 Datenbanken untersucht wurden, kam zu genau dem gleichen Ergebnis.[78] Eine in Kanada durchgeführte Studie ergab, dass 5 % der Fahrer bei tödlichen Unfällen unter dem Einfluss von Marihuana standen.[79] Eine vergleichbare Studie in Frankreich, bei der die Daten von über 10.000 tödlichen Autounfällen analysiert wurden, ergab, dass 8,8 % der Fahrer unter dem Einfluss von Marihuana standen. Ein Drittel dieser Fahrer hatte auch einen erhöhten Alkoholspiegel im Blut.

Eine Studie über die Leistungsfähigkeit der Piloten auf Flugstimulatoren ergab, dass Marihuana die visuelle und auditive Wahrnehmung verbessert und gleichzeitig die räumliche Orientierung beeinträchtigt. Alle Piloten zeigten jedoch einen signifikanten Rückgang der Messungen der Flugleistungen, die nach dem Rauchen von Marihuana nach etwa 30 Minuten begann und zwei Stunden dauerte. Zu den Defiziten gehörten ein erhöhtes Fehlerrisiko, Höhenabweichungen und eine schlechte Ausrichtung bei der Landung.[80]

Eine ähnliche Studie mit neun Piloten und einem Flugsimulator konnte zeigen, dass alle neun Piloten bis zu 24 Stunden nach dem Rauchen einer moderaten sozialen Dosis Marihuana eine verminderte Leistung hatten. Allerdings berichtete nur einer der Piloten, dass er die Auswirkungen des Marihuanas spürte.[81]

Wissenschaftler konnten mit bildgebender Technologie zeigen, dass Pot-Benutzer eine höhere Aktivität und einen höheren Blutfluss in den Teilen des Gehirns haben, die mit der Belohnungsverarbeitung und Entscheidungsfindung in Verbindung stehen. Dies führte zu einer schlechteren Leistung bei der finanziellen Entscheidungsfindung, während sie unter dem Einfluss standen.[82]

Sehr schwere Marihuanakonsumenten haben anhaltende Entscheidungsdefizite und Veränderungen in der Gehirnaktivität. Konkret können sie sich nur darauf konzentrieren, high zu werden, während sie die negativen Folgen ignorieren.[83]

In einer Zusammenfassung der unerwünschten Wirkungen von Freizeit-Marihuana wurden folgende Probleme im Zusammenhang mit dem Marihuana-konsum beschrieben: Abhängigkeit, Toleranz (sich an eine bestimmte Dosis zu gewöhnen, die eine Erhöhung der Dosis erfordert, um die gleichen Ergebnisse zu erzielen), mögliches Fortschreiten zu anderen illegalen Drogen, Beeinträchtigung der Wahrnehmung, Beeinträchtigung des Gedächtnisses und der psychomotorischen Leistungsfähigkeit, verschiedene psychiatrische Auswirkungen, einschließlich der Auslösung und Verschlimmerung von Schizophrenie, und körperliche Gesundheitsrisiken wie chronische Bronchitis der Atemwege.[84]

Es ist auch bemerkenswert, dass mehrere Studien, wie sie vom National Institute on Drug Abuse zusammengefasst wurden,[85] bleibende Hirnschäden oder zumindest bleibende Veränderungen der Gehirnstrukturen beim Konsum von Marihuana beschrieben. Andere Wissenschaftler zeigten, dass Untersuchungen mit bildgebenden Verfahren Beweise für Veränderungen im Gehirn in Bereichen liefern, die die Wahrnehmung, die logische Verarbeitung, die Sprachverarbeitung sowie das Gleichgewicht des Körpers beeinträchtigen könnten.[86]

Sehr milde Nebenwirkungen können manchmal innerhalb von 6 bis 12 Stunden nach dem Konsum von Marihuana auftreten. Der so genannte Kater-Effekt von Marihuana umfasst die Baumwollzunge, Bindehautentzündung der Augen, Schwindel, Psychose, Kopfschmerzen und Müdigkeit. Trockener Mund und trockene Zunge werden durch verminderte Sekretion der Speicheldrüsen verursacht.

Eine Tierstudie hat gezeigt, dass die verminderte Sekretion eine Folge der Aktivierung der

Cannabinoidrezeptoren in den verschiedenen Speicheldrüsen des Oropharyngealraums (Mund- und Rachenraum) ist.[87] Darüber hinaus verursachen die direkten Auswirkungen von Marihuana auf die Rezeptoren im Gehirn eine Veränderung der Aktivität des autonomen Nervensystems (das die unwillkürlichen Körperfunktionen kontrolliert), was zu einer verminderten Speichelsekretion führt.[88] Die Baumwollzunge ist also das Ergebnis von zwei verschiedenen Mechanismen, einer ist eine lokale Reaktion, während der andere eine Reaktion im zentralen Nervensystem ist.

Wir wissen, dass die Veranlagung für Marihuanakonsum und -missbrauch sowohl genetische als auch Umweltfaktoren beinhaltet.[89] Die große Frage ist, ob Marihuanakonsum zum Konsum von aggressiveren und gefährlicheren Drogen führt.

Eine Gruppe von Wissenschaftlern führte Interviews mit 226 Marihuanakonsumenten und fand heraus, dass der Konsum von Alkohol, Tabak und/oder Marihuana direkt zum Beginn des Konsums neuer Substanzen beitragen könnte.[90] Eine andere Studie fand heraus, dass der Beginn des Marihuanakonsums typischerweise dem Alkoholkonsum folgt, aber auch die umgekehrte Reihenfolge kommt vor und ist bei Afroamerikanern häufiger anzutreffen als bei Amerikanern europäischer Herkunft. Afroamerikanische Frauen z.B. hatten eine fast dreimal so hohe Wahrscheinlichkeit, vor dem Alkoholkonsum mit dem Marihuanakonsum zu beginnen, als europäische Amerikanerinnen.[91]

Es konnte jedoch gezeigt werden, dass, während der Alkoholkonsum zum Konsum anderer Drogen führte, die Muster des Marihuanakonsums nicht systematisch mit dem Konsum anderer Substanzen in Verbindung gebracht werden kann.[92] Und während eine Studie eindeutig darauf hinwies, dass 44,7 % der Personen mit lebenslangem Marihuanakonsum irgendwann in ihrem Leben zu anderen illegalen Drogen übergegangen sind, erwähnte sie in der gleichen Zusammenfassung auch, dass soziodemografische Merkmale, psychiatrische Störungen und andere Indikatoren die Entscheidung beeinflussen, zu stärkeren illegalen Drogen überzugehen.[93]

Im Gegensatz zu dieser Studie stellt das Nationale Institut für Drogenmissbrauch fest, dass die Mehrheit der Menschen, die Marihuana konsumieren, keine anderen, „härteren" Substanzen nehmen.[94] Dies wurde durch eine Studie des Instituts für Medizin, einer Zweigstelle der Nationalen Akademie der Wissenschaften, bestätigt, in der festgestellt wurde, dass es keinen Beweis dafür gibt, dass die Abgabe von Marihuana an Kranke den illegalen Konsum in der allgemeinen Bevölkerung erhöht hat. Auch ist Marihuana keine „Einstiegsdroge," die Patienten dazu veranlasst, härtere Drogen wie Kokain und Heroin zu konsumieren, so die Studie.[95]

Dies wurde durch eine andere Studie bestätigt, die mit Drogenkonsumenten in Amsterdam durchgeführt wurde. Die Ergebnisse zeigten, dass nicht der Marihuanakonsum, sondern persönliche Eigenschaften die Ursache für den Wechsel von Marihuana zu Kokain waren.[96] Diese Studie umfasste vier Umfragen mit fast 17.000 Personen und kam zu dem Schluss, dass es kaum einen Unterschied in der Wahrscheinlichkeit gibt, dass eine Person Kokain einnimmt, unabhängig davon, ob sie Marihuana konsumiert hat oder nicht.

All diese Fakten unterstützen diejenigen, die den Konsum von CBD legalisieren möchten, während der medizinische und Freizeitkonsum von THC begrenzt bleiben soll. Marihuanakonsum ist mit dem Potenzial für einen gewissen Grad an Missbrauch und Sucht verbunden. Nichtsdestotrotz ändert sich die öffentliche Wahrnehmung zu diesem Thema schnell.

Abschließend möchte ich noch ein paar Kommentare zu der anhaltenden Opioid-Missbrauchsepidemie hinzufügen. Während sowohl Opioide als auch Marihuana das Potenzial für Missbrauch und Abhängigkeit haben, gibt es zwischen beiden erhebliche Unterschiede, wenn es um die Sterblichkeit geht. Das Center for Disease Control and Prevention (CDC) gibt an, dass von 1999 bis 2017 mehr als 700.000 Menschen an einer Überdosis Drogen gestorben sind.

Darüber hinaus waren etwa 68 % der über 70.200 Todesfälle durch eine Überdosis Drogen im Jahr 2017 auf ein Opioid zurückzuführen. Und im Jahr 2017 war die Zahl der Todesfälle durch eine Überdosis Opioide (einschließlich verschreibungspflichtiger Opioide und illegaler Opioide wie Heroin und illegal hergestelltem Fentanyl) sechsmal höher als 1999.

Im Durchschnitt sterben jeden Tag 130 Amerikaner an einer Überdosis von Opioiden.[97] Verglichen mit diesen schrecklichen Sterblichkeitszahlen durch Opioid-missbrauch hatte der Marihuanakonsum kaum Auswirkungen auf die Nicht-AIDS-Sterblichkeit bei Männern und auf die Gesamtsterblichkeit bei Frauen.[98] Tatsächlich sind Autounfälle und Lungenkrebs die einzigen Bereiche, in denen die Sterblichkeit durch Marihuana verursacht wird.[99]

Der Grund für den signifikanten Unterschied in der Sterblichkeitsrate bei Opioid- und Marihuana-missbrauch liegt in der Tatsache, dass der Hirnstamm nur sehr wenige Rezeptoren hat, die durch THC aktiviert werden, im Vergleich zu Rezeptoren, die durch opiumähnliche Substanzen aktiviert werden. Der Hirnstamm enthält die Zentren für Atmung, Herzfrequenz, Blutdruck und andere wichtige Funktionen des Körpers. Opioide beeinflussen diese sehr wichtigen Zentren, während Marihuana sie kaum berührt.

Außerdem ist das Risiko, eine Abhängigkeit von Marihuana zu entwickeln, im Vergleich zu Opioiden viel geringer. Tatsächlich ist der Opioidkonsum in Staaten, die die Marihuanagesetze gelockert haben, geringer.[100] Eine Studie zeigte, dass die Verschreibungen, die für alle Opioide ausgefüllt wurden, um 2,11 Millionen Tagesdosen pro Jahr zurückgingen, von durch-schnittlich 23,08 Millionen Tagesdosen pro Jahr, als ein Staat ein medizinisches Marihuana-Gesetz einführte. Außerdem gingen die Verschreibungen für alle Opioide um 3,742 Millionen Tagesdosen pro Jahr zurück, als medizinische Marihuana-Apotheken eröffnet wurden.[101]

Wie bereits erwähnt, geht es in diesem Buch hauptsächlich um CBD. Die kurzen Informationen über THC-haltiges Marihuana dienen dazu, die signifikanten Unterschiede zwischen den beiden Produkten hervorzuheben. Du wirst viele Untersuchungen über die medizinischen Vorteile und/oder den Freizeitwert sowie die Nebenwirkungen von Marihuana finden, aber ausführlichere Informationen über THC-haltige Produkte gehen über den Rahmen dieses Buches hinaus.

Kurz zusammengefasst:

- Marihuana ist die weltweit am häufigsten kultivierte, gehandelte und missbrauchte illegale Droge.
- Es gibt über 1.200 Slangnamen, die die Produkte der Cannabispflanzenfamilie beschreiben.
- Pflanzliches Marihuana wird seit Tausenden von Jahren für medizinische Zwecke verwendet.
- Die zwei gebräuchlichsten Wege des Marihuana-konsums sind Inhalation und interne Einnahme.
- THC-Konsum beeinträchtigt die kognitiven und motorischen Funktionen, und zu den akuten Auswirkungen gehören Paranoia und Angst-zustände.
- Pot-Konsumenten hatten eine höhere Aktivität und Durchblutung in den Teilen des Gehirns, die mit der Belohnungsverarbeitung und Entscheidungs-findung in Verbindung stehen.
- Chronischer Marihuanakonsum kann sowohl die Funktion als auch die Struktur des menschlichen Gehirns verändern.

- Sehr leichte Nebenwirkungen können manchmal innerhalb von 6 bis 12 Stunden nach dem Konsum von Marihuana auftreten.
- Der Marihuanakonsum konnte nicht systematisch mit dem Konsum anderer süchtig machender Substanzen in Verbindung gebracht werden.
- Obwohl sowohl Opioide als auch Marihuana das Potenzial für Missbrauch und Abhängigkeit haben, gibt es zwischen beiden signifikante Unterschiede, wenn es um die Sterblichkeit geht.

Hanf versus Marihuana

Obwohl CBD und psychoaktives THC letztlich von der gleichen Pflanzenart stammen, handelt es sich um zwei verschiedene und unterschiedliche Verbindungen mit völlig unterschiedlichen Auswirkungen auf den menschlichen Körper.

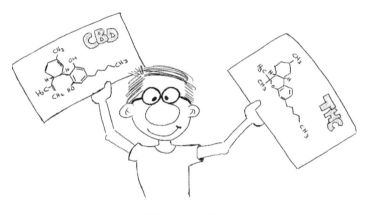

CBD versus THC

CBD

CBD, die Abkürzung für Cannabidiol, ist der zweithäufigste der aktiven Inhaltsstoffe von *Cannabis*.[102] Es hat sich gezeigt, dass CBD eine schwache Affinität (Bindungskapazität) zu CB1- und CB2-Rezeptoren hat.[103] CB-Rezeptoren sind so genannte Cannabinoidrezeptoren, die in unserem Körper vorkommen.

Sowohl CBD als auch THC sind auch dafür bekannt, an andere Rezeptoren als nur CB-Rezeptoren zu binden.[104] Einige dieser Rezeptoren heißen GPR55, GPR3, GPR6, GPR12 und GPR18, TRPV 1, TRPV 2 und TRPV 3, TRPA1 und TRPM8, PPARγ, 5-HT1A, GABA, sowie α1-Glycin und α3-Glycin, um nur einige zu nennen. Viele davon werden später erläutert.

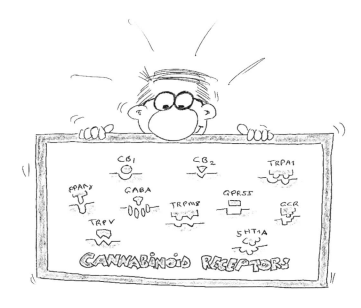

Einige unserer CB und CB-ähnlichen Rezeptoren

CBD beeinflusst nicht nur die Hirnfunktion durch direkte Bindung an CB-Rezeptoren, sondern wirkt vielmehr durch Beeinflussung einiger der im Endocannabinoid-System (ECS) verwendeten Enzyme.

Was ist das Endocannabinoid-System? Es ist ein ganzes System in unserem Körper, das von

Cannabinoidverbindungen wie CBD und THC beeinflusst wird. Um die Sache interessanter zu machen, produzieren wir auch unsere eigenen cannabinoidähnlichen Substanzen und Enzyme, die die Cannabinoide aus der Pflanze und unserem eigenen Körper regulieren. Das Endocannabinoidsystem ist sehr kompliziert, wird aber bald geklärt werden.

Warum wird es Endocannabinoid-System genannt? Frühe Forschungsarbeiten identifizierten zunächst einige Cannabinoide in der Pflanze *Cannabis*, um dann Jahre später einige Rezeptoren im menschlichen Körper zu finden, an die sich diese Cannabinoide anlagerten. Daher wurden sie Cannabinoidrezeptoren genannt, und das gesamte System wurde als Endocannabinoidsystem bezeichnet.

Mit der Entwicklung von Technologie und Wissenschaft in den letzten rund 50 Jahren wurden jedoch viel mehr Rezeptoren und andere Teile des Systems gefunden. Da Forscher es bereits das Endocannabinoid-System genannt hatten, blieb der Name hängen, und wir verwenden es jetzt, obwohl viele weitere Pflanzenstoffe, Rezeptoren oder sogar Chemikalien, die in unserem Körper produziert werden, nicht direkt mit der Cannabispflanze verwandt sind.

CBD ist ein CB1-Antagonist, während THC ein CB1-Agonist ist. Das bedeutet, dass CBD eine Reaktion blockieren kann, wenn es sich an CB1-Rezeptoren anlagert, während THC die CB1-Rezeptoren direkt aktiviert und dadurch eine Reaktion im Inneren der Zelle auslöst.

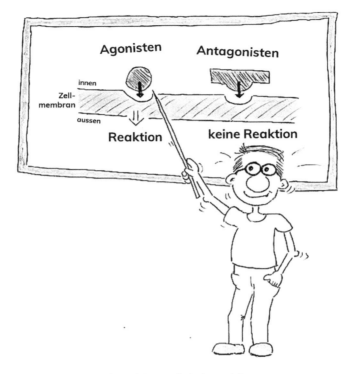

Agonisten und Antagonisten

Warum ist das wichtig? Weil CBD nachweislich die psychotischen Auswirkungen von THC auf das Gehirn vermindert.[105,106,107,108] CBD verminderte THC-Effekte auf Hirnregionen, die an der Gedächtnis-, Angst- und Körpertemperaturregulation beteiligt sind.[109]

Die Forscher fanden heraus, dass CBD unter bestimmten Bedingungen, z.b. wenn es über längere Zeit der Magensäure ausgesetzt ist, sich in THC umwandeln kann.[110] Während dies in einer Tierstudie zutraf, erwiesen sich die Ergebnisse für den Menschen nicht als relevant, da oral verabreichtes CBD in Dosen, die klinisch relevante Blutspiegel erbrachten, nicht in THC umgewandelt wurde.[111]

Eine umfassende Überprüfung von 132 Originalstudien untersuchte das Sicherheitsprofil von CBD.[112] Die Autoren fanden heraus, dass physiologische Parameter wie Herzfrequenz, Blutdruck und Körpertemperatur durch CBD nicht verändert werden.

Darüber hinaus werden psychologische und psychomotorische Funktionen nicht beeinträchtigt. Dasselbe gilt für den Magen-Darm-Trakt und die Nahrungsaufnahme. Sowohl CBD als auch THC haben sich auch als gute Antioxidantien erwiesen.[113] Tatsächlich ist CBD eine wirksamere Antioxidantiensubstanz und ein besserer Fänger von freien Radikalen als Vitamin C oder Vitamin E.[114]

Zusammenfassend lässt sich sagen, dass CBD über verschiedene Mechanismen wirkt, z.B. durch Bindung an Cannabinoid-Rezeptoren, durch Bindung an oder Beeinflussung anderer Arten von Rezeptoren, durch Hemmung des Abbaus von Enzymen, durch die Ausübung antioxidativer Eigenschaften und durch die Wirkung von CBD-Metaboliten. Die Anwendung von CBD scheint sowohl bei Menschen als auch bei Tieren sicher zu sein.

THC

THC, die Abkürzung für Delta-9-Tetrahydrocannabinol, ist der primäre psychoaktive Bestandteil von Marihuana.[115] Die orale THC-Bioverfügbarkeit beträgt wie bei CBD nur 6 - 10 %, was auf den Abbau im Magen und einen umfangreichen First-Pass-Stoffwechsel in der Leber zurückzuführen ist.

Der First-Pass-Effekt beschreibt den Mechanismus, durch den aus dem Darm aufgenommene Verbindungen zuerst durch die Leber wandern, bevor sie an andere Stellen im Körper verteilt werden. Wenn sie die Leber passieren, können sie so verändert oder abgebaut werden, dass sie den größten Teil ihrer Wirksamkeit verlieren. Manchmal ist die veränderte Verbindung wirksamer als der ursprünglich absorbierte Inhaltsstoff.

THC oxidiert schnell zu seinem aktiven Metaboliten 11-Hydroxy-THC (11-OH-THC).[116] Wenn es geraucht wird, wird THC schnell durch die Lunge absorbiert und erreicht rasch eine hohe Konzentration im Blut.[117] Die Inhalation durch die Lunge verhindert den First-Pass-Stoffwechsel in der Leber.

Zu den unerwünschten Wirkungen von THC gehören ein beeinträchtigtes Kurzzeitgedächtnis, das das Lernen und Behalten von Informationen erschwert, eine beeinträchtigte motorische Koordination, die die Fahrtüchtigkeit beeinträchtigt und das Verletzungsrisiko erhöht, sowie ein verändertes Urteilsvermögen, das das Risiko von extremen Sexualverhalten erhöht, das die Übertragung sexuell übertragbarer Krankheiten erleichtert. Wenn THC chronisch eingenommen wird, kommt es bei etwa 9 % der Anwender insgesamt, bei 17 % derer, die im Jugendalter mit dem Konsum beginnen, und bei 25 bis 50 %

derer, die täglich THC einnehmen, zu einer Abhängigkeit.

Weitere unerwünschte Wirkungen von THC sind eine veränderte Gehirnentwicklung, ein schlechter Ausbildungserfolg mit erhöhter Wahrscheinlichkeit des Schulabbruchs, kognitive Beeinträchtigungen mit niedrigerem IQ bei denjenigen, die in der Adoleszenz häufig Drogen genommen haben, sowie eine verminderte Lebenszufriedenheit und -leistung.

Zu den medizinischen Folgen gehören Symptome der chronischen Bronchitis und ein erhöhtes Risiko für chronische Psychosestörungen (einschließlich Schizophrenie) bei Personen mit einer Veranlagung für solche Störungen und in hohen Dosen führt THC auch zu Paranoia und Psychosen.[118]

Auf der anderen Seite hat sich gezeigt, dass THC auch positive Auswirkungen hat. Eine Studie ergab, dass 97 % der Marihuana-Konsumenten es hauptsächlich gegen chronische Schmerzen einnahmen. Sie berichteten von einer 64%igen Schmerzlinderung. Die Hälfte aller Befragten stellte auch eine Entlastung bei Stress/Angstzuständen fest, und 45 % berichteten von einer Linderung bei Schlaflosigkeit.[119] Andere Autoren berichteten von positiver Wirkung bei Übelkeit und Erbrechen sowie Appetitstimulierung bei Anorexie.[120]

Andere Studien zeigten die Nützlichkeit von THC bei Krebspatienten, wobei stolze 96 % der Patienten über eine Verbesserung ihrer Symptome berichteten.[121] Die Autoren kamen zu dem Schluss, dass THC aus Marihuana eine palliative Behandlung für

Krebspatienten ist, die gut verträglich, wirksam und sicher ist, um den Patienten zu helfen, mit den bösartigen Symptomen fertig zu werden.

Eine Untersuchung analysierte Studien mit medizinischem Marihuana für neurologische Störungen und berichtete, dass, obwohl Versuche mit positiven Ergebnissen für Anorexia nervosa, Angstzustände, PTSD, psychotische Symptome, Unruhe bei Alzheimer und Demenz, Huntington, Tourette-Syndrom und Dyskinesie bei Parkinson festgestellt wurden, noch keine endgültigen Schlussfolgerungen über seine Wirksamkeit gezogen werden konnten.[122]

Die medizinische und wissenschaftliche Literatur ist sehr umfangreich, wenn es um THC geht. Viele Bücher sind über Marihuana und seine wichtigste psychoaktive Verbindung Delta-9-Tetrahydrocannabinol geschrieben worden. Dieses Buch handelt jedoch von CBD und hauptsächlich davon, wie es zusammen mit anderen Pflanzenextrakten wie ätherischen Ölen verwendet werden kann. Bitte konsultiere andere Quellen, wenn Du mehr über die Wirkung von THC erfahren möchtest.

Musst Du ein wenig THC hinzufügen, damit CBD funktioniert?

Ob man ein wenig THC zu CBD hinzufügen muss, um den vollen Nutzen zu erfahren, hängt wahrscheinlich davon ab, was man erreichen oder erleben will. Viele der unmittelbaren Auswirkungen von CBD kann man nicht spüren, da CBD kein Halluzinogen ist und kein Gefühl eines „High" erzeugt. Man kann zum Beispiel keine unmittelbare ausgleichende Wirkung auf das Immunsystem spüren.

Es steht außer Frage, dass der Konsum von Vollspektrum-CBD oder der Konsum einer CBD/THC-Mischung von dem Entourage-Effekt profitieren wird, was später noch genauer erklärt wird. Das könnte eine Erklärung dafür sein, warum viele glauben, dass sie dem CBD etwas THC hinzufügen müssen, damit es funktioniert, aber es gibt derzeit nicht genügend Beweise, um diese Vorstellung zu untermauern.

Auf der anderen Seite scheint es gute Beweise dafür zu geben, dass das Hinzufügen von CBD zu THC vorteilhaft sein könnte. Die meisten klinischen Studien haben tatsächlich gezeigt, dass CBD in der Tat die psychoaktiven Effekte von THC hemmt. CBD blockiert auch die Bildung von 11-Hydroxy-Tetrahydro-Cannabinol (11-OH-THC), dem psychoaktivsten Metaboliten von THC.[123]

Es wurde festgestellt, dass CBD einige therapeutische Effekte von THC, wie die Hemmung des Krebswachstums, verstärken kann,[124] und gleichzeitig den meisten seiner unerwünschten Wirkungen wie Sedierung, psychotrope Effekte, Tachykardie, abnormal erhöhter Appetit auf Nahrung entgegenwirkt und so die Verwendung höherer und wirksamerer Dosen von THC ermöglicht. Obwohl CBD nachweislich einige unerwünschte Wirkungen von THC bekämpft, trägt es doch zu seinen schmerzstillenden, anti-emetischen und antikarzinogenen Eigenschaften bei.[125]

Kurz zusammengefasst:

- CBD und THC sind zwei verschiedene und unterschiedliche Verbindungen mit völlig unterschiedlichen Auswirkungen auf den menschlichen Körper.

- Es gibt ein ganzes System in unserem Körper, das von den beiden am häufigsten vorkommenden Cannabinoidverbindungen (CBD und THC) in der Cannabispflanze beeinflusst wird, das sogenannte Endocannabinoidsystem (ECS).

- CBD wirkt durch verschiedene Mechanismen, wie das Andocken an Cannabinoid-Rezeptoren, das Andocken oder die Beeinflussung anderer Rezeptortypen, durch die Hemmung von Abbauenzymen, durch die Ausübung antioxidativer Eigenschaften und durch die Wirkung der CBD-Metaboliten.

- Die Anwendung von CBD scheint sowohl bei Menschen als auch bei Tieren sicher zu sein.

- Es gibt nicht genügend Beweise dafür, dass ein wenig THC nötig ist, um die Funktionsweise von CBD zu verbessern.

- Es wurde festgestellt, dass CBD einige therapeutische Effekte von THC, wie z.B. die Hemmung des Krebswachstums, verstärkt, während es gleichzeitig den meisten seiner unerwünschten Effekte entgegenwirkt.

- Die Tatsache, dass CBD einige der potenziell unerwünschten Effekte von THC senkt, erlaubt die Verabreichung höherer Dosen von THC, wenn es mit CBD kombiniert wird.

Saat zu Siegel

Hanf ist eine fasererzeugende Pflanze mit bekannter antibakterieller Wirkung.[126] Hanffasern sind aufgrund ihrer natürlichen antibakteriellen Eigenschaft besonders attraktiv.[127] Hanf- und Marihuanapflanzen enthalten starke antibakterielle Wirkstoffe. Zum Beispiel zeigten alle fünf wichtigen Cannabinoide, einschließlich Cannabidiol, Cannabichromen, Cannabigerol, Δ9-THC und Cannabinol, eine starke Aktivität gegen Methicillin-resistente Staphylococcus aureus (MRSA)-Bakterien.[128]

Die hemmende Wirkung von Hanf auf das Bakterienwachstum erstreckt sich auch auf Pilze wie Candida.[129] Die Forscher fanden jedoch erhöhte Pilzsporenkonzentrationen in Zimmerkulturen, wo Produzenten Marihuana zuhause anbauten.[130] Der antimikrobielle Charakter der Hanf-/Marihuana-Pflanze macht theoretisch den Einsatz der wichtigsten Pestizide und Herbizide überflüssig. Aber da der Anbau von Marihuana in den USA illegal ist und sein Marktwert so hoch ist, begannen viele Anbauer damit, heimlich einige Chemikalien, typischerweise synthetische Düngemittel und Pestizide, zu verwenden, um die Pflanze zu ernähren und vor mikrobiellem und tierischem Befall zu schützen und ihre Erträge zu verbessern.[131]

In der medizinischen Literatur wird erwähnt, dass die fehlenden Vorschriften der Umweltschutzbehörde

(EPA) und das Fehlen zugelassener chemischer Produkte zur Unterstützung des Wachstums von Marihuana dazu führen können, dass die Verbraucher gefährlichen Pestiziden oder höheren Rückstandsmengen ausgesetzt sind.[132] Einige Autoren erklärten, dass eine Bedrohung der öffentlichen Sicherheit im Zusammenhang mit der Anwendung von Pestiziden bei Marihuana-Pflanzen mit verstärkter Toxizität in konzentrierten Produkten von besonderer Bedeutung ist.[133]

Tatsächlich wurden die folgenden toxischen Chemikalien sowohl in medizinischen als auch in Freizeit-Marihuana-Produkten gefunden: Pestizide wie Bifenthrin, Chlorpyrifos, Diazinon, Methamidophos und Teflubenzuron; Fungizide wie Tebuconazol; Wachstumsregulatoren wie Ethephon sowie Mückenabwehrmittel wie DEET und Malathion.[134]

Es gibt auch potenzielle Probleme mit der Schwermetallverunreinigung von Hanf- und Marihuanaprodukten. Berichte haben gezeigt, dass Marihuana absichtlich mit Metallen wie Blei kontaminiert wurde, um das Marktgewicht zu erhöhen. Dies kann schlimme Folgen haben. Im Jahr 2008 zum Beispiel litten in Deutschland 150 Menschen an einer Bleivergiftung als Folge der Verwendung von manuell verfälschtem Marihuana.[135]

Schwermetalle finden sich aber auch im Boden von Hanf- und Marihuanafeldern. Es ist bekannt, dass die Pflanzen Schwermetalle wie Kadmium und Kupfer aus kontaminierten Böden effektiv absorbieren. Tatsächlich bezeichnete ein Autor Hanf- und Marihuanapflanzen als „Bioakkumulatoren," weil sie Schwermetalle wie Blei, Quecksilber, Kadmium und Arsen aus dem Boden in die Pflanzenbiomasse rekrutieren. Dies kann zwar zur Dekontaminierung schlechter Böden verwendet werden, ist aber gleichzeitig eine Belastung, wenn in solchen Böden angebauter Hanf und Marihuana bei der Herstellung von CBD- und THC-Verbrauchsgütern verwendet wird.[136]

Außerdem könnten Lösungsmittel, die bei der Herstellung und Extraktion von CBD verwendet werden, in den Produkten zurückbleiben. Tatsächlich untersuchte eine Studie Pestizid- und Lösungsmittelrückstände in Produkten, die CBD und/oder THC enthalten, und fand in über 80 % der Proben eine beträchtliche Menge an Restlösemittel- und Pestizidkontamination.[137] Noch beunruhigender ist die Tatsache, dass bis zu 69,5 % der Pestizid- und Chemikalienrückstände in den Rauch von Marihuana-Produkten gelangen und von den Konsumenten eingeatmet werden. Die Autoren dieser Studie kamen zu Recht zu dem Schluss, dass die Belastung von Marihuanakonsumenten erheblich ist und dass dies eine erhebliche toxikologische Bedrohung darstellen kann.[138]

Eine andere Studie zeigte, dass 85 % der bei ihrer Analyse verwendeten Proben positiv auf Pestizide getestet wurden. Viele enthielten mehrere Schadstoffe, darunter 24 verschiedene Pestizidwirkstoffe jeder Klasse. Darunter befanden sich Insektizide, Mitizide, Fungizide, Wachstumsregulatoren, Organophosphate,

Organochloride, Carbamate, Carbaryl, Boscalid, Bifenazat, Pyraclostrobin, Fenpyroximat und Myclobutanil mit dokumentierten assoziierten Toxizitäten. Diese Stoffe sind auch bekannte Karzinogene, Neurotoxine, Cholinesterase-Hemmer, Entwicklungs- und Reproduktionstoxine und endokrine Disruptoren.[139]

Es ist auch notwendig, die Grundlagen der Cannabinoid-Extraktion und -Aufbereitung zu verstehen, da in dieser Branche verschiedene Techniken eingesetzt werden. Hanfmaterial kann entweder gepresst, CO_2-, Lipid- oder Lösungsmittelextrahiert werden.

Eine gute Methode, reines CBD aus Pflanzenmaterial zu extrahieren, ist eine Technik, bei der unter Druck gesetztes überkritisches CO_2 verwendet wird, das flüchtige Öle aus Hanf entfernt, ohne Lösungsmittelrückstände zu hinterlassen. Wenn Druck angewendet und die Temperatur gesenkt wird, kann CO_2 zu einer Flüssigkeit werden. Sobald die Flüssigkeit entstanden ist, wird die Temperatur wieder erhöht, um die überkritische Phase zu erzeugen.[140] Gegenwärtig wird CBD von hoher Qualität höchstwahrscheinlich durch diese Art der Extraktion von Kohlendioxid (CO_2) gewonnen.[141]

Dieses überkritische CO_2 wird dann mit dem Pflanzenmaterial vermischt und zieht so die Verbindungen aus der Pflanze heraus. Anschließend durchläuft die Lösung eine Separationskammer, in der die gewünschten Teile zurückgewonnen werden können, während das CO_2 weiter in eine Kondensationskammer gelangt. Der Hauptvorteil dieser Methode gegenüber der Verwendung von Lösungsmitteln besteht darin, dass sie ungiftig ist und CO_2 nicht brennbar ist. Das CO_2 kann recycelt oder in die Atmosphäre freigesetzt werden.

Einige Selbstzüchter von Marihuana-Pflanzen wählen billige und einfache Methoden zur Extraktion des Pflanzenmaterials, wie das Mischen von Olivenöl, Kokosnussöl oder sogar geschmolzener Butter mit dem Pflanzenmaterial. Bevor das Material mit dem Öl vermischt wird, muss es dekarboxyliert werden, da die karboxylierte Form nicht sehr potent ist.

Mit anderen Worten, die sauren Vorläufer von THC und CBD, die natürlich in den Pflanzen vorkommen, müssen von CO_2 befreit werden, damit das THC oder CBD richtig aktiviert werden kann. Dies kann erreicht werden, indem das Pflanzenmaterial Licht und Wärme ausgesetzt wird. Es wird normalerweise 30 bis 60 Minuten lang auf 250 bis 300° Fahrenheit (120 - 150° C) erhitzt. Sobald dieser Prozess abgeschlossen ist, wird das Trägeröl hinzugefügt und erneut für einige Stunden erhitzt. Es handelt sich um eine einfache Methode, die jedoch eine geringe Ausbeute an CBD oder Marihuana aufweist.

Eine andere Methode ist die Verwendung von Lösungsmitteln. Sie werden oft während des Extraktionsprozesses verwendet, um hochkonzentrierte Produkte herzustellen. Sobald die Lösungsmittel ihre Arbeit tun, müssen sie verdampft werden. Die Verdampfung kann jedoch unvollständig sein und zu einer Kontamination des Endprodukts führen. Zu den Lösungsmitteln können Ethanol, Benzol, Hexan, Naphtha, Petrolether, minderwertige Alkohole, Butan und Olivenöl gehören. Sie können ein erhebliches Risiko der Konzentration toxischer Chemikalien darstellen. Hexan und Benzol zum Beispiel sind neurotoxisch, und Naphtha und Petrolether sind beide potenzielle Karzinogene. In einigen Ländern ist Naphtha äquivalent zu Diesel- oder Kerosinkraftstoff.

Ethanol extrahiert auch Chlorophyll, was zu einem unangenehmen Geschmack führen kann, wenn das gewonnene Material nicht sorgfältig gefiltert wird, um unerwünschtes Pflanzenmaterial zu entfernen. Die reine Ethanol-Extraktion ist billiger als die überkritische CO_2-Extraktion und wird auch heute noch von vielen Unternehmen eingesetzt.[142] Die Kaltpressung als Extraktionsverfahren wird nur zur Gewinnung von Öl aus Hanfsamen eingesetzt. Mit dieser Methode ist keine sinnvolle CBD-Extraktion möglich.

Hanf- und Marihuana-Pflanzenmaterial wird in der Regel vorgewärmt oder über einen längeren Zeitraum gelagert, um die sauren Cannabinoide, wie bereits erwähnt, zu dekarboxylieren. Der Nachteil des Erhitzungsprozesses ist, dass je höher die verwendete Temperatur, desto mehr der flüchtigen Terpene (meist Monoterpene wie Terpineol, Myrcen, β-Pinen und Terpinolen) verloren gehen.[143] Die Verwendung von Olivenöl als Lösungsmittel scheint den Vorteil zu haben, diese Art von Terpenen besser zu konservieren.[144] Der Nachteil einer längeren Lagerung ist, dass das Pflanzenmaterial der Gefahr einer Kontamination mit Bakterien, Pilzen oder anderen Arten von Mikroorganismen ausgesetzt ist.

Nach der CO_2-Extraktion oder Extraktion mit Lösemittel sowie der Dekarboxylation wird die Ölmischung einer sogenannten Winterisierung unterzogen. Bei diesem Prozess wird ein organisches Lösungsmittel, in der Regel Ethylalkohol (EtOH), verwendet, um die Fette und Waxe aus der bei der bisherigen Extraktion gewonnenen schwarzen klebrigen Masse zu entfernen. Die Masse wird für 12 bis 24 Stunden gefroren und während diesem Kühlungsprozess trennen sich die Fette und Waxe von der öligen Masse.

Ich persönlich verwende gerne reine CBD-Kristall-Isolate, die durch überkritische CO_2-Extraktion gewonnen werden. Das CO_2 verdampft nicht nur vollständig, sobald der Druck abgelassen wird, es ist auch ungiftig. Wie ich bereits in anderen Kapiteln dieses Buches erwähnt habe, ist der Nachteil dieser reinen Kristalle, dass sie keine Terpene enthalten und daher das verlieren, was wir den Entourage-Effekt nennen (später ausführlich beschrieben). Dies kann jedoch gemildert werden, indem man die CBD-Kristalle mit ätherischen Ölen mischt, was einer der Gründe ist, warum ich dieses Buch schreibe.

Die Kombination von CBD und ätherischen Ölen eröffnet eine völlig neue Welt mit unzähligen Möglichkeiten, von all diesen Verbindungen gleichzeitig zu profitieren. Wenn Dir entweder CBD oder ätherische Öle neu sind und Du mit dieser wunderbaren Kombination anfangen möchtest, werden mein Team und ich uns freuen, Dich auf Deiner Wellness-, Schönheits- und Gesundheitsreise zu begleiten. Am Ende dieses Buches findest Du weitere Informationen, wie Du uns kontaktieren kannst.

In einigen Fällen beinhaltet die Verarbeitung von Hanf und Marihuana Gamma-Bestrahlung zur Sterilisation. Während keine Reststrahlung in den Endprodukten gefunden werden konnte, haben Studien gezeigt, dass die Strahlung den Terpen-Gehalt der Produkte verändert, während CBD, THC, sowie der Wassergehalt der Produkte unverändert bleibt.[145] Eine Studie zeigte, dass Gammabestrahlung eine 10%ige Reduzierung von β-Caryophyllen bewirkt, einem sehr wichtigen Sesquiterpen, das bei CBD gefunden wird, bewirkt.[146]

Die gute Nachricht bei all dem ist, dass CBD aus Pflanzen gewonnen werden kann, die industriell im Freien angebaut werden und daher ein leicht verringertes Risiko hat, durch hochgiftige Chemikalien, die meist in geschlossenen Räumen verwendet werden, verseucht zu werden. Die meisten Studien, die eine Herbizid-, Pestizid-, Fungizid- und Düngemittel-verseuchung nachweisen, stammen von Marihuana-Kulturen in geschlossenen Räumen und nicht von industriellen Hanffeldern.

Aber das bedeutet nicht, dass Deine Wachsamkeit nachlassen kann. Wie bereits erwähnt, verwenden viele

Hanfanbauer Düngemittel, Pestizide und Herbizide, die alle in den CBD-Produkten landen können. Auch wenn sie ganz ohne giftige Chemikalien angebaut werden, werden einige dieser gefährlichen Substanzen später bei der Verarbeitung der Pflanze verwendet und können trotzdem in die CBD-Produkte gelangen. Es gilt Käufer-Vorsicht.

Kenne die Quelle, kenne die Firma, und kenne auch die Art des CBD-Produktes, das gekauft wird, da bestimmte Extraktionsmethoden überhaupt keine Chemikalien verwenden und andere giftige Lösungsmittel im Produkt zurücklassen.

Achte darauf, dass die Hanfpflanzen biologisch und nachhaltig angebaut werden. Sie sollten während des Anbaus auf den Feldern oder während des Extraktionsprozesses und der Zubereitung des Endproduktes nicht mit Schwermetallen oder kommerziellen Giftstoffen behandelt worden sein. Vergewissere Dich, dass das Produkt gründlich getestet wurde.

Wenn Du dich dafür entscheidest, Pot zu rauchen, solltest Du sicherstellen, dass Du sauberes Marihuana konsumierst, da über 80 % der kommerziell erhältlichen Marihuana-Produkte verunreinigt sind und akute Lungentoxizität oder chronische Lungenschäden einschließlich Lungenkrebs verursachen können.[147]

Die Saat zu Siegel-Zertifizierung ist für ätherische Öle extrem wichtig, und derselbe Qualitätssicherungs-prozess ist auch für die CBD von äußerster Wichtigkeit. Stell sicher, dass Dein CBD-Verkäufer all dies unter Kontrolle hat. Sei Dir bewusst, dass jeder „organisch" oder „zertifiziert" eintragen kann, also beziehe Dein CBD von jemandem, den Du kennst und vertraust.

Kurz zusammengefasst:

- Hanf- und Marihuanapflanzen sind dafür bekannt, dass sie starke antibakterielle Wirkstoffe enthalten.

- Da der Anbau von Marihuana in den USA größtenteils illegal ist und sein Marktwert so hoch ist, begannen viele Anbauer damit, heimlich synthetische Düngemittel und Pestizide zu verwenden, um ihre Pflanzen zu ernähren und zu schützen.

- Giftige Chemikalien wurden sowohl in medizinischem Marihuana als auch in Freizeit-Marihuana gefunden.

- Es gibt auch ein Problem mit der Schwermetall-verunreinigung von Hanf- und Marihuana-produkten.

- Lösungsmittel von der Zubereitung und Extraktion von CBD können in den Produkten zurückbleiben.

- Hanfmaterial kann entweder gepresst, mit CO_2, Lipiden oder Lösungsmitteln extrahiert werden.

- Unter Druck gesetztes überkritisches CO_2 extrahiert flüchtige Öle aus *Cannabis* und hinterlässt dabei keine Rückstände.

- Einige Selbstzüchter von Marihuana-Pflanzen verwenden billige und einfache Methoden, um Pflanzenmaterial zu extrahieren.

- Während des Extraktionsprozesses werden oft Lösungsmittel verwendet, um hochkonzentrierte Produkte herzustellen.

- Die Kaltpressung als Extraktionsmethode wird nur verwendet, um Öl aus Hanfsamen zu gewinnen.
- Hanf- und Marihuana-Pflanzenmaterial wird normalerweise vorgewärmt oder über einen längeren Zeitraum gelagert, um die sauren Cannabinoide zu entkarboxylieren. Dies wird Dekarboxylation genannt.
- Bei der Winterisierung werden Fette und Waxe abgetrennt.
- Die Kombination von CBD mit ätherischen Ölen eröffnet eine völlig neue Welt mit unzähligen Möglichkeiten, von all diesen pflanzlichen Substanzen gleichzeitig zu profitieren.
- CBD kann aus Pflanzen gewonnen werden, die industriell im Freien ohne Dünger, Pestizide oder Herbizide angebaut werden.
- Kenne die Quelle, kenne die Firma und kenne die Art des CBD-Produktes, das gekauft wird, da bestimmte Extraktionsmethoden überhaupt keine Chemikalien verwenden.
- Die Saat zu Siegel-Zertifizierung ist für ätherische Öle extrem wichtig, und derselbe Qualitäts-sicherungsprozess ist auch für CBD von äußerster Wichtigkeit.

Teil 2: Wissenschaft und der Körper

Das Endocannabinoid-System (ECS)

Das Endocannabinoid-System besteht aus Rezeptoren (Schlüssellöchern), Liganden (Schlüsseln) und Enzymen, die die Synthese und den Abbau der Endocannabinoide kontrollieren (Konstruktionskräne und Hämmer), sowie aus Endocannabinoid-Transportern (Schiffen).[148]

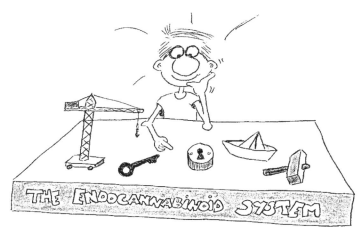

Das Endocannabinoid-System

Spezifische Informationen über jeden dieser Teile und wie sie alle zusammenwirken, werden bald im Detail erklärt werden, aber zunächst sollte das ECS als Ganzes betrachtet werden. Der Hauptzweck des ECS ist es, Organsysteme zu schützen und sie in einem guten Gleichgewicht zu halten, Homöostase genannt. Die

Bedeutung des ECS ist für einen gesunden Körper viel wichtiger als bisher angenommen.

Das ECS spielt eine homöostatische Rolle bei Hunger, Appetit und Energiestoffwechsel, neuronaler Plastizität (Bildung von Gehirnwegen) und Neuroprotektion, Schmerzmodulation, Gedächtnis, der Flucht- oder Kampfreaktion, Bindegewebsreparatur, Thermoregulierung, Stress, Angst, Schlaf, Immunreaktion sowie menschlichem Verhalten. Zusammengefasst ist das ECS verantwortlich für Homöostase in Bezug auf Entspannung, Essen, Schlafen, Gedächtnis und Schutz vor Gefahren für den Körper.[149]

Ein dysfunktionales oder suboptimal funktionierendes ECS wurde mit einer Vielzahl von Zuständen wie dem Reizdarmsyndrom,[150] Fibromyalgie,[151] Migräne,[152] Schizophrenie,[153] unkontrollierte Parkinson-Krankheit,[154] Huntington-Krankheit,[155] chronische Reisekrankheit,[156] Anorexie und Bulimie,[157] und möglicherweise Fettleibigkeit[158] in Verbindung gebracht. Tatsächlich wurden nun die Begriffe „ECS-Mangelsyndrom" oder „klinische Endocannabinoid-Mangelsyndrome CEDS" geschaffen, um einige dieser pathologischen Zustände zu beschreiben.[159]

So wurden positive Auswirkungen des ECS bei pathologischen Zuständen wie Übelkeit und Erbrechen, Entzündungen, Schmerzen, posttraumatischer Belastungsstörung (PTSD), Autoimmunerkrankungen wie Multiple Sklerose (MS), Schilddrüsenerkrankungen und rheumatoider Arthritis, Herz-Kreislauf-Erkrankungen wie Schlaganfällen, Autismus, Krebs, neurologische Krankheiten wie Demenz und Alzheimer, Parkinson, Huntington, Schizophrenie, Psychosen, Depressionen, Panikattacken, Angstzustände und zwanghaftes Verhalten, Schlaflosigkeit, Fettleibigkeit, Anorexie, Stoffwechselstörungen, Epilepsie und Glaukom beschrieben.[160]

Das Wissen, dass das ECS auf viele Pflanzen, deren Extrakte und ätherischen Öle anspricht, sollte uns innehalten und uns die Schätze der Natur bewundern lassen, die zumindest teilweise geschaffen wurden, um Menschen und Tiere gleichermaßen zu unterstützen.

Es ist auch interessant zu erwähnen, dass weder CBD noch THC die ersten Cannabinoide waren, die von Wissenschaftlern entdeckt wurden. Im Jahr 1855 verlieh die Pharmazeutische Gesellschaft von Paris einem Wissenschaftler einen Preis für die „gute Analyse von Hanf," doch leider handelte es sich bei der damals entdeckten Verbindung um ein unsauberes flüchtiges Sesquiterpen und nicht um eines der wichtigen Cannabinoide.[161]

Viele andere Wissenschaftler der damaligen Zeit versuchten, die Strukturen der aus der Cannabispflanze gewonnenen Verbindungen zu isolieren und zu definieren. Cannabinol (CBN) war das erste Cannabinoid, das Ende des 19. Jahrhunderts entdeckt und isoliert wurde. Seine chemische Struktur wurde Anfang der 1930er Jahre ermittelt und seine chemische Synthese erstmals 1940 realisiert. Im selben Jahr wurde CBD zum ersten Mal in der wissenschaftlichen Literatur beschrieben.[162]

Zwei Jahre später, 1942, entdeckte und isolierte eine Gruppe von Forschern zum ersten Mal THC.[163] Es dauerte noch weitere rund 20 Jahre und das Aufkommen neuerer Technologien, um endlich die komplette chemische Struktur und Stereochemie von CBD vollständig zu analysieren, was dann 1963 in einem Artikel veröffentlicht wurde.[164]

Die Forschung über Phytocannabinoide (Cannabinoide aus Pflanzen) wurde nach diesen Entdeckungen intensiviert, aber erst 1990 wurden die Cannabinoid-Rezeptoren richtig beschrieben.[165] Der aktuelle Stand der Forschung unterstützt die Idee, dass CB1-Rezeptoren hauptsächlich neurologische Funktionen modulieren, während CB2-Rezeptoren eher für die Immunmodulation verantwortlich sind.

Die letzten Jahre haben eine bemerkenswerte Zunahme der Forschungsaktivitäten und Veröffentlichungen über CBD gebracht, hauptsächlich angeregt durch die Entdeckung seiner entzündungshemmenden, anti-oxidativen und neuroprotektiven Wirkung.[166] Diese Studien haben ein breites Spektrum möglicher therapeutischer Wirkungen von CBD bei Erkrankungen wie Schlaganfall, neurodegenerativen Krankheiten (Parkinson, Alzheimer), Diabetes, rheumatoider Arthritis, anderen Entzündungs-krankheiten sowie Übelkeit und Krebs aufgezeigt.

Lass uns jede Komponente des Endocannabinoid-Systems (ECS) und ihre Funktionsweise besprechen. Das ist eine gewaltige Aufgabe, da das ECS viel komplizierter ist als ursprünglich angenommen und fast monatlich neue Forschungsergebnisse auftauchen. Auf den ersten Blick mögen die Informationen sehr wissenschaftlich und kompliziert erscheinen, aber am Ende dieses Kapitels wird es eine Zusammenfassung des aktuellen Wissensstands in einfachen Worten geben.

Bald wirst Du verstehen, dass das ECS beeinflusst und verbessert werden kann, indem man die Endocannabinoid-Biosynthese steigert, den Endocannabinoid- und Phytocannabinoid-Abbau verringert und die Rezeptordichte oder -funktion durch einen gesunden Lebensstil erhöht oder verringert.

Cannabinoid-Rezeptoren

Cannabinoid-Rezeptoren können überall im menschlichen Körper gefunden werden. Von den vielen Rezeptoren, die am ECS beteiligt sind, sind die häufigsten sogenannte G-Protein-Rezeptoren, die als CB1 und CB2 bekannt sind, und es gibt möglicherweise sogar noch CB3, CB4 und CB5 Rezeptoren. Und während diese Rezeptoren meistens in verschiedenen Geweben zu finden sind, können sie auch an der gleichen Stelle koexistieren.[167]

G-Protein-gekoppelte Rezeptoren sind eine Klasse von Rezeptoren, die einen „Posteingang" auf der Oberfläche einer Zelle haben. Dieser Posteingang oder Briefkasten kann E-Mails oder Briefe empfangen, die dann eine Reaktion auf der Innenseite der Zellmembran auslösen.

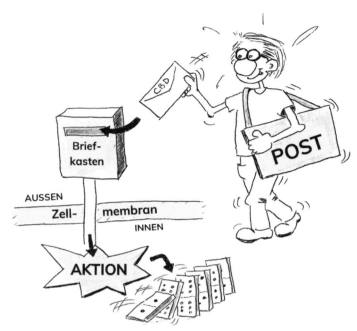

Die Funktionsweise der G-Protein-gekoppelten Rezeptoren

Diese G-Protein-gekoppelten Rezeptoren bestehen aus einem einzigen Polypeptid (kurzes Protein), das in eine bestimmte Form gefaltet und in die Membran einer Zelle eingebettet ist. Sie werden G-Protein-gekoppelte Rezeptoren genannt, weil sie einer Klasse von Proteinen auf der Innenseite der Zellmembran, die wir G-Proteine nennen, sehr ähnlich sind.

Sobald sie diese G-Proteine aktivieren, ändert sich etwas an der Innenseite der Zellmembran und ein oder mehrere Signale werden an die anderen Proteine innerhalb der Zelle weitergeleitet. Die Aktivierung eines einzelnen G-Proteins kann die Produktion von Hunderten oder sogar Tausenden von so genannten

Second Messenger-Molekülen beeinflussen, wie die Dominosteine auf dem Bild.[168]

Diese Second Messenger-Moleküle (zweite Botenmoleküle) machen das, was der Name beschreibt. Sie nehmen die primären Informationen auf und geben sie als zweite Boten an andere Teile der Zelle weiter. Wenn man einen „Brief in den Briefkasten" auf der Außenseite der Zellmembran legt, löst das eine Reaktion aus, die im Inneren der Zelle zu einem Dominoeffekt führt.

Rezeptoren können sehr spezifisch sein, das heißt, dass nur eine bestimmte Substanz, oder ein bestimmter Ligand, sich an den Rezeptor anlagern kann. Andere Rezeptoren können mehrere Arten von Liganden binden, die sehr ähnlich aussehen und daher sind solche Rezeptoren weniger spezifisch.

Insgesamt führt die Aktivierung der CB1-Rezeptoren oft zu einer Verringerung neuropathischer Schmerzen sowie zu verminderter Übelkeit und Erbrechen. Die Unterdrückung der CB1-Rezeptoren führt zu einem Rückgang der Nahrungsaufnahme, aber zu einem Anstieg der depressiven Störungen. Auf der anderen Seite führt die Aktivierung der CB2-Rezeptoren zu einem verringerten Knochenschwund, verminderten Entzündungen sowie zu einem Rückgang der neuropathischen Schmerzen und unterstützt gleichzeitig das Immunsystem.

CBD und die Aktivierung der meisten CB2-Rezeptoren kann die Immunfunktion entweder verstärken oder unterdrücken. Diese merkwürdige Dualität der

Wirkung hebt tatsächlich den Hauptgrund für das ECS hervor: die Schaffung von Homöostase (Gleichgewicht) in verschiedenen Körpersystemen und Organen, einschließlich des Immunsystems.

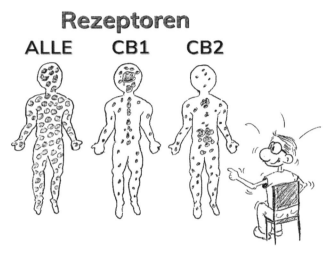

CB1, CB2 und andere cannabinoid- ähnliche Rezeptoren

CB1 Rezeptoren

CB1-Rezeptoren befinden sich hauptsächlich im zentralen Nervensystem, aber auch in geringerem Maße in der Gebärmutter, den Hoden, dem Darm, den Nebennieren, dem Herz, der Lunge, der Prostata, dem Fettgewebe, den Eierstöcken, dem Knochenmark, der Thymusdrüse, den Mandeln und anderswo. Sie interagieren mit verschiedenen Neurotransmittern, darunter GABA, Glutamat, Dopamin und Serotonin.

Neurotransmitter sind Chemikalien, die im Körper mit dem Zweck produziert werden, bestimmte Signale zu übertragen, sobald sie sich an ihre Rezeptoren im Gehirn und den Nerven anlagern. Die Aktivierung der CB1-Rezeptoren fördert die psychoaktive Wirkung der Cannabinoide.

CB1 ist der am häufigsten vorkommende G-Protein-gekoppelte Rezeptor im Gehirn, mit besonders dichtem Vorkommen in Bereichen, die wichtig sind für die Verarbeitung von Belohnungen, Bewegung, Gedächtnis, Emotionen, Überlebensinstinkte, Sexualtrieb sowie Denken, Wahrnehmen, Produzieren und Verstehen von Sprache.[169]

Die Forscher fanden heraus, dass Cannabinoid-rezeptor-Bindungsstellen im menschlichen Gehirn hauptsächlich in den Bereichen des Vorderhirns lokalisiert sind, die mit höheren kognitiven Funktionen verbunden sind, sowie in den Bereichen des Vorderhirns, des Mittelhirns und des Hinterhirns, die mit der Kontrolle von Bewegungen verbunden sind, und in den Bereichen des Hinterhirns, die mit der Kontrolle der motorischen und sensorischen Funktionen des autonomen Nervensystems verbunden sind. Aber wie bereits erwähnt, befinden sich CB1-Rezeptoren auch außerhalb des Gehirns und des Gewebes des Nervensystems.

CB2-Rezeptoren

CB2-Rezeptoren sind besonders reichlich in den peripheren Geweben des Immunsystems (Leukozyten, Milz, Lymphknoten, Mandeln, Thymus, Knochenmark) und des Magen-Darm-Systems vorhanden. In geringerem Maße sind sie auch im zentralen

Nervensystem zu finden. Tatsächlich sind die Ausprägungen von CB2 im Immungewebe 10- bis 100-fach höher als die von CB1.[170] Wir wissen jetzt, dass menschliche Leukozyten reich an CB2-Rezeptor-Expression sind.[171] Leukozyten sind Blutzellen, die eine wichtige Rolle im Immunsystem des Körpers spielen.

Wie werden bestimmte Befehle, die in Deinem genetischen Code eingebettet sind, ausgeführt?

Ich möchte mit einem Beispiel beginnen: Es war einmal vor langer Zeit ein Dorf. In diesem Dorf gab es eine Bank. In dieser Bank gab es einen Tresor, und in diesem Tresor lag ein Buch mit Geheimcodes. Doktor Oli öffnete das Buch und schaute auf eine Seite mit geheimen Symbolen, die Befehle für die Zelle darstellten, bestimmte Dinge zu produzieren. Aber weil diese eine Seite nicht aus der Bank entfernt werden konnte, musste sie mit einem Kopierer kopiert werden. Für jeden Befehl, der von der Seite kopiert wurde, produzierte der Kopierer eine kleine Notiz.

Doktor Oli schnappte sich dann das Telefon und rief eine Speditionsfirma an. Er gab die einzelnen Befehle, die er auf die kleinen Zettelchen kopiert hatte, an die verschiedenen Fahrer der Lastwagen weiter. Die Lastwagen waren alle mit verschiedenen Materialien beladen. Es war sehr wichtig, die Reihenfolge der Befehle in die richtige Reihenfolge zu bringen. Die Lastwagen fuhren dann die verschiedenen Lastwagenladungen in der richtigen Reihenfolge zu einer Produktionsstätte.

Dort angekommen, wurden die Lastwagen entladen und die Arbeiter der Fabrik stellten die Materialien in der Reihenfolge ihrer Ankunft zusammen. Und so wurden die Befehle ausgeführt, die ursprünglich in einem Buch versteckt waren, das in einer Bank lagerte. In Deinem Körper erzeugt eine Zelle auf diese Weise zum Beispiel Hormone oder Rezeptoren.

Das Dorf ist eine Zelle. Die Bank ist der Kern der Zelle, in der die genetische Information gespeichert ist. Das Buch mit den Geheimcodes ist unsere genetische Information, die in einer doppelkettenförmigen Helix enthalten ist, die Desoxyribonukleinsäure (DNS, im Englischen „DNA") genannt wird. Die Kopie, die von der einen Seite gemacht wird, wird Ribonukleinsäure (RNS, im Englischen „RNA") genannt. Die kleinen kopierten Notizen werden Boten-RNS oder einfach mRNS genannt („m" bedeutet Messenger, das englische Wort für Bote). Sie tragen jeweils einen Befehl, der an die Speditionsfirma übermittelt wird.

Die Lastwagen werden Transfer-RNS oder tRNS genannt, und die Lastwagenladungen sind einzelne Aminosäuren. Die Lastwagen fahren nun zu der Produktionsstätte, die wir Ribosomen nennen. Je nach Reihenfolge des Eintreffens in der Produktionsanlage (Ribosomen) entladen die tRNA ihre einzelnen Aminosäuren, die dann auf das Fließband gebracht werden. Je mehr Lastwagen ankommen und ihre Aminosäuren abladen, desto länger und länger wird die Kette der Aminosäuren, bis keine weiteren Lastwagen mehr ankommen. Die Kette der Aminosäuren ist nun groß genug, um als Polypeptid oder sogar als Protein bezeichnet zu werden.

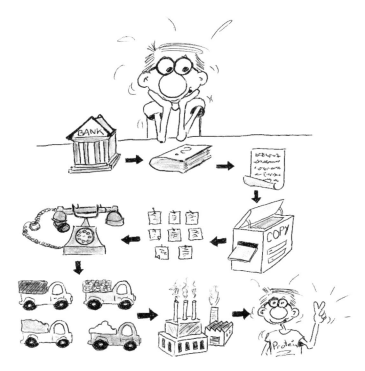

Wie genetische Befehle ausgeführt werden

Dieser gesamte Prozess wurde durch den in der DNS enthaltenen Code initiiert und in die RNS kopiert, ein Prozess, den wir Transkription nennen. Der Prozess des Zusammenfügens der Aminosäuren in einer bestimmten Reihenfolge wird dann Übersetzung (Translation) der genetischen Information genannt. Und auf diese Weise weiß eine Zelle, was sie zu tun hat.

Nun lasst uns zurück zu den CB2-Rezeptoren und den Immunzellen gehen. Woher weiß die Zelle, ob sie CB1- oder CB2-Rezeptoren oder andere Dinge erzeugen soll? Die grundlegenden Informationen und Befehle für die Erschaffung/Ausprägung dieser Rezeptoren sind in der DNS enthalten. Abhängig von verschiedenen Faktoren wie dem allgemeinen Gesundheitszustand, dem Lebensstil und dem Bedarf an Unterstützung in bestimmten Systemen wie dem Immunsystem weiß die Zelle, welchen Teil der DNS sie in RNS kopieren muss, um dann kleinere Teile der mRNS zu erzeugen, die dann die tRNS benutzen, um Proteine zusammenzusetzen, die zum Beispiel CB2-Rezeptoren auf der Oberfläche von Immunzellen bilden, wenn diese sie brauchen.

Die Tatsache, dass viele Immunzellen CB2-Rezeptoren enthalten, unterstreicht die wichtige Rolle der Phytocannabinoide von der Pflanze wie CBD sowie der Endocannabinoide wie Anandamid, ein Cannabinoid, das vom eigenen Körper produziert wird, für das reibungslose Funktionieren des Immunsystems.

Im Allgemeinen bleiben die Rezeptoren nicht für immer an ihrem Platz auf den Zellmembranen. Sie können hoch- und herunterreguliert werden, das heißt, sie können ständig hinzugefügt oder entfernt werden, je nach Bedarf der Zellen oder Organsysteme. Die Bildung (Expression) und Entfernung (Degradation) von Rezeptoren ist also ständig aktiv. In der Tat haben jüngste Studien gezeigt, dass CB2 Rezeptoren im Zentralnervensystem vor allem in Zeiten von Entzündungen des Hirngewebes gebildet werden.[172]

CB3-Rezeptoren

CB3-Rezeptoren sind noch nicht offiziell als solche klassifiziert worden. Es gibt jedoch reichlich Beweise dafür, dass GPR55, ein weiterer G-Protein-gekoppelter Rezeptor, ein Cannabinoid-Rezeptor ist, der sich von CB1 und CB2 unterscheidet.[173,174,175,176,177,178] Dieser Rezeptortyp findet sich im Gehirn, besonders im Kleinhirn, das für das Gleichgewicht und die Motorik zuständig ist, wie auch im Rückenmark und im Darm.[179]

Es wurden auch GPR55-Rezeptoren in den Knochen gefunden. Forschungen haben gezeigt, dass diese Knochenrezeptoren in der Lage sind, die Bildung von Osteoklasten zu unterdrücken, aber die Funktion der Osteoblasten zu stimulieren. Osteoklasten sind für den Knochenabbau verantwortlich, während Osteoblasten das Knochenwachstum stimulieren. Daher stimuliert die Aktivierung der Rezeptoren die Knochenbildung und unterdrückt den Knochenabbau.[180]

Cannabinoide werden auch in den Synovialgeweben um die Gelenke herum produziert, und vorklinische Studien haben gezeigt, dass Cannabinoidrezeptorliganden, wie CBD, bei der Behandlung von entzündlicher Arthritis wirksam sind.[181] Bemerkenswert ist auch, dass Endocannabinoide (die vom eigenen Körper gebildeten Cannabinoide) im Knochenmark produziert werden und daher eine direkte Rolle bei der Regulierung der Knochenbildung und des Knochenabbaus spielen.[182] Insgesamt spielt die Fähigkeit von CBD, cannabinoide Knochen- und Gelenkrezeptoren zu aktivieren, wie zum

Beispiel den potentiellen CB3-Rezeptor GPR55, eine wichtige Rolle bei der Knochenmasse und der Regulierung von Knochenkrankheiten.[183]

Andere CB-ähnliche Rezeptoren

Andere ECS-ähnliche Rezeptoren sind GPR19, GPR 119, PPAR-Rezeptoren, TRPV-Rezeptoren, α3-Glycin-Rezeptoren, Serotonin-Rezeptoren wie 5-HTA und GABA-A-Rezeptoren. Diese Liste ist wahrscheinlich nicht vollständig, und die Forschung wird in sehr naher Zukunft noch mehr dieser Rezeptoren und die Funktion, die sie in unserem Körper erfüllen, beschreiben. Das ist alles viel komplizierter, als nur über ein paar Rezeptoren wie CB1 und CB2 zu sprechen, die entweder durch CBD oder THC oder andere ähnliche Verbindungen aktiviert werden.

Wie funktionieren CB-Rezeptoren?

Wie Du vorhin gelesen hast, gehören die G-Protein-Rezeptoren zu einer großen Proteinfamilie von Rezeptoren, die Moleküle außerhalb der Zellmembranen erkennen, und wenn sie durch die Bindung dieser Moleküle richtig aktiviert werden, verändern sie ihre Struktur.[184] Diese Veränderung der Struktur führt zur Aktivierung von Untereinheiten auf der Innenseite der Zellmembran, die dann wiederum eine Kaskade von Ereignissen innerhalb der Zelle auslösen, die als zelluläre Antwort bezeichnet wird.

Unsere Zellmembranen enthalten auch Kanäle, die je nach den Signalen, die sie empfangen, geöffnet oder geschlossen werden können. Wenn sich einige dieser

Kanäle öffnen, können Elektrolyte wie Kalzium in die Zelle eindringen. Dies kann das elektrische Gleichgewicht über die Zellmembran verändern, was wiederum eine Wirkung auf das Innere der Zelle auslöst.[185] Ein solcher Effekt könnte zum Beispiel die Freisetzung von Neurotransmittern sein. Die Nerven in unserem Gehirn arbeiten, indem sie elektrische Signale, die auf der Außenseite der Nervenscheide zu finden sind, mit chemischen Signalen kombinieren, die am synaptischen Spalt erzeugt werden. Aber was ist ein synaptischer Spalt?

Unsere Nerven berühren sich nicht wirklich. Es gibt eine winzige Lücke zwischen dem Teil, wo ein Nerv endet und wo der andere anfängt. Dieser kleine Raum ist der synaptische Spalt oder Lücke, und der gesamte kleine Bereich ist eine Synapse.

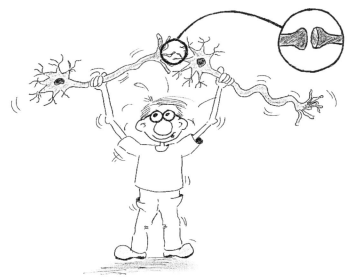

Wie Nerven sich miteinander verbinden

Das Ende des ersten Nervs wird als Terminalknopf (Endknopf) bezeichnet und ist der präsynaptische Teil der Lücke. Der Anfang des nächsten Nervs wird als Dendrit bezeichnet und ist der post-synaptische Teil der Lücke.

Sobald also ein elektrisches Signal den Terminalknopf erreicht, kann es nicht einfach zum nächsten Dendriten überspringen. Es braucht etwas, um den winzigen synaptischen Spalt zu überqueren. Unser Körper erzeugt also Neurotransmitter, die diese Funktion erfüllen.

Elektrische Signale, die einen Nerv hinunterkommen, lösen eine Reaktion aus, die die Freisetzung von Neurotransmittern (typischerweise in kleinen Bläschen in dem Endknopf gespeichert) in den synaptischen Spalt freisetzt oder hemmt. Dies kann auch ausgelöst werden, wenn sich ein Ligand wie CBD oder THC an Rezeptoren der Terminalknöpfe andockt.

Die freigesetzten Neurotransmitter durchqueren dann den synaptischen Spalt. Sobald ein Neurotransmitter den geeigneten Rezeptor auf der anderen Seite dieses engen Raumes findet, wird ein neues elektrisches Signal erzeugt, und die Gehirn- und Nervensignale können sich weiter ausbreiten.

Einige Neurotransmitter werden in der Darmwand gebildet. Dies ist einer der Gründe, warum ein gesunder Darm für eine gute Gehirnfunktion entscheidend ist.

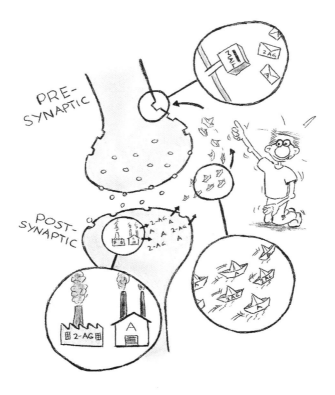

Eine Synapse mit all ihren Teilen einschließlich CB-Rezeptoren

Eine andere Möglichkeit, die Freisetzung oder Hemmung der Freisetzung von Neurotransmittern an der Synapse zu beeinflussen, bietet unser eigenes Endocannabinoid-System. Der postsynaptische Teil der Synapse enthält Produktionsanlagen mit allen Enzymen, die zur Herstellung unserer Endocannabinoide Anandamid und 2-Arachidonoyl-glycerin (2-AG) notwendig sind. Du wirst in Kürze mehr über diese beiden Substanzen lesen. Sie werden bei Bedarf freigesetzt, wenn sich die Notwendigkeit einer Homöostase ergibt. Homöostase ist ein Gleichgewichtszustand, der Gesundheit und Wohlbefinden der verschiedenen Organsysteme und des Menschen als Ganzes anzeigt.

Einmal freigesetzt, müssen diese Endocannabinoide den synaptischen Spalt rückwärts überqueren, um die Endocannabinoid-Rezeptoren am präsynaptischen Nervenende zu erreichen. Da sie von Natur aus fetthaltig sind, werden sie Transporter benötigen, um sie über die wässrige Lücke zu bringen. Diese Transporter sind wie kleine Boote, und sie laden die Endocannabinoide in Form von Briefen an den präsynaptischen Häfen (Rezeptoren) ab.

Die Briefe finden ihren Weg in die entsprechenden Briefkästen (CB1, CB2 und andere Cannabinoidrezeptoren), und sobald die Briefe eingegangen sind, wird sich an der Innenseite des präsynaptischen Teils etwas verändern. Auf diese Weise interagieren unsere eigenen Endocannabinoide, aber auch die Phytocannabinoide, mit den Informationen, die von einem Nerv an den nächsten weitergegeben werden.

Die Aktivierung der CB1- und CB2-Rezeptoren im Gehirn kann zum Beispiel gegensätzliche Reaktionen hervorrufen. Das hilft zu erklären, warum THC halluzinogen ist, d.h. einen Rausch auslöst, während CBD andererseits das Gefühl des Rauschgefühls reduziert. Je nach Organsystem gibt es bei der Aktivierung der CB1- und CB2-Rezeptoren entweder ähnliche oder völlig entgegengesetzte Wirkungen.

Im Darm führt die Aktivierung der CB1- und CB2-Rezeptoren zu den gleichen Effekten, nämlich eine verminderte Darmbewegung, eine verringerte Entzündung der Darmwand und eine erhöhte Durchlässigkeit für Nahrung.

In der Leber hingegen hat die Aktivierung der CB1- und CB2-Rezeptoren entgegengesetzte Wirkungen. Die CB1-Aktivierung führt im Lebergewebe zu erhöhter Steatose (Fettansammlung in der Leber) und Fibrogenese (Bildung von Fasern in der Leber, die letztlich zu einer vernarbten oder zirrhotischen Leber führt), hepatischer Apoptose (Induktion von Zelltod in der Leber) sowie hepatischer Proliferation (vermehrte Bildung neuer Leberzellen, um zu versuchen, die Leberschädigung zu begrenzen). Die CB2-Aktivierung hat genau den gegenteiligen Effekt und fördert infolgedessen eine bessere Leberfunktion.[186]

In den meisten Büchern oder Vorträgen werden die Auswirkungen von Cannabinoiden auf das Gehirn beschrieben, wobei oft nur die Mechanismen der CB1-Rezeptoren diskutiert werden. Es ist aber sehr wichtig, auch die CB2-Rezeptoren und ihre Auswirkungen auf den Körper zu verstehen. Ich habe bereits erwähnt, dass CB2-Rezeptoren hauptsächlich auf Immunzellen zu finden sind. Das Immunsystem ist ein sehr kompliziertes und empfindliches System. Es erzeugt zwei verschiedene Arten von Reaktionen gegen Angriffe auf den menschlichen Körper: die angeborene und die erworbene oder adaptive Immunantwort.

Das angeborene System ist wie eine erste Verteidigungslinie, während das adaptive System viel ausgeklügelter ist. Bestimmte Immunzellen in Deinem Körper müssen nicht zuerst mit einer Fremdsubstanz in Berührung kommen, um zu wissen, dass eine bestimmte Substanz ein Feind ist und dass Abwehrkräfte geschaffen werden müssen, um sich gegen diesen Gegner zu schützen. Diese Arten von Immunzellen sind immer bereit, alles zu bekämpfen, was ihnen in den Weg kommt. Dies sind die Zellen des angeborenen Immunsystems.

Andererseits umfasst das menschliche adaptive Immunsystem Zellen, die an der Reaktion auf spezifische Bedrohungen beteiligt sind. Dabei handelt es sich um weiße Blutkörperchen, die als B-Lymphozyten und T-Lymphozyten bekannt sind. Diese Arten von Zellen sind wie die Abwehrzellen des SWAT-Teams.

B-Typ-Zellen stammen aus dem Knochenmark oder Schleimbeutel, während T-Typ-Zellen ebenfalls aus dem Knochenmark stammen, dann aber in die Thymusdrüse wandern, ein kleines Organ hinter dem Brustbein oder Brustbein, wo sie dann heranreifen. Adaptive Immunzellen erinnern sich nach ihrer ersten Begegnung an fremde Eindringlinge und wehren sie ab, wenn sie das nächste Mal in den Körper eindringen.

B-Zellen bekämpfen Bakterien und Viren, indem sie Y-förmige Proteine, so genannte Antikörper, bilden, die für jeden Erreger spezifisch sind und sich auf der Oberfläche einer eindringenden Zelle einnisten und sie für die Zerstörung durch andere Immunzellen markieren.[187]

So greifen B-Zellen Eindringlinge außerhalb der Zellen an, bevor sie infizieren können, während T-Zellen Eindringlinge innerhalb der Zellen nach der Infektion abtöten. Die humorale (Blut-)Immunität hängt von den B-Zellen ab, während die zelluläre Immunität von den T-Zellen abhängt.[188]

Wenn sich CBD an CB2-Rezeptoren auf Immunzellen anlagert, tritt ein immunosuppressiver Effekt ein, der die unterdrückte Produktion von Zytokinen (Entzündungschemikalien) einschließt. Die CBD-vermittelte Immunsuppression umfasst die humorale Immunität (B-Zellen) und die zelluläre Immunität (T-Zellen).[189,190] Warum ist die Unterdrückung des Immunsystems manchmal eine gute Sache?

Häufig gerät das Immunsystem in die Überaktivität, und in der Folge leiden wir unter erheblichen Entzündungen oder sogar Autoimmunkrankheiten, bei denen körpereigenes Gewebe von den eigenen Truppen angegriffen wird. Diese Prozesse zu regulieren und die Entzündung zu kontrollieren, ist daher eine gute Sache. Inzwischen gibt es zahlreiche Hinweise darauf, dass die Aktivierung von CB2-Rezeptoren mit einer Reihe von Immunereignissen zusammenhängt, darunter der Schutz vor Neuroentzündung.[191] Es hat sich auch gezeigt, dass CB2 die Funktion aller Immunzelltypen moduliert.[192]

Zusammenfassend lässt sich sagen, dass die CB1- und CB2-Cannabinoidrezeptoren meist in verschiedenen

Teilen unseres Körpers lokalisiert sind und über unterschiedliche Mechanismen wirken. Neuere Erkenntnisse deuten darauf hin, dass es weitere CB-Rezeptoren gibt, die als CB3-, CB4- und CB5-Rezeptoren bezeichnet werden. Die Entdeckung dieser spezifischen Membranrezeptoren für Marihuana Anfang der 1990er Jahre führte zur Identifizierung eines ganzen körpereigenen Signalsystems in unserem Körper, das heute als Endocannabinoid-System (das ECS) bekannt ist.

Die Bindung an CB-Rezeptoren bewirkt entweder eine Zunahme oder eine Abnahme der in den synaptischen Spalt freigesetzten Neurotransmitter. Abhängig von diesem Mechanismus kann die Signalübertragung zwischen Nerven entweder erleichtert oder verlangsamt werden. Als Folge davon können bestimmte Reaktionen im Körper aktiviert oder gehemmt werden. Wir glauben heute, dass dieses gesamte Endocannabinoidsystem die Funktion der Homöostase, also des Ausgleichs von Reaktionen im Körper, erfüllt. Das ECS ermöglicht es uns, mehrere Systeme in unserem Körper auszubalancieren und damit das Wohlbefinden und die allgemeine Gesundheit zu verbessern.

Cannabinoid-Liganden

Wenn der Rezeptor ein Schlüsselloch ist, ist ein Ligand der Schlüssel. Wenn der richtige Schlüssel in ein Schlüsselloch gesteckt wird, wird entweder die Tür geöffnet (Agonist) oder verhindert, dass sie geöffnet werden kann, weil sich nun ein Schlüssel im

Schlüsselloch befindet (Antagonist). Dasselbe gilt für Liganden und Rezeptoren. Wenn man den richtigen Liganden an den entsprechenden Rezeptor bindet, kommt es zu einer Reaktion, entweder zur Aktivierung oder zur Hemmung.

Es gibt drei Arten von Cannabinoidliganden: Endocannabinoide, die im menschlichen Körper produziert werden, Phytocannabinoide, die in Pflanzen produziert werden, und synthetische Cannabinoide, die in einem Labor hergestellt werden.

Endocannabinoide

Endocannabinoide werden bei Bedarf innerhalb des postsynaptischen Nerventeils synthetisiert. Dies steht im Gegensatz zu anderen Neurotransmittern, die in kleinen Blasen im präsynaptischen Teil der Nervenendigungen gespeichert werden. Sobald Endocannabinoide aus der Plasmamembran des postsynaptischen Teils der Synapse freigesetzt werden, wandern sie in einer retrograden (rückwärts gerichteten) Richtung über den synaptischen Spalt zwischen zwei Nerven. Dann binden sie sich an die Rezeptoren und beeinflussen vorübergehend die Freisetzung präsynaptischer Neurotransmitter.[193] In diesem Fall sind die CB-Rezeptoren präsynaptisch lokalisiert.

Bis heute wurden mindestens sechs Endocannabinoide identifiziert: Anandamid, 2-AG, 2-Arachidonylglyceryl-Ether, N-Arachidonoyl-Dopamin, Virodhamin und Lysophosphatidylinositol.[194]

Die beiden bisher am besten beschriebenen Endocannabinoide sind Anandamid und 2-AG.[195] Das endogene (intern erzeugte) Cannabinoid Anandamid wurde 1992 entdeckt, während 2-AG erstmals 1995 beschrieben wurde.[196,197]

Anandamid (das sogenannte „Glücks"-Hormon[198]) bindet sich an CB1-Rezeptoren, hat aber eine sehr schwache Affinität zu CB2-Rezeptoren. Die Affinität definiert in diesem Fall die Stärke der Bindung an einen Rezeptor. 2-AG hingegen hat eine höhere Affinität sowohl zu CB1- als auch zu CB2-Rezeptoren.

Die Forschung hat gezeigt, dass Anandamid insbesondere auf andere Rezeptoren als CB1 und CB2 wirken kann. Somit kann Anandamid auf verschiedene Weise wirken, um die Homöostase unseres Körpers zu unterstützen.[199] Dies konnte bei bestimmten Erkrankungen des Gehirns gezeigt werden.

Die Forschung deutet darauf hin, dass Anandamid Teil eines natürlichen Kompensationsmechanismus für Psychosen im Gehirn sein kann, in dem Sinne, dass es als Reaktion auf den Ausbruch einer Psychose erhöht ist und der Grad der Erhöhung den Grad der antipsychotischen Pufferung bestimmt.[200] Es wurde daher vorgeschlagen, dass eine Anandamid-Erhöhung bei akuter paranoider Schizophrenie eine kompensatorische Anpassung an die Krankheit darstellen könnte,[201] und somit das Konzept der Homöostase, die durch unsere eigenen Endocannabinoide erzeugt wird, erneut herzustellen.

Anandamid wird mit Hilfe der Fettsäureamidhydrolase (FAAH) abgebaut. Wenn also das Enzym FAAH gehemmt wird, steht mehr Anandamid zur Verfügung, um seine Wirkung auszuüben. Wir wissen jetzt, dass CBD nicht nur direkt an CB-Rezeptoren bindet, sondern auch die FAAH hemmt und damit den internen Anandamidspiegel erhöht.[202,203]

Tatsächlich sind viele Wissenschaftler derzeit der Meinung, dass dieser Effekt wichtiger ist als die Bindung an den CB-Rezeptors. Um die Sache etwas komplizierter zu machen, wissen wir jetzt auch, dass bestimmte Proteine, sogenannte Fettsäure-bindenden Proteine (FABPs), den Anandamid-Transport zu seinem Zerstörungsenzym FAAH hemmen, was wiederum zu höheren Anandamid-Werten führt.[204] Diese FABPs werden auch durch CBD aktiviert.

Daher zeigen die aktuellen wissenschaftlichen Erkenntnisse über CBD sehr schön, dass der menschliche Körper über mehrere Möglichkeiten verfügt, durch CBD den Anandamidspiegel zu erhöhen, was viele Vorteile für unseren Körper hat.

Erhöhte Anandamidspiegel infolge der Einnahme von CBD fördern neuroprotektive,[205] kardioprotektive,[206] krebsbekämpfende,[207] immunstimulierende,[208] und entzündungshemmende Wirkungen.[209] Anandamid erwies sich auch als wichtig für die Darmfunktion,[210,211] Schmerzmodulation,[212] Gebärmutter-Embryo-Interaktion,[213] Gastrointestinal- sowie Urogenitaltraktfunktion (wirkt als Spasmolytikum),[214,215] Erhaltung der Knochenmasse,[216] und Gesundheit der Augen.[217]

Anandamid wirkt oft als partieller Agonist (eine Substanz, die eine physiologische Reaktion auslöst, wenn sie mit einem Rezeptor kombiniert wird) an CB-Rezeptoren, während 2-AG in den meisten Fällen als vollständiger Agonist wirkt.[218] Dies deutet darauf hin, dass 2-AG bei einigen dieser Rezeptoren eine stärkere Wirkung im Vergleich zu Anandamid hat.

Jüngste Forschungen haben gezeigt, dass 2-AG eine wichtige Rolle bei der synaptischen Plastizität (der ersten Stufe der Neuverkabelung des Gehirns und der Schaffung neuer Hirnbahnen), der Empfindung und den Verhaltensreaktionen spielt.

Darüber hinaus wurde festgestellt, dass 2-AG an der Regulation der Nahrungsaufnahme,[219] Übergewicht,[220] Angst, Schmerz, Stress- und Angstreaktionen, Sozialverhalten,[221] und Bewegungsstörungen beteiligt ist. Es wurde festgestellt, dass 2-AG bei Gehirn- und Nervenleiden wie Ischämie (mangelnde Durchblutung), Schlaganfall,[222] Schädel-Hirn-Trauma, Parkinson-Krankheit[223] und Multiple Sklerose erhöht ist,[224] was auf eine mögliche Rolle von 2-AG unter diesen Bedingungen hinweist.[225]

2-AG wurde im Gehirn in Konzentrationen gefunden, die 170 Mal höher sind als die von Anandamid.[226] Wir wissen jetzt, dass 2-AG an der synaptischen Regulation von γ-Aminobuttersäure (GABA) und der Freisetzung von Glutamat, zwei bekannten Neurotransmittern, beteiligt ist.[227] 2-AG wird durch Monoacylglycerin-Lipase (MAGL) und andere Enzyme schnell hydrolysiert (metabolisiert).[228]

Sowohl 2-AG als auch Anandamid sind retrograde Botenstoffe, was bedeutet, dass sie postsynaptisch freigesetzt werden und präsynaptisch wirken, um die Freisetzung vieler exzitatorischer und hemmender Neurotransmitter, einschließlich Dopamin, Glutamat und GABA, zu hemmen.[229]

Zusammenfassend lässt sich sagen, dass sie beide eine sehr wichtige Rolle bei der Homöostase vieler verschiedener Körperfunktionen spielen und auch durch den Konsum von CBD positiv beeinflusst werden. Dies ist ein weiteres schönes Beispiel dafür, wie die Zellen von Pflanzen und Menschen auf bedeutende Weise zusammenarbeiten können.

Phytocannabinoide

Zur Erinnerung: Phytocannabinoide werden von Pflanzen hergestellt. Bis heute sind zwischen 100 und 200 Phytocannabinoide identifiziert worden. Neben Tetrahydrocannabinol (THC) und Cannabidiol (CBD) sind die bekanntesten davon Tetrahydrocannabinsäure (THCA), Cannabinol (CBN), Cannabigerol (CBG), Cannabidiolsäure (CBDA), Cannabichromen (CBC) und Tetrahydrocannabivarin (THCV).

Ich bin sicher, dass die Wissenschaftler bis zu dem Zeitpunkt, an dem Du dieses Buch liest, andere gefunden haben werden, da dieses Forschungsgebiet noch sehr jung ist. Mindestens sieben dieser Phytocannabinoide wurden als Verbindungen des CBD-Typs einschließlich CBD klassifiziert. Sie alle haben die gleiche Grundkonfiguration wie CBD und unterscheiden sich geringfügig in den chemischen

Gruppen, die an das gemeinsame Gerüst gebunden sind. Dazu gehören CBD, CBDA, CBDVA-C3, CBD-C1, CBD-C4, CBDV, CBDM.[230]

CBD ist das wichtigste nicht-psychoaktive Phytocannabinoid und hat eine geringe Affinität zu den CB1- und CB2-Rezeptoren. Wie bereits erwähnt, hemmt CBD die FAAH und erhöht daher die verfügbare Anandamidmenge,[231] hemmt die Freisetzung von proentzündlichen Verbindungen,[232] aktiviert Fettsäure-bindende Proteine (FABPs), was ebenfalls zu erhöhten Anandamid-Spiegeln führt,[233] und wirkt als Antioxidans und freier Radikalfänger, der wirksamer ist als Vitamin C oder Vitamin E.[234]

Die meisten hatten den Eindruck, dass CBD an den meisten CB2-Rezeptoren anhängt und auf diese Weise funktioniert. Anstatt jedoch ein schwacher Agonist zu sein, der die gleiche Reaktion wie andere Liganden hervorruft, die sich an CB2-Rezeptoren binden, könnte CBD auch einen antagonistischen (entgegengesetzten) Effekt haben, wie die Blockierung der CB2-Rezeptoren, was sein regulatorisches Potenzial in Bezug auf die Homöostase erklärt.[235]

Des Weiteren kann CBD unseren Körper auch durch Inhaltsstoffe wie ß-Caryophyllen beeinflussen, das auch in Copaiba und vielen anderen Pflanzen zu finden ist. Andere natürliche Verbindungen wie Rutamarin aus der Heilpflanze Ruta graveolens L. und 3,3′-Diindolylmethan (DIM) aus Kreuzblütlern wie Brokkoli, Blumenkohl und Grünkohl sind ebenfalls dafür bekannt, sich schwach an CB2-Rezeptoren zu binden.[236,237] Dies unterstreicht wieder einmal mehr die Tatsache, dass Pflanzen, Menschen und Tiere so geschaffen wurden, dass sie miteinander interagieren und zusammenarbeiten können.

So, nun weißt Du, dass CBD sich schwach an CB1- und CB2-Rezeptoren binden kann und auch die Verfügbarkeit von Anandamid durch Manipulation der Enzyme beeinflussen kann, die zum Abbau dieses Endocannabinoids benötigt werden. Es kann aber auch als starker Antagonist auf CB2-Rezeptoren wirken. Wie kann es also sein, dass CBD auf verschiedene, möglicherweise sogar gegensätzliche Weise auf CB-Rezeptoren wirkt?

Ich denke, wir müssen erst noch vollständig verstehen, wie CBD genau funktioniert. Aber es ist in der Wissenschaft allgemein anerkannt, dass eine der Hauptfunktionen von CBD darin besteht, die Homöostase in eine Vielzahl von Organsystemen zu bringen. Um das tun zu können, muss CBD in der Lage sein, durch eine Vielzahl von Mechanismen zu wirken, die manchmal bestimmte Reaktionen im Körper unterstützen und andere manchmal hemmen. Der Mechanismus ändert sich ständig je nach Situation, was erklärt, warum es so schwierig ist, die genaue Funktionsweise des CBD festzunageln. Die Zeit wird zeigen, ob diese Hypothese richtig ist.

Synthetische Cannabinoide

Synthetische Cannabinoide werden in einem Labor hergestellt. Wissenschaftler begannen in den 1970er Jahren mit ihnen zu arbeiten, und zu dieser Zeit wurden sie aus chemischen Strukturen hergestellt, die von THC abgeleitet wurden. Im Laufe der Zeit wurden weitere chemische Verbindungen entwickelt und ausgewählt, wenn sie eine Affinität zu Rezeptoren zeigten. Während THC nur ein partieller Agonist und CBD nur ein schwacher Agonist ist, zeigten diese synthetischen Substanzen manchmal eine extrem hohe Fähigkeit, sich an die meisten CB1-Rezeptoren zu binden.

Die beängstigende Nachricht ist, dass synthetische Cannabinoide verwendet werden, um reguläre Cannabispflanzenprodukte „aufzuwerten." Seit Anfang der 90er Jahre wurden von der pharmazeutischen Industrie buchstäblich Hunderte neuer synthetischer Verbindungen entwickelt. Die Idee war nobel, nämlich Alternativen zu Schmerzmitteln wie Opiaten zu finden, die mit Nebenwirkungen behaftet sind und zu hohen Sterblichkeitsraten führen.

Aufgrund ihres synthetischen Charakters und ihrer hohen Affinität zu CB-Rezeptoren können synthetische Cannabinoide jedoch gefährlich sein. Forscher fanden heraus, dass einige Marihuana-Stämme wie „Spice" oder „K2" mit synthetischen Cannabinoiden besprüht worden waren, um ihre Wirkung zu verstärken.[238]

Synthetische Cannabinoide sind, mit Ausnahme zugelassener Medikamente, illegal und werden unter Verzeichnis I eingestuft. Einige Hersteller haben jedoch versucht, diese Gesetze zu umgehen, indem sie die strukturell vielfältigeren cannabimimetischen Verbindungen in ihren Mischungen verändert haben, die möglicherweise nicht unter den Vorschriften für zugelassene Medikamente aufgeführt sind.[239] Synthetische Cannabinoide werden fälschlicherweise als sichere Marihuana-Ersatzstoffe vermarktet. Viele dieser gefährlichen Ersatzstoffe sind leicht synthetisierbar, kommen aus China und überschwemmen die Märkte weltweit. Es ist jedoch bekannt, dass sie aufgrund bisher unbekannter Mechanismen sehr gefährliche Nebenwirkungen hervorrufen. Eine Vergiftung mit diesen Produkten kann tödlich sein.[240,241]

Ein Fallbericht über 11 Patienten, die mit synthetischen Cannabinoiden berauscht waren, zeigte, dass die Nebenwirkungen verändertes Bewusstseinsniveau, starke Agitation, Krampfanfälle und Tod waren. Andere Autoren berichteten über schwere Hyperthermie (potenziell tödliche Erhöhung der Körpertemperatur) mit schwerer Rhabdomyolyse (Zerstörung von Muskelgewebe, die typischerweise zu Nierenversagen führt) sowie Psychosen.[242,243]

Synthetische Cannabinoide wie AB-PINACA und AB-FUBINACA, die unter den Straßennamen Cloud 9, Hookah Relax, Bizarro, Crown, Shisha, Mad Hatter, Bomb Marley, WTF, Diablo, Sexy Monkey und anderen verkauft werden, sind beliebte Produkte bei jungen Vapern.[244] Starke Wirkungen können mit relativ niedrigen Dosen erzielt werden, wodurch das Risiko einer Vergiftung und gefährlicher Nebenwirkungen steigt.

Ein Bericht aus der Türkei hat ergeben, dass die häufigsten körperlichen Symptome nach dem Konsum eines synthetischen Cannabinoids namens „Bonzai" Augenrötung, Übelkeit und Erbrechen, Schwitzen und ein veränderter Geisteszustand einschließlich Erregung, Angst, Halluzinationen und Wahrnehmungsveränderungen waren. Die Hälfte der jugendlichen Patienten hatte einen niedrigen Blutdruck und 31 % eine niedrige Herzfrequenz. 25 % der Patienten mussten auf eine Intensivstation verlegt werden.[245]

Dieses so genannte „Cannavaping" ist gefährlich, wenn die genaue Quelle und der Inhalt des gevapten Materials nicht bekannt sind. Es ist auch nicht sehr beruhigend, dass 9 von 10 Cannabinoid-Vapes synthetische Cannabinoide enthalten, wie kürzlich während einer Konferenz berichtet wurde.

Cannabinoid-Enzyme

Die Produktion und die Menge unserer Endocannabinoide Anandamid und 2-AG werden durch eine Vielzahl von Enzymen gesteuert. Die Bauarbeiter (ein bestimmter Satz von Enzymen) helfen bei der Herstellung von Anandamid und 2-AG, während die Abbrucharbeiter (ein anderer Satz von Enzymen) bei Bedarf beim Abbau von Anandamid und 2-AG helfen.

Die Bauarbeiter/primären biosynthetischen Enzyme haben komplizierte Namen wie N-Acyl-Phosphatidylethanolamin-spezifische Phospholipase D (NAPE-PLD) für Anandamid[246] und Diacylglycerol-Lipasen (DAGL) für 2-AG.[247]

117

Die Abbruchmannschaft/Hydrolyseenzyme sind Fettsäureamidhydrolase (FAAH) für Anandamid und Monoacylglycerinlipase (MAGL) und, in geringerem Maße, α,ß-Hydrolase-6 (ABHD-6), Cyclooxygenase 2 (COX2) und FAAH1 für 2-AG.

Das klingt alles sehr kompliziert, aber ich erwähne diese Fakten nicht nur für diejenigen, die an mehr Wissenschaft interessiert sind, sondern auch, weil diese Enzyme von anderen Pflanzen beeinflusst werden können.

Beispiele dafür sind die Isoflavonoide Genistein (in Favabohnen, Sojabohnen, Kudzu) und Daidzein (in Sojabohnen und anderen Hülsenfrüchten) sowie das Flavonoid Kämpferol (in Früchten wie Äpfeln, Trauben, Pfirsichen, Brombeeren und Himbeeren sowie in Gemüse wie Tomaten, Kartoffeln, Zwiebeln, Brokkoli, Salat und Spinat).[248,249] Die Hemmung dieser Abbau-Enzyme eröffnet neue Wege, die Wirkung der in unserem Körper gebildeten Endocannabinoide zu erhöhen.[250]

Endocannabinoid-Transporter

Die meisten Neurotransmitter sind wasserlöslich und durchdringen leicht die wässrige Umgebung eines synaptischen Spalts. Unsere Endocannabinoide, wie Anandamid und 2-AG, sind jedoch Lipide (Fette). Da sie im postsynaptischen Teil der Synapse produziert werden und rückwärts durch den wässrigen synaptischen Spalt wandern müssen, brauchen sie Hilfe. Also gibt es Endocannabinoid-Transporter, d.h.

Proteine, die sich an Anandamid und 2-AG anlagern, um ihnen über den wässerigen Spalt zu helfen.

Es gibt auch Hinweise darauf, dass Cholesterin benötigt wird, um den Transport von Anandamid zu unterstützen. Eine Studie ergab, dass Cholesterin ein wichtiger Bestandteil der Anandamid-Transportmaschinerie sein könnte.[251] Eine Senkung des Cholesterinspiegels durch Statine auf sehr niedrige Werte könnte sich also auf Dein Endocannabinoidsystem auswirken.

Eine Gruppe von Wissenschaftlern fand heraus, dass 2-AG bei Patienten mit Herzkrankheiten, Typ-II-Diabetes, und bei Patienten, die NSAIDs (antientzündliche schwache Schmerzmittel), Statine und Antidiabetika einnahmen, reduziert wurde.[252] Mehrere andere Proteine wie Fettsäure-bindende Proteine, das Hitzeschockprotein 70 und möglicherweise ein Fettsäureamid-hydrolaseartiges Anandamid-Transportprotein wurden identifiziert, die den Transport von Endocannabinoiden unterstützen.[253]

Kurz zusammengefasst:
- Das Endocannabinoid-System (ECS) besteht aus Rezeptoren, Liganden, Enzymen und Transportern, und seine Hauptaufgabe ist es, multiple Organsysteme zu schützen und die Homöostase zu bewahren.
- Cannabinoidrezeptoren finden sich überall im menschlichen Körper.
- Von den vielen Rezeptoren, die an dem ECS beteiligt sind, sind die G-Protein-Rezeptoren, die

als CB1 und CB2 bekannt sind, am häufigsten anzutreffen.

- Die CB1- und CB2-Cannabinoidrezeptoren befinden sich meist in verschiedenen Teilen unseres Körpers und wirken über verschiedene Mechanismen.

- G-Protein-gekoppelte Rezeptoren sind eine Klasse von Rezeptoren, die einen „Posteingang" auf der Oberfläche einer Zelle haben.

- Rezeptoren können sehr spezifisch sein, was bedeutet, dass sich nur eine bestimmte Substanz oder ein bestimmter Ligand an den Rezeptor anlagern kann.

- Die Bildung (Expression) und Entfernung (Degradation) von Rezeptoren ist im ständigen Fluss.

- Die Bindung an CB-Rezeptoren bewirkt entweder eine Zunahme oder eine Abnahme der in den synaptischen Spalt freigesetzten Neurotransmitter.

- Infolgedessen können bestimmte Reaktionen im Körper aktiviert oder gehemmt werden.

- Wenn der Rezeptor ein Schlüsselloch ist, ist ein Ligand der Schlüssel.

- Endocannabinoide werden im menschlichen Körper produziert, Phytocannabinoide werden in Pflanzen hergestellt, und synthetische Cannabinoide werden im Labor hergestellt.

- Bis heute sind mindestens sechs Endocannabinoide identifiziert worden.

- Anandamid (das sogenannte „Glückshormon") bindet an CB1-Rezeptoren, hat aber eine sehr schwache Affinität zu CB2-Rezeptoren.

- 2-AG hat eine höhere Affinität sowohl zu CB1- als auch zu CB2-Rezeptoren.

- Der menschliche Körper verfügt über mehrere Möglichkeiten, durch CBD den Anandamid-Spiegel zu erhöhen, was viele Vorteile für unseren Körper mit sich bringt.

- Anandamid wirkt an CBD-Rezeptoren oft als partieller Agonist, während 2-AG in den meisten Fällen als vollständiger Agonist wirkt.

- Bis heute sind zwischen 100 und 200 Phyto-cannabinoide identifiziert worden.

- CBD ist das wichtigste nicht-psychoaktive Phyto-cannabinoid und hat eine geringe Affinität zu den CB1- und CB2-Rezeptoren.

- Eine weitere Möglichkeit für die Cannabispflanze, unseren Körper zu beeinflussen, ist mittels natürlichen Inhaltsstoffen wie ß-Caryophyllen, das auch in vielen anderen Pflanzen zu finden ist.

- Synthetische Cannabinoide können gefährlich sein.

- Die Produktion und die Menge von Anandamid und 2-AG werden durch eine Vielzahl von Enzymen gesteuert.

- Endocannabinoid-Transporter sind Proteine, die sich an Anandamid und 2-AG anlagern, um sie beim Überqueren des synaptischen Spaltes zu unter-stützen.

Natürliche Wege zur Beeinflussung des ECS

Vermeidung von Giftstoffen

Wir alle wissen, wie schlecht Düngemittel, Herbizide und Pestizide für unsere Gesundheit sind. Sie werden sogar als endokrine Disruptoren bezeichnet, weil sie die Östrogenrezeptoren in unserem Körper beeinflussen und unser endokrines System verwüsten. Mein erstes Buch *Ein Arzt empfiehlt natürliche Produkte* beschreibt dieses Problem im Detail. Diese sogenannten Xeno-Östrogene (Xeno ist das altgriechische Wort für fremd) können sich auch an CB-Rezeptoren binden und diese blockieren.[254,255] Vermeide deshalb giftige Produkte. Ein gesunder Lebensstil wird Dein ECS und somit auch Deine Homöostase unterstützen.

Omega-Fettsäuren

Viele Studien haben die Bedeutung von Omega-3-Fettsäuren im Hinblick auf das Endocannabinoidsystem hervorgehoben. Mehrfach ungesättigte Fettsäuren (Poly-Unsaturated Fatty Acids = PUFA) haben sich, wie Omega-3-Fettsäuren, als wichtig für die Neuroprotektion, Synaptogenese und synaptische Plastizität erwiesen.[256] Synaptogenese ist die Schaffung neuer Verbindungen zwischen Nerven, und synaptische Plastizität beschreibt die Fähigkeit des

Gehirns, neue Hirnbahnen in Bereiche mit hoher synaptischer Aktivität zu schaffen.

Arachidonsäure (AA) ist eine Omega-6-PUFA und gehört zu den Fettsäuren, die wir konsumieren. Wir benötigen AA für das ordnungsgemäße Funktionieren verschiedener Prozesse in unserem Körper, einschließlich der Biosynthese von Endocannabinoiden. Der Verzehr sehr hoher Mengen an AA führt zu Entzündungen, da AA auch in entzündliche Verbindungen aufgespalten wird. Das optimale Verhältnis von Omega-6 zu Omega-3 beträgt etwa drei zu eins, und optimale Verhältnisse unterstützen die Gesundheit.[257,258] Leider haben die meisten Menschen in der zivilisierten Welt einen sehr hohen Anteil von Omega-6 verglichen mit Omega-3 (Verhältnis vierzig zu eins), was zu Fettleibigkeit, Herz-Kreislauf-Erkrankungen und anderen Problemen führt.[259,260]

Auch unsere eigenen Endocannabinoide werden aus AA hergestellt. Eine chronische Überdosierung von AA kann jedoch zu überhöhten Konzentrationen von Endocannabinoiden führen, was wiederum zu desensibilisierten und herunterregulierten CB1- und CB2-Rezeptoren führen kann.[261] Omega-3-Fettsäuren hingegen unterstützen die Herstellung größerer Mengen von Endocannabinoid-Enzymen, wodurch Anandamid und 2-AG in ausgewogener Weise erhöht werden.[262] Der Konsum von gesunden Omega-3-Fettsäuren moduliert auch die Konzentrationen anderer Verbindungen, die die Wirkung von Cannabinoiden verstärken.[263]

Niedrige Spiegel gesunder Omega-3-Fettsäuren werden mit neuropsychiatrischen Erkrankungen in Verbindung gebracht. Die Entdeckung, dass Fettsäuren das ECS beeinflussen, könnte die durch Omega-3-Mangel verursachten Verhaltensänderungen erklären, die häufig bei westlichen Ernährungsweisen beobachtet werden.[264] Eine andere Studie fand heraus, dass die gesundheitlichen Vorteile von Omega-3-Fettsäuren zum Teil von ihrer metabolischen Umwandlung in bioaktive Metaboliten von Fettsäuren kommen. Die Autoren entdeckten auch, dass Pflanzen natürlich vorkommende Omega-3-Cannabinoide enthalten können und daher über das ECS zur Gesundheit des Menschen beitragen.[265]

Der Gehalt an Omega-Fettsäuren und das für die menschliche Gesundheit optimale Verhältnis von Omega-6 zu Omega-3 ist, wie bereits erwähnt, der Grund für viele der vorteilhaften Wirkungen der diätetischen Hanfsamen, welche ein Verhältnis von zwei zu eins haben. Der Verzehr von Hanfsamen hat insbesondere Vorteile für das Herz-Kreislauf-System gezeigt.[266] Hanfsamen waren in der Lage, die cholesterininduzierte Blutplättchen-Aggregation (Verklumpung) zu reduzieren,[267] die das Risiko für kardiovaskuläre Pathologien wie Schlaganfall oder Herzinfarkt senken.

Die Omega-3-Fettsäuren in der Nahrung scheinen also als homöostatische Regulatoren des ECS zu wirken. Dies ist nur ein weiteres Beispiel dafür, wie ein gesunder Lebensstil das Endocannabinoidsystem beeinflussen kann.

Schokolade

Es wurde festgestellt, dass drei Substanzen in Schokolade und Kakaopulver Cannabinoide imitieren, indem sie Rezeptoren aktivieren oder den Anandamid-Spiegel erhöhen.[268] Es ist jedoch nicht sicher, ob diese Verbindungen wirken, indem sie sich direkt an CB-Rezeptoren im Gehirn binden oder hauptsächlich den Anandamid-Spiegel beeinflussen.[269] Dennoch ist die Kombination von CBD und Schokolade nicht nur aus kulinarischer Sicht sinnvoll.

Tee

Wenn Du gerne Tee trinkst, könntest Du auch dabei sein, Dein ECS zu unterstützen. Eine Studie hat gezeigt, dass Biochanin A, das in Tees wie Oolong, aber auch in Lebensmitteln wie Rotklee, Erdnüssen und Soja vorkommt, ein FAAH-Hemmer ist.[270] Epigallocatechin-3-O-Gallat, das im Tee am häufigsten vorkommende Katechin, hat auch mikromolare Affinitäten zu CB1.[271] Zusammenfassend lässt sich sagen, dass der Teekonsum den Anandamidgehalt erhöhen und dein ECS unterstützen könnte.

Kaffee

Forschungsdaten belegen die Fähigkeit des Koffeins aus Kaffee und anderen koffeinhaltigen Getränken, die pathologischen Folgen von Stress über unterstützende CB1-Rezeptoren im Gehirn zu reduzieren. Chronischer Koffeinkonsum führt zur Stimulation des Cannabinoid-CB1-Rezeptors durch Exo- und Endocannabinoide.[272] Exocannabinoide sind solche, die aus Pflanzen oder synthetischen Quellen stammen, während Endo-cannabinoide wie Anandamid und 2-AG in unserem Körper produziert werden, wie in früheren Kapiteln diskutiert wurde.

Karotten

Möhren enthalten eine Substanz namens Falcarinol, auch als Karotatoxin oder Panaxynol bekannt. Es ist ein natürliches Pestizid und ein Fettalkohol, der auch in rotem Ginseng, Sellerie, Fenchel, Pastinaken und Efeu vorkommt. Falcarinol zeigte Bindungsaffinität zu den beiden wichtigsten menschlichen CB-Rezeptoren, CB1 und CB2, und verändert selektiv die Anandamid-Bindungsstelle der CB1-Rezeptoren.[273] Auf diese Weise blockiert es diese Art von Rezeptor, während es CB2-Rezeptoren weiterhin erhält und schwach aktiviert. Darüber hinaus hindert es unser eigenes Endocannabinoid Anandamid daran, seine Arbeit zu tun.

Das klingt alles negativ, und in der Tat ist die Blockade von Anandamid keine gute Sache, wenn es um Hautallergien geht. Falcarinol ist bekanntermaßen ein Hautreizstoff, der in mehreren Pflanzen vorkommt und Kontaktdermatitis verursacht.[274]

Es eröffnet jedoch die Möglichkeit, die potenziell negativen Nebenwirkungen von THC zu blockieren und gleichzeitig die positiven Auswirkungen der CBD zu erhalten. Wann wäre das wichtig? Vielleicht bei der Anwendung des CBD-Vollspektrums, das wahrscheinlich geringe Mengen THC enthält.

Darüber hinaus zeigte Falcarinol eine krebszellen-
hemmende Wirkung.[275] Es induziert den Zelltod und
den Stillstand des Zellzyklus, was bedeutet, dass
Falcarinol die Krebszellen dazu bringt, sich selbst zu
töten, und auch ihre Entwicklung in einer der wichtigen
Wachstumsphasen stoppt.[276] Darüber hinaus zeigten
Falcarinol und verwandte Verbindungen entzündungshemmende Bioaktivität.[277] Dies sind einige der vielen
Vorteile des Verzehrs von Karotten oder ähnlichem
falcarinolhaltigem Gemüse. Wenn Möhren jedoch
gekocht werden, verlieren sie durch die Hitze etwa
70 % ihres Falcarinol-Gehalts. Dies ist auch der Grund,
warum das ätherische Öl von Möhrensamen kein
Falcarinol enthält.

Rangoonin (Kava)

Ursprünglich kam die Kava aus Polynesien. Im Laufe
der Zeit fand die ursprüngliche Pflanze ihren Weg an
andere Orte auf der ganzen Welt, darunter auch nach
Neuseeland. Dort gedieh sie nicht allzu gut und wurde
durch eine andere Pflanze ersetzt, die wir heute Kava
nennen. Die ursprüngliche Kava unterscheidet sich
daher von der heutigen Kava. Die Forschung fand
heraus, dass Kava sowohl die CB1- als auch die CB2-
Rezeptoren aktiviert, ohne das Enzymsystem zu stark
zu beeinflussen, das für den Abbau von endogenem
Anandamid oder 2-AG zuständig ist.[278] Kava bindet mit
höherer Affinität zu CB1 im Vergleich zu CB2-
Rezeptoren.[279] Dieser Mechanismus könnte die
anxiolytischen (angstreduzierenden) Eigenschaften von
Kava erklären.

Kurkuma

Curcumin, extrahiert aus Kurkuma, erhöht die Endocannabinoid-Spiegel und den Hirnnerven-Wachstumsfaktor.[280] Es wurde angedeutet, dass der kombinierte Gebrauch von Marihuana und Kurkuma bei Magen-Darm-Erkrankungen potenziell vorteilhaft ist.[281] Die Autoren wiesen jedoch darauf hin, dass weitere Forschung erforderlich ist, insbesondere der Vergleich dieser Kombination mit Standardtherapien. Curcumin wird auch als Absorptionsförderer für Cannabinoide wie CBD angesehen, wodurch seine Bioverfügbarkeit erhöht wird.[282,283] Die Bioverfügbarkeit von Curcumin selbst kann um 2.000 % erhöht werden, wenn Piperin aus schwarzem Pfeffer hinzugefügt wird.[284] Der Zusatz von Curcumin (und möglicherweise Piperin) zu CBD ist also sehr verlockend.

Wermut

Eine weitere natürliche Substanz, von der bekannt ist, dass sie sich an CB1- und CB2-Rezeptoren bindet, ist das im Wermut vorkommende Terpenoid Thujon. Wie bereits erwähnt, ist Wermut, auch *Artemisia absinthium* genannt, ein uraltes pflanzliches Arzneimittel, das hauptsächlich zur Verdauung oder zur Abtötung von Würmern verwendet wurde. Wermut wird zur Herstellung von Absinth verwendet, einem smaragdgrünen Likör, der Ende des 19. Jahrhunderts enorme Popularität erlangte.

Thujon selbst ist jedoch ein GABA-A-Rezeptor-Antagonist, der Krämpfe und Tod verursachen kann, wenn er in großen Mengen verabreicht wird.[285] Der Konsum thujonhaltiger Produkte wurde in vielen Ländern verboten, teilweise während der Zeit des Alkoholverbots, aber auch wegen seiner potenziell tödlichen Nebenwirkungen. Neuere Forschungen deuten jedoch auf seine vorteilhafte Wirkung in Bezug auf die Neuroprotektion nach einem Schlaganfall und für Patienten mit Morbus Crohn hin, wenn es in einer angemessenen Dosis verwendet wird.[286]

Salbei

Salbei, oder *Salvia officinalis L.*, bedeutet übersetzt „medizinische Heilung." Salvia steht für Rettung oder Heilung, während *„Salvia officinalis"* die medizinische Verwendung beschreibt. Salbei wird seit Jahrhunderten als Antiseptikum, Antiscabies, Antisyphilitikum und Entzündungshemmer verwendet und wird häufig bei Haut- und Augenkrankheiten, Verdauungsproblemen und bei Rippenfellentzündung, einer Entzündung der dünnen Haut, die die Lungen umgibt, eingesetzt.[287]

Nur wenige wissen, dass Salbei, und damit das ätherische Öl des Salbeis, auch das Monoterpen Thujon enthält. Tatsächlich kann das ätherische Salbeiöl bis zu 50 % Thujon enthalten, und da wir normalerweise nur ein oder zwei Tropfen Salbei zu einem bestimmten Zeitpunkt verwenden, sind keine Nebenwirkungen zu erwarten. Dies wird durch die geltenden Vorschriften für die Einnahme von thujonhaltigen Produkten bestätigt.[288] Außerdem hat die FDA Salbei (auf

Englisch „Sage") als GRAS (Generally Regarded As Safe) und somit sicher erklärt.

Wegen der strukturellen Ähnlichkeit von Thujon-Enol mit THC wurde spekuliert, dass Pflanzen, die Thujon enthalten, Cannabinoid-Rezeptoren aktivieren könnten, insbesondere CB1-Rezeptoren.[289,290] Eine Gruppe von Forschern fand heraus, dass Thujon sich tatsächlich schwach an die CB1- und CB2-Rezeptoren bindet, stellte aber auch fest, dass die Hypothese, dass die Aktivierung der Cannabinoid-Rezeptoren für die berauschende Wirkung von Thujon verantwortlich ist, durch die vorliegenden Daten nicht gestützt wird.[291]

Salbei und andere Pflanzen und Gewürze wie Nelken, Basilikum, Krauseminze, Hopfen und Ginseng enthalten auch Humulen (α-Caryophyllen), das dem β-Caryophyllen ähnlich ist. Humulen hat starke entzündungshemmende Eigenschaften.[292] Es scheint sich auch an CB2-Rezeptoren zu binden, obwohl noch kein guter Beitrag zu diesem Thema gefunden werden konnte. Alles in allem ist der Zusatz von Salbei zum CBD ein interessantes Konzept.

Echinacea

Echinacea purpurea (auch Sonnenhut genannt), eine blühende Pflanze aus der Familie der Korbblütler, ist ebenfalls sehr interessant, wenn es um das Endocannabinoid-System geht. Echinacea hat sich als wirksam gegen Erkältung und andere Infektionen der Atemwege erwiesen.[293] Die wissenschaftliche Gemeinschaft hat sich noch nicht darüber geeinigt, ob sie auch Krebszellen wirksam bekämpft. Aber eine Sache ist klar, Echinacea hat eine Affinität zu den CB1- und CB2-Rezeptoren, und es scheint, dass es besser an CB2 bindet als an CB1.[294] Außerdem hemmt Echinacea die Wiederaufnahme von Anandamid. Das bedeutet, dass entweder mehr Anandamid zur Verfügung steht, um mit den Endocannabinoidrezeptoren zu interagieren, oder dass es sich für längere Zeit an die Rezeptoren bindet.

Eine Gruppe von Wissenschaftlern zeigte, dass die N-Alkylamide aus Echinacea über eine Modulation des Endocannabinoid-Systems agieren, indem sie gleichzeitig auf den CB2-Rezeptor, den Endocannabinoid-Transport und den Abbau einwirkten.[295] Insgesamt zeigen die CB2-Rezeptor-bindenden N-Alkylamide eine ähnliche entzündungshemmende Wirkung wie Anandamid selbst.[296]

Und da der exakte Mechanismus, durch den Echinacea funktioniert, noch immer unklar ist, beginnen die Forscher zu denken, dass es mit der Tatsache zusammenhängen könnte, dass es sich an CB2-Rezeptoren bindet, während es die Aktivität unseres Endocannabinoids Anandamid erhöht.[297] Vielleicht unterstützt Echinacea auf diese Weise das Immunsystem bei Krankheiten wie der gewöhnlichen Grippe.

Schwarzer Pfeffer

Schwarzer Pfeffer ist ein interessantes Gewürz in dem Sinne, dass er vielfältige Wirkungen auf das Endocannabinoidsystem hat. Zum einen enthält schwarzer Pfeffer etwa 25–35 % ß-Caryophyllen (BCP), das sich selektiv an CB2-Rezeptoren bindet. BCP ist einer der Hauptbestandteile, der in Hanfblättern gefunden wird, aber nicht in den Hanfstängeln. Wie bereits erwähnt, enthalten viele Pflanzen wie Copaiba, Nelke, *Cannabis*, Rosmarin, Oregano, Lavendel, Zimt, Ylang Ylang, Basilikum und Hopfen verschiedene Mengen dieses wichtigen Sesquiterpens.

Zweitens enthält schwarzer Pfeffer auch eine Substanz namens Guineensin, die nachweislich die Aufnahme von Anandamid in die Zellen hemmt.[298] Guineensin hemmte jedoch weder die Endocannabinoid abbauenden Enzyme FAAH oder Monoacylglycerol-Lipase (MAGL), noch interagierte es direkt mit den Cannabinoidrezeptoren. Dies unterstreicht die Tatsache, dass schwarzer Pfeffer das Endo-cannabinoid-System auf verschiedene Weise beeinflusst. Guineensin interagiert auch mit anderen, nicht mit CB verwandten Rezeptoren, die die entzündungshemmende Rolle unterstützen, die schwarzer Pfeffer in unserem Körper haben kann.[299]

Und drittens hat sich gezeigt, dass das Vorhandensein von schwarzem Pfeffer die Aufnahme vieler Nährstoffe verbessert. Dieser Effekt ist wahrscheinlich auf eine Verbindung namens Piperin zurückzuführen. Das diätetische Piperin erhöht die Verdauungskapazität, indem es die Verdauungsenzyme der Bauchspeichel-drüse günstig stimuliert, und es verkürzt auch die gastrointestinale Durchgangszeit der Nahrung erheblich. Durch die Beeinflussung der Art und Weise, wie die Leber absorbierte Nährstoffe und Medikamente abbaut, verbessert Piperin nachweislich die

Bioverfügbarkeit einer Reihe von therapeutischen Medikamenten sowie von Phytochemikalien.[300]

Schwarzer Pfeffer und andere Pfeffersorten bewirken eine Veränderung der Darmwand, was zu einer erhöhten Absorptionsoberfläche des Dünndarms führt.[301] Es wurde auch vermutet, dass die erhöhte Absorption mit Veränderungen der Enzymaktivität innerhalb der Darmwand zu tun hat.[302] Und zu guter Letzt hat Piperin gezeigt, dass es sich an den menschlichen Vanillinrezeptor TRPV1 bindet, ein Rezeptor, an den sich auch CBD bindet.[303]

Einige Autoren glauben, dass seine entzündungshemmende und krebsbekämpfende Wirkung auf seine vielfältigen Möglichkeiten zur Beeinflussung der Immunmodulation zurückzuführen ist.[304,305] Darüber hinaus ist schwarzer Pfeffer auch dafür bekannt, dass er die kognitive Gehirnfunktion unterstützt.[306] Die Metaboliten des schwarzen Pfeffers sind dafür bekannt, Epilepsie, Parkinson, Depressionen und schmerzbezogene Störungen zu verbessern.[307]

Andere Autoren haben die immunmodulierenden, antioxidativen, antiasthmatischen, antikarzinogenen, entzündungshemmenden, geschwürhemmenden und antiamoebischen Eigenschaften des schwarzen Pfeffers zusammengefasst.[308,309] Alles in allem machen diese Eigenschaften schwarzen Pfeffer zu einer interessanten Pflanze, die man potentiell dem CBD hinzufügen kann, entweder gemahlen oder in Form von ätherischen Ölen. Es sollte jedoch beachtet werden, dass das ätherische Öl des schwarzen Pfeffers kein Piperin oder Guineensin enthält, was größtenteils auf die schlechte Löslichkeit dieser Substanzen im Dampf während der Destillation zurückzuführen ist.

Olivenöl und andere Polyphenole

Es ist bekannt, dass Oliven und Produkte auf Olivenbasis sehr nützliche Polyphenole und starke Antioxidantien enthalten. Kaltgepresstes Olivenöl extra vergine ist ein Hauptbestandteil der mediterranen Nahrung und berühmt für seine langlebigkeitsfördernde Wirkung.[310] Neuere Studien haben gezeigt, dass extra vergine Olivenöl (EVOO) auch das Endocannabinoid-System beeinflusst.

Dieser Effekt scheint isoliert zu sein, um Gene zu beeinflussen, die die Hochregulierung der CB1-Rezeptoren fördern. Tatsächlich stieg die CB1-Expression im Dickdarm nach dem Verzehr von EVOO um das Vierfache.[311] Das Erscheinen der CB-Rezeptoren ist keine statische Sache. CB1 und CB2, wie auch andere Rezeptoren, die am Endocannabinoid-System beteiligt sind, erhöhen und verringern ihre Anzahl je nach Bedarf.

Ein Mechanismus, der für diese Veränderungen verantwortlich ist, ist die Expression der Gene, was bedeutet, dass der in den Genen enthaltene Befehl ausgeführt wird. EVOO ist in der Lage, solche Gene zur Expression zu bringen, die den Körper vor Entzündungen, Herz-Kreislauf-Ereignissen, neurologischen Schäden, Stoffwechselproblemen sowie Krebswachstum schützen, was die Langlebigkeit fördert.[312] Andere Polyphenole wie Kurkuma und

Trans-Resveratrol haben ebenfalls gezeigt, dass sie sich an CB1-Rezeptoren binden und diese beeinflussen.[313]

Flavonoide

Bestimmte Flavonoide wie Genistein und Daidzein hemmen FAAH. Genistein ist in Favabohnen, Sojabohnen und Kaffee enthalten.[314] Daidzein ist eine natürlich vorkommende Verbindung, die ausschließlich in Sojabohnen und anderen Hülsenfrüchten vorkommt.[315] Andere Flavonoide wie Biochanin A und Kämpferol üben ebenfalls eine leichte Hemmung von FAAH aus.[316] Auf diese Weise erhöhen all diese gesunden Pflanzenstoffe die Verfügbarkeit von Anandamid und unterstützen das ECS.

Andere alternative Methoden

Komplementäre und alternativmedizinische Interventionen regulieren und modulieren auch das ECS-System. Solche Interventionen umfassen Massage, Akupunktur, Nahrungsergänzungsmittel und Kräutermedizin sowie Änderungen des Lebensstils einschließlich Diät, Gewichtskontrolle, Sport und den Gebrauch oder Vermeidung psychoaktiver Substanzen wie Alkohol, Tabak, Kaffee oder Marihuana.[317]

Temperatur

Es ist bekannt, dass kalte Temperaturen den Endocannabinoid-Spiegel erhöhen und die Dichte der CB1-Neuronen in bestimmten Teilen des Gehirns um bis zu 40 % verbessern.[318] Kalte Temperaturen erhöhen den Endocannabinoid-Tonus.[319] Wir wissen auch, dass Endocannabinoide an der febrilen (fieberhaften) Reaktion beteiligt sind.[320] Während die Forschung zeigte, dass das ECS Teil des thermoregulatorischen Systems ist, konnten keine Studien gefunden werden, die erklären, wie eine Senkung der Körpertemperatur den Menschen in Bezug auf das ECS zugutekommen könnte.

Kurz zusammengefasst:

- Giftige Produkte zu vermeiden und einen gesunden Lebensstil zu führen, wird Dein ECS und damit Deine Homöostase unterstützen.
- Viele Studien haben die Bedeutung der Omega-3-Fettsäuren für das ECS hervorgehoben.
- Es wurde festgestellt, dass Substanzen in Schokolade und Kakaopulver Cannabinoide imitieren.
- Teekonsum könnte den Anandamidspiegel erhöhen.
- Koffein aus Kaffee kann die pathologischen Folgen von Stress reduzieren, indem es die CB1-Rezeptoren im Gehirn unterstützt.
- Karotten enthalten eine Substanz namens Falcarinol, die eine Bindungsaffinität zu CB1 und CB2 zeigte.
- Kurkuma erhöht den Endocannabinoid-Spiegel und gilt auch als Absorptionsverstärker für Cannabinoide wie CBD.
- Salbei wird seit Jahrhunderten als Antiseptikum, Antiscabies, antisyphilitisches und entzündungshemmendes Mittel verwendet. Salbei enthält Thujon, das sich schwach an die CB1- und CB2-Rezeptoren bindet.

- Echinacea hat eine Affinität zu den CB1- und CB2-Rezeptoren.

- Pfeffer, enthält etwa 25 – 35 % ß-Caryophyllen (BCP). Das Vorhandensein von schwarzem Pfeffer hat gezeigt, dass er die Aufnahme vieler Nährstoffe verbessert.

- Neuere Studien haben gezeigt, dass extra vergine Olivenöl (EVOO) auch das Endocannabinoid-System positiv beeinflusst.

- Bestimmte Flavonoide, die in Favabohnen, Sojabohnen und Kaffee vorkommen, erhöhen die Verfügbarkeit von Anandamid und unterstützen das ECS.

- Es ist bekannt, dass kalte Temperaturen den Endocannabinoidspiegel erhöhen und die Dichte der CB1-Neuronen in bestimmten Teilen des Gehirns um bis zu 40 % verbessern.

CBD und der menschliche Körper

Pharmakokinetik von CBD

Die Pharmakokinetik beschreibt die Art und Weise, in der sich Arzneimittel durch den Körper bewegen, einschließlich Absorption, Verbreitung, Metabolismus (Abbau) und Ausscheidung. Die Pharmakodynamik beschreibt, welche Art von Wirkung eine Substanz im Körper haben kann. In diesem Kapitel werden wir uns auf die Pharmakokinetik von CBD konzentrieren. Dies ist wichtig, denn dieses Wissen wird Dir bei der Wahl der Form und des Einnahmeweges für CBD helfen.

Aber lass uns Schritt für Schritt durch diese Pharmakokinetik-Sache gehen und uns ansehen, was wir über Absorption, Verbreitung, Metabolismus und Ausscheidung wissen, wenn es um CBD geht. Sei Dir der Tatsache bewusst, dass sich die überwiegende Mehrheit der Studien mit der Pharmakokinetik von THC und THC-haltigen Produkten und nicht mit dem isolierten CBD befasst hat. Daher ist es etwas schwierig, gute Daten über CBD allein zu finden.

Absorption

Menschen und Tiere können CBD auf vielfältige Weise aufnehmen, wobei unterschiedliche Organsysteme beteiligt sind. Es kann geschluckt werden (orale Anwendung), und dann gelangt es durch die Darmwand in den Blutkreislauf. CBD kann in die Nase (intra-nasal) appliziert werden und dort in die

Blutgefässe aufgenommen werden. Es kann unter die Zunge gegeben werden (sublingual) oder im Mund hin und her bewegt werden (intraoral), wobei CBD direkt in die oralen Blutgefässe absorbiert wird. Wenn wir dann schlucken, gelangt das, was übrigbleibt, durch die Darmwand in das Blut. Das CBD kann (topisch) auf die Haut aufgetragen und auf diese Weise im Körper aufgenommen werden (transdermale Anwendung). Es kann auch rektal angewendet werden (rektale Anwendung) und somit in die Blutgefässe des Enddarms gelangen.

CBD kann eingeatmet (durch Einatmen, Rauchen oder Vaporisieren) und in die Blutgefässe der Lunge aufgenommen werden. Es kann mit Augentropfen auf die Augen aufgetragen werden (augenärztliche Anwendung). CBD kann sogar intravenös appliziert werden; in diesem Fall ist keine Absorption erforderlich, da es direkt ins Blut gegeben wird. Und in der Tierforschung wird es auch intraperitoneal injiziert (IP-Verabreichung), was bedeutet, dass es in den Bauchraum, der den Darm umgibt, gespritzt wird, da dieser Raum viele Blutgefässe aufweist.

Wie bereits erwähnt, wird es, wenn Du CBD in Form von Lebensmittel, Tee, Ölen oder einer anderen Dareichungsform anwendest, durch die Darmwand in die Blutgefässe des Darms und dann durch die Leber gelangen, bevor es seine Reise durch den Körper fortsetzt. Orales CBD durchläuft in der Leber über das Enzym Cytochrom P450 3A4 (CYP3A4) einen ausgedehnten First-Pass-Stoffwechsel mit einer relativ geringen Bioverfügbarkeit von 6 – 30 %.[321] CYP3A4 gehört zu einer Gruppe wichtiger Enzyme, dem sogenannten Cytochrom-P450-System, das hauptsächlich in der Leber und im Darm, aber auch an anderen Stellen wie Lunge, Nieren und Blut vorkommt.[322]

Diese Arten von Enzymen helfen dem Körper, bestimmte Giftstoffe, Medikamente und auch einige Pflanzenstoffe wie CBD zu entfernen. All dies hat zwei Konsequenzen, wenn man das CBD betrachtet. Ein großer Teil des CBD wird abgebaut/metabolisiert, bevor es überhaupt in andere Körperteile gelangen kann, und da CBD durch CYP-Enzyme abgebaut wird, wird es mit dem Abbau anderer Substanzen, wie z.B. Medikamente, konkurrieren. Es ist bekannt, dass CBD ein wichtiger und wirksamer Hemmstoff des P450-vermittelten hepatischen Arzneimittelstoffwechsels ist.[323,324] Aber CBD hemmt auch andere CYP-Enzyme in der Leber.[325,326,327]

Obwohl es fast vollständig von der Darmwand absorbiert wird, hat die orale Anwendung und das Schlucken von CBD wegen der Leber eine sehr geringe Bioverfügbarkeit. Glücklicherweise können wir dem CBD andere Verbindungen wie Öl (z.B. Hanföl, Olivenöl oder Avocadoöl), gemahlenen schwarzen Pfeffer und/oder Kurkuma zugeben oder eine andere Applikationsmethode wählen, um die Absorption und/oder Bioverfügbarkeit zu erhöhen.

Alle anderen Verabreichungswege neben der oralen Verabreichung neigen dazu, den First-Pass-Effekt in der Leber zu vermeiden und somit die Bioverfügbarkeit zu erhöhen, vorausgesetzt, die Absorption ist gut. Die Absorption durch die Haut kann je nach Art der verwendeten Formulierung heikel und gering sein. Selbst wenn also das CBD dann den First-Pass-Effekt vermeidet, kann die Gesamtbioverfügbarkeit immer noch gering sein, weil so wenig CBD durch die Haut aufgenommen wird.

Auch hier können spezifische Zusammensetzungen die Absorption durch die Haut wesentlich verbessern. Die häufigsten Formen der Einnahme von CBD sind oral, sublingual/intraoral und topisch/transdermal. Alle anderen Formen der Einnahme von CBD sind entweder zu Forschungszwecken oder wenn CBD als Teil von THC eingenommen wird, wie z.b. das Rauchen von Gras.

Wie bereits erwähnt, haben Studien gezeigt, dass die Bioverfügbarkeit von oral eingenommener CBD etwa 6 % beträgt. Bei Inhalation über das Rauchen wurde die Bioverfügbarkeit von CBD bei etwa 31 % gemessen.[328] Andere Studien berichteten von bis zu 56 % bei Aufnahme über die Lunge.[329]

Dieselbe Gruppe von Wissenschaftlern erwähnte auch, dass die Absorption durch die Darmwand erhöht werden kann, wenn CBD mit anderen Substanzen wie Olivenöl, Sesamöl oder Kurkuma kombiniert wird. Der größte Teil dieses CBDs wird immer noch sofort von der Leber verstoffwechselt, aber da mehr CBD in die Leber gelangt, besteht eine gute Chance, dass nach dem Passieren der Leber mehr davon verfügbar ist.

Die Forscher fanden auch andere Gründe für die geringe Bioverfügbarkeit, wie die variable Absorption im Darm, je nachdem, ob die Cannabinoide auf nüchternen Magen eingenommen wurden oder nicht, den Abbau der Cannabinoide im Magen, die Wechselwirkung mit anderen Cannabinoiden sowie die Bildung inaktiver Metaboliten in der Leber.[330,331]

Verbreitung

Daten darüber, wie genau die CBD im Körper verbreitet wird, scheinen zu fehlen. Eine Studie ergab jedoch, dass in fünf Autopsiefällen die Verteilung von Cannabinoiden relativ hohe CBD-Konzentrationen in Galle und Muskelgewebe zeigte. Es wurde festgestellt, dass der CBD-Gehalt im Gehirn unerwartet hoch war.[332] Eine andere Studie, die die CBD-Verteilung im Gehirn untersuchte, fand eine gleichmäßige Verteilung in allen Hirnregionen.[333]

Metabolismus

Der Metabolismus/Stoffwechsel bezieht sich auf den Abbau einer Substanz. CBD durchläuft einen ausgedehnten Metabolismus an mehreren Stationen. Wie bereits erwähnt, ist die Leber mit ihren CYP-Enzymen einer der wichtigsten Orte im Körper, an dem CBD verstoffwechselt wird. Insgesamt wurden etwa 100 CBD-Metaboliten identifiziert.

Ausscheidung/Beseitigung

CBD wird entweder intakt oder in Form eines seiner Metaboliten ausgeschieden.[334] Mehr als 40 Metaboliten wurden in Ausscheidungsprodukten wie Urin oder Galle identifiziert.[335] O-Glucuronid-Konjugat von CBD war eines der häufigsten Ausscheidungsprodukte im Urin (13,3 %), während die Konzentration des intakten CBD im Urin 12,1 % betrug.

Die Halbwertszeit (der Zeitraum, der erforderlich ist, um die Konzentration oder die Menge der Droge im Körper um die Hälfte zu reduzieren) von CBD beim Menschen betrug 18 bis 33 Stunden nach intravenöser Verabreichung, 27 bis 35 Stunden nach dem Rauchen, ein bis zwei Tage bei oraler Einnahme in Einzeldosen und zwei bis fünf Tage nach wiederholter oraler Verabreichung.[336,337,338,339]

CBD und das Gehirn

Das Gehirn setzt sich aus verschiedenen Zellen zusammen. Zwei der Hauptkategorien sind neurale Zellen, diejenigen, die Informationen verarbeiten und sie dann an die nächsten Zellen weitergeben, und nicht-neurale Zellen. Die nicht-neuralen Zellen werden auch als Gliazellen bezeichnet. Das menschliche Gehirn enthält schätzungsweise 100 Milliarden Nervenzellen und etwa 85 Milliarden Zellen vom Glia-Typ. Manche nennen die Sammlung von Gliazellen das Glia-Hirn. Gliazellen haben fünf Hauptfunktionen:[340]

(1) Neuronen zu umgeben und sie wie Klebstoff an Ort und Stelle zu halten, weshalb sie manchmal auch als der Klebstoff des Gehirns bezeichnet werden. Tatsächlich stammt das Wort glia vom altgriechischen Wort für Klebstoff

143

(2) Um die Versorgung der Nervenzellen mit Nährstoffen und Sauerstoff zu gewährleisten

(3) Um ein Neuron von einem anderen zu isolieren

(4) Um Krankheitserreger zu zerstören und tote Nervenzellen zu entfernen, weshalb sie manchmal auch als die Putzmannschaft des Gehirns bezeichnet werden

(5) Um die Weiterleitung der Hirnsignale zu unterstützen und zu helfen, neue synaptische Hirnverbindungen zu schaffen

Zu den Gliazellen gehören Oligodendrozyten, Astrozyten, Ependymzellen und Mikroglia. Im peripheren Nervensystem gehören zu den Gliazellen Schwannsche Zellen und Satellitenzellen. Die am häufigsten vorkommende Form von Gliazellen sind Astrozyten. Diese Astrozyten sind an der Bildung der Blut-Hirn-Schranke, an der Blutversorgung der Nervenzellen sowie an der Regulation und dem Recycling von Neurotransmittern beteiligt. Neuronen haben vor allem CB1-Cannabinoidrezeptoren an ihrer Oberfläche, während man an Gliazellen vor allem CB2 Rezeptoren findet.

Interessanterweise wurden beide Typen der Cannabinoidrezeptoren auf Astrozyten gefunden.[341] Dies ist ein klarer Hinweis darauf, dass Cannabinoide, unabhängig davon, ob sie im Körper in Form von Endocannabinoiden produziert oder als Phyto-cannabinoide aus Pflanzen konsumiert werden, eine wichtige Rolle in der Gesundheit und der Homöostase des Gehirnes haben.

Das Gehirn schützt sich vor dem Eindringen von im Blut vorhandenen Giftstoffen, indem es die Blut-Hirn-Schranke schafft und aufrechterhält. An der Herstellung dieser Isolierung zwischen Blutgefäßen und Hirngewebe sind Astrozyten beteiligt. CBD erhält die Funktionsfähigkeit der Blut-Hirn-Schranke nach Sauerstoffmangel, wie man es nach einem Schlaganfall sieht. Dies geschieht durch die Aktivierung verschiedener anderer Rezeptortypen als CB-Rezeptoren.[342] Nach einem Schlaganfall werden die Konzentration von Endocannabinoiden und die Anzahl der CB-Rezeptoren im Gehirn erhöht, um die Neuroprotektion zu fördern.[343] Diese Ergebnisse unterstreichen erneut das Potenzial von Verbindungen wie CBD, das Gehirn vor Schäden zu schützen und seine Genesung zu unterstützen.

Ich erwähnte bereits, dass CBD eine schwache Affinität (Bindungskapazität) zu CB-Rezeptoren im Gehirn gezeigt hat. Es häufen sich die Beweise dafür, dass CBD die Gehirnfunktion nicht durch direkte Bindung an CB-Rezeptoren beeinflusst, sondern vielmehr durch Beeinflussung einiger der im ECS verwendeten Enzyme. Dies erhöht die Verfügbarkeit von Anandamid, das dann die Gehirnfunktion beeinflusst. Einfach ausgedrückt ist CBD eher wie ein Polizist, der den Verkehr regelt, und nicht wie ein Autofahrer.

Aus neuerer Forschung wissen wir auch, dass CBD die synaptische Plastizität beeinflusst und die Neurogenese (die Bildung neuer Hirnnerven und Hirnbahnen) erleichtert.[344] So haben sich Endocannabinoide als Vermittler von kurz- und langfristiger synaptischer Plastizität in verschiedenen Hirnstrukturen herausgestellt.[345]

Der Begriff synaptische Plastizität beschreibt die Fähigkeit des Gehirns, mit der Bildung neuer Synapsen zu beginnen oder, mit anderen Worten, das Gehirn in die Lage zu versetzen, während des Lernprozesses oder der Änderung von Gewohnheiten neue und mehr Verbindungen zwischen Nerven oder Gehirnzellen herzustellen.[346] Es ist heute allgemein bekannt, dass synaptische Plastizität notwendig ist, um neue Dinge zu lernen und sich zu merken oder neue Gewohnheiten zu entwickeln.[347]

Kurzzeitplastizität beschreibt den Mechanismus, durch den sich spezielle benachbarte Hirnnerven, sogenannte Neuronen, in ein Gebiet mit höherer Aktivität „strecken," um zu sehen, was vor sich geht. Wir nennen diesen Prozess neuronale Sprossung.[348] Höhere Aktivität wird üblicherweise definiert als das Auftreten einer erhöhten elektrischen Aktivität oder die Produktion und Freisetzung von mehr Neurotransmittern.

Im weiteren Verlauf des Prozesses werden die Gliazellen einbezogen. Durch die Interaktion von Neuronen (mit höherer Aktivität während des Lernens) und Gliazellen, die in diesen Bereichen höherer

Aktivität entstehen, um zu sehen, was vor sich geht, entstehen schließlich neue Hirnbahnen. Die anfänglichen glial-neuronalen Interaktionen tragen zur kurzfristigen synaptischen Plastizität und zum Kurzzeitgedächtnis bei. Es wurde berichtet, dass Gliazellen die synaptische Plastizität auf viele Arten modulieren.[349]

Die Tatsache, dass einige dieser Gliazellen CB-Rezeptoren enthalten, unterstreicht die Bedeutung des ECS bei der Bildung neuer Hirnströme. Tatsächlich zeigt die jüngste Forschung insbesondere, dass CBD die Neurogenese stimuliert und die Umstrukturierung der Hirnnerven in bestimmten Bereichen nach einer Schädigung aufgrund von Sauerstoffmangel gefördert hat. Die Autoren kamen zu dem Schluss, dass eine kurzzeitige CBD-Behandlung zu einer funktionellen Erholung während und nach einer ischämischen (mangelnde Durchblutung) Hirnschädigung führt und dass CBD mehrere Mechanismen fördern kann, die am Reparieren der ischämischen Hirnschädigung beteiligt sind.[350]

Langzeitplastizität beschreibt die Herstellung neuer synaptischer Verbindungen zwischen Nerven, wodurch das Langzeitgedächtnis und wiederum neue Hirnströme unterstützt werden.[351] Dieser gesamte Prozess wird dann Neuroplastizität genannt. Neuroplastizität beschreibt die Fähigkeit des Gehirns, sich neu zu verdrahten.

Und weil Du jetzt weißt, dass CBD an der synaptischen Plastizität und Neuroplastizität und damit an der

Bildung von Erinnerungen, die mit Emotionen verbunden sind, beteiligt ist, wird klar, dass das Endocannabinoid-System eine entscheidende Rolle bei der Regulation von Emotionen spielt. Das Verständnis, wie CBD Emotionen und emotionale Gedächtnisverarbeitung reguliert, wird schließlich dazu führen, dass es als etablierte Behandlung von Angstzuständen und Störungen wie Substanzmissbrauchs eingesetzt werden kann.[352]

Da Veränderungen im Endocannabinoidsystem ein wichtiger Faktor bei der Ätiologie neuropsychiatrischer Störungen sein können, spielen Phytocannabinoide wie CBD eine Rolle bei der Prävention und Behandlung solcher Erkrankungen. Die Verstärkung der Endocannabinoid-Signalübertragung könnte ein potenzielles therapeutisches Mittel bei der Behandlung von Stimmungsschwankungen, Angstzuständen und Depressionen darstellen.[353]

Neue Erkenntnisse deuten auch darauf hin, dass CBD in der Lage ist, Ängste auf verschiedene Weise zu reduzieren[354]:

(1) Durch Reduzierung von akuter Angst

(2) Durch Reduzierung von Angst bei beängstigendem Erinnerungsabruf

(3) Durch die Förderung des Angstabbaus

(4) Durch den Abbau von Angst im Zusammenhang mit bestimmten Geräuschen

Aus diesem Grund wird CBD derzeit für Angst- und Furchtstörungen, PTSD und andere verwandte Erkrankungen getestet. All diese Erkenntnisse und Beweise unterstreichen die wichtige Rolle des Endocannabinoid-Systems und gegebenenfalls CBD für eine verbesserte Funktion des Gehirns sowie für die emotionale Homöostase.[355]

CBD und Mikrobiom

Was ist das Mikrobiom? Per Definition ist es das kollektive Genom (genetische Information) all Deiner Mikroorganismen wie Bakterien, Pilze, Viren und Archaeen (bakterienähnliche Organismen).[356] Du beherbergst über 100 Milliarden von ihnen, und die meisten von ihnen befinden sich in Deinem Darm, hauptsächlich im Dickdarm.[357]

Bakterien aus verschiedenen Mikrobiomsystemen interagieren im menschlichen Körper intensiv miteinander.[358] Das Mikrobiom wurde auch „das letzte unentdeckte menschliche Organ" genannt, was die Bedeutung des Mikrobioms für die menschliche Gesundheit unterstreicht.[359] Es ist vielleicht etwas beängstigend für Dich, das zu hören, aber Deine Mikrobiomzellen sind Deinen menschlichen Zellen um 10 zu 1 überlegen.[360]

Und wenn man sich die im Mikrobiom enthaltene genetische Information ansieht, wird die Nachricht noch schlimmer. Man schätzt, dass 99 % der genetischen Information in einem menschlichen Körper von den Mikroben stammt und nur etwa 1 % eigene genetische Information ist, die von den Eltern geerbt wurde.[361]

Die Forscher fanden heraus, dass das Mikrobiom 150 Mal mehr individuelle Gene enthält als die menschliche DNS, nämlich 3,3 Millionen verschiedene Gene im Vergleich zu „nur" 23.000 menschlichen Genen.[362,363] Die Vielfalt unter den Mikrobiomen von Individuen ist immens: Einzelne Menschen sind zu 99,9 % identisch in Bezug auf die in der DNS enthaltene genetische Information, können sich aber zu 80 - 90 % in Bezug auf die im Mikrobiom ihres Darms und ihrer Haut enthaltene genetische Information voneinander unterscheiden.[364]

Warum sollte es eine Verbindung zwischen dem Darm, dem Mikrobiom, dem Endocannabinoid-System und dem CBD geben? Wir wissen, dass Gliazellen CB-Rezeptoren enthalten. Wir wissen auch, dass der Darm reich an CB2-Rezeptoren ist und CB1-Rezeptoren enthält. Außerdem hat der Darm sein eigenes Nervensystem, das enterische Nervensystem, das ebenfalls Gliazellen enthält. Tatsächlich werden sie enterische Gliazellen genannt, und sie kontrollieren aktiv akute und chronische Entzündungen im Darm.[365] Beginnst Du damit, die Punkte zu verbinden und die Zusammenhänge zu sehen?

In den letzten Jahren haben sich Beweise dafür angesammelt, dass Cannabinoide die Magen- und Darmbeweglichkeit durch Aktivierung enterischer CB1-Rezeptoren hemmen.[366] Es wurde festgestellt, dass CB1-Rezeptoren auch an der Kontrolle von gastro-ösophagealem Reflux, Übelkeit und Erbrechen beteiligt sind.[367] Die Aktivierung von CB2-Rezeptoren im enterischen Nervensystem war in der Lage, die endotoxin-induzierte erhöhte Darmkontraktilität zu dämpfen und dadurch Darmkrämpfe zu reduzieren und den Stuhlgang zu normalisieren.[368,369]

Auch die Darmmotilität hat einen Einfluss auf das Mikrobiom. Tatsächlich ist sie eine der Möglichkeiten, wie das Gehirn die bakterielle Zusammensetzung im Darm kontrollieren und beeinflussen kann. Indem es über den Vagusnerv Signale an den Darm sendet, beeinflusst das Gehirn das enterische Nervensystem und die Stuhlgangaktivität, was wiederum die Zusammensetzung des Mikrobioms beeinflussen kann.

In einem wissenschaftlichen Bericht wird eindeutig festgestellt, dass Darmmikroorganismen, d.h. das Mikrobiom, und das Endocannabinoid-System miteinander verflochten sind.[370] Die Autoren dieses Übersichtsartikels erwähnen auch, dass das ECS an zahlreichen biologischen Prozessen beteiligt ist, einschließlich der Kontrolle der Darmentzündung und der Darmbarrierefunktion.

Sie bringen ein verändertes ECS auch mit Adipositas, Diabetes und metabolischem Syndrom in Verbindung, die alle zum Ausbruch kardiometabolischer Erkrankungen beitragen. Im letzten Jahrzehnt wurde deutlich, dass die Zusammensetzung der Mikroben im Darm eine wichtige Rolle bei der Regulation des Körpergewichts und damit in der Pathophysiologie der Adipositas spielt. Es ist besonders klar, dass die Art der aufgenommenen Nahrung das Mikrobiom unmittelbar beeinflusst.[371,372]

Neuere Forschungen verbinden nun die Qualität des Mikrobioms mit dem Vorhandensein des ECS. Eine Entzündung im Darm setzt entzündliche Verbindungen wie Lipopolysaccharid (LPS) frei, ein Endotoxin, das von schlechten Bakterien freigesetzt wird. Eine Blockade oder Inaktivierung der CB-Rezeptoren führte zu einer Erhöhung des LPS, wodurch die Integrität der Darmwand beeinträchtigt wurde. Sowohl die Veränderungen in der Zusammensetzung des Mikrobioms als auch der Tonus des ECS führten zu einer erhöhten Adipogenese (Bildung von Körperfett).

In einer Studie wurde beschrieben, dass das Darmmikrobiom den Tonus (Aktivität) des intestinalen ECS moduliert, der wiederum die Permeabilität (Durchlässigkeit) der Darmwand und die LPS-Spiegel reguliert.[373] Es wurde angenommen, dass Endo-cannabinoid-Signalmechanismen im Darm eine wichtige Rolle bei der Kontrolle der Nahrungs-aufnahme und der Energiebilanz spielen.[374]

Dies alles zeigt, dass Dein Lebensstil, Deine Nahrungsaufnahme, Deine körperliche Aktivität, Dein Darm, Dein Mikrobiom, Dein Gehirn und das ECS vollständig miteinander verbunden sind und jede Störung gesundheitliche Folgen hat. Die Verbindungen im Zusammenhang mit dem ECS wurden als Achse des Darm – Mikrobiota – Endocannabinoid - Systems be-zeichnet. Wir wissen auch, dass der Darm viele CB2-Rezeptoren hat und dass CBD wahrscheinlich einen positiven Effekt auf den Darm hat.[375] Und so zeigen Studien gute Ergebnisse bei der Behandlung von Darmentzündungen,[376] Reizdarm oder entzündliches Darmsyndrom,[377,378] Darmkolik und Kolitis mit CBD und/oder THC.

Es ist auch erwiesen, dass THC-haltige Produkte zur Verringerung von Übelkeit und Erbrechen eingesetzt werden können.[379] Tatsächlich war eine der ersten anerkannten medizinischen Anwendungen von THC die Behandlung von durch Chemotherapie verursachter Übelkeit und Erbrechen.[380] Was nicht sehr bekannt ist, ist die Tatsache, dass sowohl die CB1- als auch die CB2-Rezeptoren an der Kontrolle des Erbrechens (Emesis) beteiligt sind. Die Blockade der CB1-Rezeptoren führte zu Übelkeit, während die Aktivierung der CB1- und CB2-Rezeptoren durch interne (Endocannabinoide) und externe (Phyto-cannabinoide) Cannabinoide zu verminderter Übelkeit und Erbrechen führte.[381] Interessanterweise sind die Endocannabinoide, die an der Verbesserung der Übelkeit beteiligt sind, nicht so sehr mit Anandamid verwandt wie mit 2-AG.[382]

Es ist auch wichtig zu erwähnen, dass die Mikroben des Darmmikrobioms die Expression (das Auftreten) von Rezeptoren wie 5-HT1A und anderen im Gehirn und anderswo regulieren.[383] Die Einnahme von Probiotika könnte helfen, den PPARγ Rezeptor, den „Haupt-regulator" der Adipogenese (Fettbildung), und TNF-α, einen Entzündungsmarker, zu kontrollieren.[384] Die Tatsache, dass CBD Rezeptoren wie CB1, CB2, 5-HT1A und PPARγ beeinflusst, unterstreicht nur die

Bedeutung, die sie bei der Regulation des Mikrobioms haben können. Außerdem modulieren sowohl Probiotika als auch Präbiotika die CB1-Expression.[385]

Jetzt kann man erkennen, wie alle Punkte zusammenhängen: der Darm, die Ernährung, der Lebensstil, das Mikrobiom, das Gehirn, das Gedächtnis, die Emotionen, das Immunsystem, die ECS und die Cannabinoide. Kein Wunder, dass CBD von vielen als ein Wunder angesehen wird, auch wenn sie all diese Verbindungen nicht ganz verstehen.

CBD und Hormone

Im Allgemeinen gibt es sehr wenige wissenschaftliche Daten über hormonelle Veränderungen bei Menschen, die CBD konsumieren. Einige wenige Studien beschäftigten sich hauptsächlich mit den Auswirkungen von THC. Du weißt wahrscheinlich inzwischen, dass CBD eine entspannende Wirkung hat. Diese stressverringernde Wirkung ist Teil der Funktion des ECS in unserem Körper.

Und wann immer Stress abnimmt, nimmt wahrscheinlich auch das Stresshormon Cortisol ab. Das hat eine Studie gezeigt, in der verschiedene Hormonspiegel nach dem Konsum von CBD untersucht wurden. Die Autoren dieser Studie kamen zu dem Schluss, dass CBD das Cortisol reduziert.[386]

Eine Tierstudie suggerierte, dass die rohen Marihuana-extrakte Testosteron senken. Es war jedoch unklar, ob dies durch THCa, CBDa oder irgendeine andere Verbindung, die in Marihuana gefunden wurde, verursacht wurde.[387] THCa und CBDa sind die rohen säurehaltigen Vorläufer von THC und CBD. Eine andere Studie untersuchte inhalatives und eingenommenes THC und fand heraus, dass es das Testosteron um 20 – 30 % und das Schilddrüsenhormon Triiodthyronin (T3) um 17-29 % senkt.[388] Nochmals, diese Änderungen scheinen spezifisch für THC und nicht für CBD zu sein.

Eine Studie verglich THC und CBD bei akuter und chronischer Anwendung und fand heraus, dass sowohl THC als auch CBD das Testosteron senkten, wenn sie kurzfristig verabreicht wurden, aber nur THC und nicht CBD senkte das Testosteron, wenn sie langfristig verabreicht wurden.[389] Die Veränderungen des Sexualhormonspiegels scheinen mit den Enzymen zusammenzuhängen, die zum Abbau von Marihuana benötigt werden, da dieser Abbaumechanismus mit dem Stoffwechsel anderer Medikamente oder in diesem Fall der Hormone konkurriert.

Übermäßige Nahrungsaufnahme und Fettleibigkeit verstärken den Tonus des ECS, was dieses empfindliche System zum Overdrive führt. Ein hyperaktives ECS trägt zu viszeraler Fettansammlung und Fettleibigkeit bei, indem es den Energieverbrauch reduziert und sowohl die Nahrungsaufnahme als auch die Lipogenese erhöht.[390] THC erhöht den Appetit, aber die Wirkung von CBD auf den Appetit scheint etwas umstritten zu sein. Ich rate immer dazu, eine gesündere Nahrungsaufnahme, körperliche Betätigung und CBD zu kombinieren, um das ECS wieder ins Gleichgewicht zu bringen.

Eine Studie untersuchte die Auswirkungen von CBD auf eine Vielzahl von Stoffwechsel-Markern und fand heraus, dass es Resistin verringert, ein Hormon, das kürzlich identifiziert wurde und Fettleibigkeit mit Typ-2-Diabetes in Verbindung bringt, sowie erhöhte Glukose-abhängige insulinotrope Peptide.[391] Die Hauptfunktion des glukoseabhängigen insulinotropen Peptids besteht darin, die Insulinsekretion anzuregen, um den Blutzucker zu senken.

Hohe Resistinwerte führen zu Insulinresistenz, Diabetes, Krebs, Atherosklerose, Herz-Kreislauf-Erkrankungen, alkoholfreien Fettleberkrankheiten, Autoimmunerkrankungen, Asthma, entzündlichen Darmerkrankungen und chronischen Nieren-erkrankungen.[392] Daher ist die Resistin-senkende Wirkung von CBD gut für die allgemeine Gesundheit.

CBD und körperliche Aktivität

Akutes aerobes Training verbessert die Stimmung und aktiviert das ECS bei körperlich aktiven Personen.[393] Aber die meisten Studien über sportliche Leistung untersuchten die Auswirkungen von Marihuana/THC auf Sportler und nicht die Auswirkungen von CBD. Eine Überprüfung der medizinischen Literatur ergab, dass es keinen direkten Beweis für leistungssteigernde Effekte von Cannabinoiden bei Sportlern gibt. Die Studien erwähnten jedoch die wohltuende Wirkung von Marihuana als Teil der Schmerzbehandlung und Reduzierung von Symptomen im Zusammenhang mit einer Gehirnerschütterung.[394]

Eine weitere Durchsicht von 15 Studien beschrieb die sportliche Leistung unter Einnahme von THC im Zusammenhang mit Trainingsprotokollen. Von diesen Studien zeigte keine eine Verbesserung der aeroben Leistung.[395]

Wir wissen, dass CBD erhöhte Werte von Anandamid bewirkt. Dies könnte einer der Mechanismen sein, durch die Athleten von CBD profitieren könnten. Forscher haben herausgefunden, dass Menschen und Hunde nach intensiven Ausdauerläufen signifikant erhöhte trainingsinduzierte Endocannabinoidwerte aufweisen. Allerdings steigt der Ausstoß von Endocannabinoiden nach Laufen mit geringer Intensität nicht signifikant an.[396] Sie kamen zu dem Schluss, dass das Training zu positiven neurologischen Veränderungen führt und dass das sogenannte „Runners High" auch mit dem ECS zusammenhängen könnte.

In einer anderen Studie wurde der Endocannabinoidspiegel bei Laufbandbenutzern gemessen, die mit vier verschiedenen Intensitätsstufen liefen. Die Ergebnisse zeigten signifikant erhöhte Endocannabinoidspiegel nach nur mäßigen Intensitäten, wohingegen Übungen sowohl mit sehr hohen als auch mit sehr niedrigen Intensitäten die zirkulierenden Endocannabinoidkonzentration nicht signifikant veränderten. Die Ausschüttung von Endocannabinoiden ist also in der Tat intensitätsabhängig und ist bei moderatem Training optimal.[397]

Anandamid kann, wenn es in ausreichender Dosis zur Verfügung steht, die Glucoseaufnahme der Muskeln verbessern und einige Schlüsselmoleküle der Insulinausschüttung und der mitochondrialen Biogenese aktivieren. Mehr Mitochondrien bedeuten mehr Energie. Diese Effekte treten wahrscheinlich deshalb auf, weil Anandamid an Rezeptoren interagiert, die positive metabolische Effekte auslösen können. Die Einnahme von CBD mit anschließendem erhöhten Anandamidspiegel könnte ein wichtiger Faktor bei der Optimierung des Energieniveaus für einen aktiven Lebensstil sein.

Tatsächlich erhöhte sportliche Aktivität den Endocannabinoidspiegel sogar bei Patienten mit schweren depressiven Störungen.[398] Man kam zu dem Schluss, dass Sport eine gute therapeutische Methode für solche Patienten sei. CBD-Konsum allein ist auch vorteilhaft bei depressiven Störungen.[399,400] Daher könnte man auch sagen, dass die Kombination von CBD-Konsum und Bewegung für depressive und ängstliche Patienten empfohlen werden sollte.

Eine Studie zeigte, dass aerobes Training die Anzahl des CB1-Rezeptors in bestimmten Bereichen des Gehirns, einschließlich des Hippocampus, signifikant reduzierte.[401] Dasselbe zeigte eine andere Gruppe von Wissenschaftlern, die die Beziehung zwischen CB1-Rezeptoren, Fettleibigkeit und Gewichtsverlust (gemessen durch Reduktion von Fettzellen) durch Bewegung untersuchte.[402] Da die CB1-Expression bei adipösen Patienten erhöht ist, ist eine Reduktion der CB1-Rezeptoren, insbesondere in Fettzellen, in dieser

Bevölkerungsgruppe eine gute Sache. Die Autoren schlussfolgerten, dass der Zusammenhang zwischen Bewegung und der Menge an CB1-Rezeptoren für die Reduktion des Fettgewebes wichtig ist.

CBD und Körpergewicht/Fettleibigkeit (warum ist das wichtig für die Fettzellen?)

Fettleibigkeit kann als eine moderne Massenvernichtungswaffe angesehen werden. Sie hat das Ausmaß einer globalen Epidemie erreicht.[403] Die meisten Länder weisen höhere Fettleibigkeitsraten bei Frauen als bei Männern auf. Und Adipositas wird heute in der Regel mit Armut in Verbindung gebracht, selbst in Entwicklungsländern.[404] Insgesamt wird die Fettleibigkeit durch Wirtschaftswachstum, Industrialisierung, mechanisiertem Transport, Urbanisierung, einer zunehmend sitzenden Lebensweise und einem Ernährungswechsel zu verarbeiteten Lebensmitteln und kalorienreichen Diäten in den letzten 30 Jahren vorangetrieben.[405]

In diesem Zeitraum hat sich in vielen Ländern die Prävalenz der Adipositas bei ihren Einwohnern verdoppelt oder sogar vervierfacht. Prävalenz ist der Anteil einer Bevölkerung, der in einem bestimmten Zeitraum ein bestimmtes Merkmal aufweist.[406] Nachdem die Prävalenz der Adipositas unter Erwachsenen in den 1960er und 1970er Jahren relativ stabil geblieben war, stieg die Prävalenz der Adipositas unter Erwachsenen in den Vereinigten Staaten in den 1980er und 1990er Jahren um etwa 50 % pro

Jahrzehnt an.[407] Etwa ein Drittel der heutigen Weltbevölkerung ist adipös.[408]

In den USA deuten die düstersten Prognosen, die auf früheren Trends basieren, darauf hin, dass bis 2030 mehr als 85 % der Erwachsenen übergewichtig oder fettleibig sein werden. Darüber hinaus würden bis 2048 alle amerikanischen Erwachsenen übergewichtig oder fettleibig sein, während afro-amerikanische Frauen diesen Zustand bis 2034 erreichen werden, wenn sich der gegenwärtige Trend fortsetzt. Bei Kindern wird sich die Prävalenz der Adipositas bis 2030 fast verdoppeln.

Die gesamten Gesundheitskosten, die auf Adipositas und Übergewicht zurückzuführen sind, würden sich bis 2030 alle zehn Jahre auf 957 Milliarden US-Dollar verdoppeln und 16 - 18 % der gesamten Gesundheitskosten in den USA ausmachen.[409] Glücklicherweise scheinen die nationalen Schätzungen der Fettleibigkeit in den letzten Jahren darauf hinzuweisen, dass sich der stetige Aufwärtstrend der Fettleibigkeit bei Amerikanern in den letzten drei bis fünf Jahrzehnten bei einer Prävalenz von etwa 35 % eingependelt hat.[410]

Dies ist jedoch kein Grund zum Feiern. Forscher schätzen, dass der negative Gesamteffekt der Fettleibigkeit auf die Lebenserwartung in den Vereinigten Staaten eine Verringerung um ein Drittel bis drei Viertel eines Jahres bedeutet. Dieser Rückgang der Lebenserwartung ist nicht trivial. Sie ist größer als die negativen Auswirkungen aller unfallbedingten Todesfälle wie Unfälle, Tötungsdelikte und

Selbstmorde zusammengenommen.[411] Und der Rückgang der Lebenserwartung wird in den kommenden Jahrzehnten voraussichtlich auf zwei bis fünf Jahre anwachsen. Dies ist das erste Mal in der Geschichte der Menschheit, dass Forscher voraussagen, dass unsere Kinder nicht so lange leben werden wie wir! Und das ist eine sehr traurige Erkenntnis.

In unserem Endocannabinoid-System wurde eine Gruppe von Molekülen identifiziert, die wesentlich zur Stoffwechselkontrolle und damit zur Gewichtskontrolle beitragen.[412] Tatsächlich sind unsere Endo-cannabinoide Anandamid und 2-AG in allen Aspekten der Kontrolle der Energiebilanz stark involviert.

Schon früh im Leben scheint die Aktivierung der CB1-Rezeptoren beim Vorgang des Säugens beteiligt zu sein.[413] Die Autoren dieser Studie kamen zu dem Schluss, dass das Endocannabinoid-System zumindest bei Mäusen eine entscheidende Rolle beim Milchsäugen und damit für Wachstum und Entwicklung in den frühen Lebensstadien spielt. Es ist sehr interessant, dass die während dem Säugen mit Anandamid-behandelten Mäuse im Vergleich zu Kontrollmäusen einen signifikanten Anstieg der Nahrungsaufnahme, des Körpergewichts und des epididymalen Fetts (ein Teil des Fetts im Bauch) im Erwachsenenalter zeigten.

Bei der Bewertung des Vorkommens des CB1-Rezeptors im epididymalen Fett zeigte die mit Anandamid behandelte Gruppe einen 150%igen Anstieg in der Anzahl der Rezeptoren. Diese Gruppe wies auch signifikant höhere Werte von zirkulierender Glukose, Insulin, Leptin, Triglyzeriden, Cholesterin und NEFA (nicht-veresterte Fettsäuren) auf. Darüber hinaus waren signifikante Werte der Insulinresistenz ein weiterer wichtiger Befund in der Anandamid-behandelten Gruppe.[414] Dieselbe Gruppe von Wissenschaftlern kam zu dem Schluss, dass eine progressive Zunahme der Körperfettansammlung in frühen Lebensphasen durch eine orale Behandlung mit dem Endocannabinoid Anandamid programmiert werden kann.[415]

Das bedeutet nicht, dass hohe Anandamidwerte schlecht sind. Denke daran, es gibt hoch und es gibt zu hoch, besonders in Kombination mit einer erhöhten Anzahl von CB1-Rezeptoren im Fettgewebe. Es scheint, dass wir geschaffen wurden, um in der Wachstumsphase der frühen Kindheit von leicht erhöhten Anandamidwerten zu profitieren. Wenn man jedoch zu viel zusätzliches Anandamid hinzufügt, kann man ein Ungleichgewicht in der ECS verursachen, das später im Leben zu Fettleibigkeit führt.

Fettleibige Personen zeigen einen erhöhten CB-Tonus aufgrund der chronischen Aktivierung der CB1-Rezeptoren. Während man anfangs glaubte, dass das Endocannabinoid-Signalsystem die Energieaufnahme nur erleichtern würde, wissen Wissenschaftler heute, dass Endocannabinoide und CB1-Rezeptoren auch die Energiespeicherung im Fettgewebe verbessern und den Energieverbrauch reduzieren, indem sie sowohl den Lipid- als auch den Glukosestoffwechsel be-einflussen.[416]

Als die Menschheit vor Tausenden von Jahren erschaffen wurde, gab es keine verarbeitete Nahrung. Damals mussten die Menschen arbeiten und viele Kalorien verbrennen, um ihre Nahrung zu bekommen, die hauptsächlich aus Pflanzen und gelegentlich aus Fleisch bestand. Dieser Lebensstil unterstützte das ECS, und das ECS wiederum unterstützte diesen Lebensstil. Der Grund dafür, dass das ECS Endocannabinoide wie Anandamid enthält, die bis zu einem gewissen Grad Fett konservieren, war wahrscheinlich, um den Körper in Zeiten der Hungersnot zu unterstützen.

Aber der heutige Bewegungsmangel in Verbindung mit dem übermäßigen Genuss ungesunder, zuckerhaltiger Nahrung überlastet wahrscheinlich diese Schutzmaßnahmen, die in alten Zeiten das Überleben erhöhen sollten. Als Folge haben wir einige der ausgleichenden Effekte der ECS verloren. Wir sollten nicht einfach CBD konsumieren und denken, dass es eine schnelle Lösung für einen schlechten Lebensstil ist. Ich rufe jeden von Euch auf, damit anzufangen, mehr Sport zu treiben und gesünder zu essen. Dann wird CBD in der Lage sein, die Homöostase zu unterstützen, anstatt nur einige Symptome zu verdecken.

Ich habe bereits erwähnt, dass der Vorläufer von Anandamid und 2-AG die Arachidonsäure (AA) ist. AA, eine mehrfach ungesättigte Omega-6-Fettsäure, kann in entzündungsfördernde Verbindungen wie Prostaglandine und Leukotriene sowie in entzündungshemmende Verbindungen wie Anandamid und 2-AG umgewandelt werden. Ich habe auch erwähnt, dass

Hanfsamen ein optimales Verhältnis von Omega-6 zu Omega-3 haben und daher sehr gesund sind.

Die Omega-3-Fettsäuren EPA (Eicosapentaensäure) und DHA (Docosahexaensäure) reduzieren jeweils die Menge an AA im Körper und erhöhen somit indirekt die Funktionalität der CB-Rezeptoren. Sie scheinen auch die Menge der CB1- und CB2-Rezeptoren zu erhöhen. Und sogar Metaboliten von EPA und DHA haben gezeigt, dass sie eine hohe Affinität für CB1-Rezeptoren haben. Dies ist ein weiterer Hinweis darauf, dass gesundes Essen mit unserem ECS zusammenarbeitet.

Es ist auch interessant zu wissen, dass es einen Unterschied zwischen weißem Fettgewebe und braunem Fettgewebe gibt. Während weiße Fettzellen hauptsächlich als Speicher für Energie in Form von Kalorien dienen, werden braune Fettzellen dazu verwendet, Fett zu verbrennen und dabei Wärme zu erzeugen.[417] Während das weiße Fettgewebe (WAT) und das braune Fettgewebe (BAT) beide an der Energiebilanz beteiligt sind, sind sie durch unterschiedliche anatomische Orte, morphologische Strukturen, Funktionen und Regulierungen gekennzeichnet.

Kürzlich wurden braunähnliche Adipozyten im WAT entdeckt. Diese braunähnlichen Adipozyten, die im WAT vorkommen, werden beige/brite Adipozyten genannt. Interessanterweise ähneln diese beige/briten Zellen im Grundzustand weißen Fettzellen, aber sie reagieren auf Kältereize mit einem erhöhten Gehalt an thermogenen Genen und einer erhöhten Atemfrequenz. Die Reaktion solcher WAT-Typen auf thermogene Reize wird „Bräunung" genannt.

Die aktuelle Epidemie der Fettleibigkeit hat das Interesse an der Untersuchung der Fettbildung (Adipogenese) verstärkt, insbesondere bei den beige/britalen Zellen.[418] Es ist bekannt, dass BATs Glukose und Triglyzeride aus dem Blut verwenden, um die Temperatur im Körper zu erhöhen. Das Potenzial der BAT-Aktivität zum Schutz vor Fettleibigkeit und metabolischem Syndrom ist also erkannt worden.[419] Akute und wiederholte milde Kälteexpositionen von 17 - 19 °C bei erwachsenen Menschen erhöhen das BAT-Volumen und die Aktivität. Dies ist eine natürliche Methode zur Erhöhung des Energieverbrauchs, d.h. zur Unterstützung der Gewichtsabnahme.[420]

Also, was hat dieses ganze WAT- und BAT-Gerede mit dem Endocannabinoid-System zu tun? Die Forschung hat gezeigt, dass kalte Temperaturen den Endocannabinoid-Tonus erhöhen.[421] Eine Studie zeigte die Zunahme der Dichte der CB1-Rezeptoren in der Amygdala, einem Teil des Gehirns, der sich in der Nähe des Hippocampus befindet. Sowohl der Hippocampus als auch die Amygdala sind an Gedächtnis und Emotionen beteiligt. Es ist interessant festzustellen, dass Stoffwechsel, Fettverbrennung und Fettspeicherung über die Hoch- oder Herunter-regulierung der CB1-Rezeptoren vor allem in diesem Teil des Gehirns mit Emotionen und Gedächtnis verbunden sind.

Und jetzt kommt der sehr interessante Teil, da CBD diese CB1-Rezeptoren im Gehirn, wenn überhaupt, nur sehr schwach beeinflusst. CBD selbst hat gezeigt, dass es an der Bräunung der weißen Adipozyten, der Vergrößerung der Lipolyse (Abbau von Fettgewebe), der Thermogenese (Aufrechterhaltung der richtigen Körpertemperatur) und der Reduzierung der Lipogenese (Bildung von Fettgewebe) beteiligt ist. [422] Und die Bräunung von Fett ist eine effiziente Methode, um die Aktivität von ganzem braunem Fett zu erhöhen, was die Verbrennung von Kalorien aus Fett erhöht. [423]

Mit anderen Worten, CBD an sich könnte ein potenziell vielversprechendes natürliches therapeutisches Mittel zur Vorbeugung oder Behandlung von Fettleibigkeit sein. Angesichts der andauernden Fettleibigkeits-epidemie sind diese Erkenntnisse von größter Bedeutung und fügen einen völlig neuen Blickwinkel in Bezug auf die Vorteile des CBD-Konsums hinzu. Wer hätte gedacht, dass das Hinzufügen von CBD zu Deiner täglichen Supplementierung Dir bei der Gewichts-abnahme oder bei der Aufrechterhaltung Deines optimalen Körpergewichts helfen könnte? Die Auswirkungen davon sind weitreichend.

Kurz zusammengefasst:
- Die Pharmakokinetik beschreibt die Art und Weise, wie sich Medikamente durch den Körper bewegen.
- Menschen und Tiere können CBD auf verschiedene Weise aufnehmen, wobei verschiedene Organ-systeme beteiligt sind. Die gebräuchlichsten Formen der Aufnahme von CBD sind oral, sublingual/intraoral und topisch/transdermal.

- Die orale Anwendung und das Schlucken von CBD haben eine sehr geringe Bioverfügbarkeit.
- Die Absorption durch die Darmwand kann erhöht werden, wenn CBD mit anderen Substanzen wie Olivenöl, Sesamöl oder Kurkuma kombiniert wird.
- Das menschliche Gehirn enthält schätzungsweise 100 Milliarden Nervenzellen und etwa 85 Milliarden Zellen vom Glia-Typ.
- Die Neuronen besitzen hauptsächlich CB1-Cannabinoidrezeptoren, während die Gliazellen meistens CB2 Rezeptoren besitzen.
- Das Gehirn schützt sich vor dem Eindringen von Giftstoffen, die im Blut vorhanden sind, indem es die Blut-Hirn-Schranke schafft und aufrechterhält. CBD bewahrt die Funktionalität der Blut-Hirn-Schranke.
- Das Endocannabinoid-System spielt eine entscheidende Rolle bei der Regulierung von Emotionen.
- Das Mikrobiom wurde auch „das letzte unentdeckte menschliche Organ" genannt.
- Cannabinoide hemmen die Magen- und Darmmotilität durch Aktivierung der enteralen CB1-Rezeptoren.
- Die Darmmotilität ist eine der Möglichkeiten, wie das Gehirn die bakterielle Zusammensetzung des Darms kontrollieren und beeinflussen kann.
- Das ECS ist an zahlreichen biologischen Prozessen beteiligt, einschließlich der Kontrolle über Darmentzündung und der Darmbarrierefunktion.
- Die Lebensweise, die Nahrungsaufnahme, die körperliche Aktivität, der Darm, das Mikrobiom, das Gehirn und das ECS sind vollständig

miteinander verbunden und jede Störung hat gesundheitliche Folgen.

- CBD hat eine entspannende Wirkung.
- Ein hyperaktives ECS trägt zu viszeraler Fettansammlung und Fettleibigkeit bei.
- Akutes aerobes Training aktiviert das ECS bei körperlich aktiven Personen.
- Sportler könnten von CBD profitieren, da es erhöhte Anandamidwerte unterstützt.
- Etwa ein Drittel der heutigen Weltbevölkerung ist derzeit fettleibig.
- Unser Endocannabinoid-System wurde mit einer Gruppe von Molekülen identifiziert, die signifikant zur Stoffwechselkontrolle und damit zur Gewichtskontrolle beiträgt.
- Es hat sich gezeigt, dass CBD selbst daran beteiligt ist, die Verbrennung von Kalorien aus Fett zu erhöhen.
- CBD an sich könnte ein potenziell vielversprechendes natürliches therapeutisches Mittel zur Vorbeugung oder Behandlung von Fettleibigkeit sein.

Aktuelle medizinische Forschung zu CBD

Viele Patienten, die an pathologischen Zuständen leiden, beginnen sich CBD zuzuwenden. Sie haben erkannt, dass Medikamente helfen könnten, aber diese Hilfe hat ihren Preis, und nicht nur in Dollar oder Euros. Oft führt die Einnahme eines Medikaments zu einigen Nebenwirkungen, die dann wiederum durch die Verschreibung von noch mehr Medikamenten behandelt werden müssen. Dies ist eines der Markenzeichen der sogenannten modernen Medizin. Nicht oft genug suchen die Mediziner nach der Ursache eines pathologischen Zustands. Die Diagnose ist der Schlüssel und der nächste Schritt ist die sofortige Behandlung.

Wäre es nicht besser, die Grundursache zu finden und zu beseitigen? Das würde den Bedarf an Medikamenten von vornherein vermeiden. Viele Patienten haben erkannt, dass sie in einem Teufelskreis gefangen sind und suchen nach Alternativen. CBD könnte eine davon sein. Tatsächlich gaben fast 62 % der CBD-Benutzer an, CBD zu benutzen, um eine Krankheit zu behandeln.[424]

Die drei am häufigsten behandelten Beschwerden waren Schmerzen, Angstzustände und Depressionen. Dieselben Autoren fanden heraus, dass 36 % der Befragten berichteten, dass CBD ihre Beschwerden „an sich schon recht gut behandelt," während nur 4,30 %

169

„nicht sonderlich gut" berichteten. Über 74 % der Befragten gaben an, CBD täglich oder mehrmals täglich zu nehmen.

Aufgrund seines Sicherheitsprofils und der vielen Vorteile, die CBD bietet, scheinen die Patienten CBD den traditionellen Medikamenten vorzuziehen. Laut einer Studie wird CBD als Ersatz für herkömmliche Medikamente eingesetzt, wobei 42 % der Befragten die Einnahme anderer Medikamente einstellen, die unter anderem Angstzustände, Schlaflosigkeit, Gelenkschmerzen und Entzündungen sowie Depressionen behandeln. Die Befragten bevorzugten CBD aus terpenreichem Marihuana gegenüber CBD aus Industriehanf. Nur 9 % der Befragten gaben an, ausschließlich CBD aus Hanf zu verwenden.[425]

In 2018 genehmigte die FDA CBD für die Behandlung von zwei seltenen pädiatrischen Anfallsleiden. Zum Zeitpunkt des Schreibens dieses Buches wurde noch kein anderer medizinischer Antrag für CBD genehmigt. CBD wird von der FDA immer noch als Medikament eingestuft und hat noch nicht den offiziellen Status eines Nahrungsergänzungsmittels erhalten. Die FDA wie auch ähnliche Behörden weltweit sind immer noch dabei herauszufinden, wie man mit dem CBD-Konsum umgeht und noch wichtiger, wie man ihn regulieren kann.

Lasst uns einige der Studien anschauen, die den CBD-Konsum bei medizinischen Erkrankungen untersuchen. Dieses Kapitel, und das Buch, ist in keiner Weise dazu gedacht, medizinische Empfehlungen zu geben. Bitte kontaktiere immer Deinen Arzt und medizinischen Betreuer, wenn Du den Einsatz von Naturprodukten gegen eine Krankheit in Betracht ziehst.

Berücksichtige immer die mögliche Wechselwirkung von Naturprodukten mit Medikamenten, die Du möglicherweise einnimmst. Und obwohl viele Studien im Gange sind und im Grunde genommen alle Ergebnisse ein sehr positives Bild der Anwendung von CBD bei verschiedenen Krankheiten darstellen, müssen wir uns alle darüber im Klaren sein, dass CBD, wie viele andere Naturprodukte auch, bis heute nicht zugelassen ist, um irgendeine Krankheit zu diagnostizieren, zu verhindern, zu behandeln oder zu heilen. Und da CBD im Grunde genommen 100 Jahre lang verboten war und erst vor kurzem wieder der Öffentlichkeit zugänglich gemacht wurde, fehlen in der medizinischen Literatur die Ergebnisse einer langfristigen Einnahme von CBD-Produkten.

CBD und neurologische Probleme

Gedächtnis, Schlaf, Stimmungsstabilität, kognitive Funktionen und viele Gehirnprozesse sind für ein glückliches Leben unerlässlich. Laut der Welt-gesundheitsorganisation sind psychische Gesundheits-störungen weltweit eine der Hauptursachen für Einschränkungen und Behinderungen.[426] Die WHO hat kürzlich auch festgestellt, dass die Belastung durch psychische Störungen weiter zunimmt, mit erheblichen Auswirkungen auf die Gesundheit, Menschenrechte und die Wirtschaft in allen Ländern der Welt.[427]

Es ist mittlerweile bekannt, dass CBD neuroprotektive und entzündungshemmende Wirkungen hat. Wie bereits erwähnt, hat die FDA im Jahr 2018 CBD als Medikament gegen zwei seltene und schwere Formen von pädiatrischen Krampfanfällen, das Lennox-Gastaut-Syndrom und das Dravet-Syndrom, zugelassen.[428] Erste Ergebnisse der Studien, bei denen solche Patienten untersucht wurden, zeigten, dass CBD die Anfallshäufigkeit reduziert und ein adäquates Sicherheitsprofil bei Kindern und Jugendlichen mit stark behandlungsresistenter Epilepsie aufweist. Mehrere Studien zur Behandlung anderer Formen von Krampfanfällen wie der refraktären epileptischen Enzephalopathie sind derzeit im Gange.[429]

Die genauen antiepileptischen Mechanismen des CBD sind noch nicht bekannt. Die Forscher vermuten jedoch, dass der verwaiste G-Protein-gekoppelte Rezeptor GPR55, das transiente Rezeptorpotential der vanilloiden Typ-1-Kanäle TRPV, der 5-HT1A-Rezeptor und die α3 und α1 Glycinrezeptoren beteiligt sind.[430] Wie Du sehen kannst, ist der Versuch zu erklären, wie CBD über Rezeptoren funktioniert, etwas komplizierter als einfach anzunehmen, dass es funktioniert, indem man entweder die CB1- oder CB2-Rezeptoren beeinflusst.

Es wurde eine Vielzahl von Mechanismen beschrieben, die im Zusammenhang mit CBD und neurologischen Störungen im Spiel sind. Akute anxiolytische (angstlösende) und antidepressive Wirkungen scheinen hauptsächlich auf der Interaktion mit den Serotonin-5-HT1A-Rezeptoren im Gehirn zu beruhen. Andere

Vorteile wie antikompulsive Wirkungen, vermehrtes Auslöschen von schlechten Erinnerungen und die Erleichterung der Neurogenese bei Erwachsenen könnten von einem erhöhten Anandamidspiegel abhängen.

Schließlich ist die Aktivierung der TRPV1-Kanäle wahrscheinlich der Grund für die bei CBD beobachtete antipsychotische Wirkung.[431] Aber andere Mechanismen wie die Hemmung der Aufnahme des Neurotransmitters Adenosin, die Bindung an die CB1-, CB2-, GRP55- und PPARγ Rezeptoren könnten auch hinter den vorteilhaften Auswirkungen von CBD bei neurologischen Krankheiten stecken.

CBD übt positive pharmakologische Effekte bei ischämischem Schlaganfall und anderen chronischen Krankheiten aus, einschließlich Parkinson, Alzheimer und rheumatoider Arthritis.[432] Dieselben Autoren haben auch erwähnt, dass die gehirnschützende Wirkung von CBD CB1-Rezeptor-unabhängig und langanhaltend ist. Studien haben weiterhin bestätigt, dass CBD eine sichere und gut verträgliche Alternative zur Behandlung von Schizophrenie sein kann.[433,434]

In einer wissenschaftlicher Zusammenfassung wurde die Fähigkeit des CBDs beschrieben, die reaktive Gliose (Entzündung bestimmter Gehirnzellen, die für die Reinigung des Gehirns und die Schaffung neuer Hirnwege verantwortlich sind) und die neuro-inflammatorische Reaktion zu reduzieren sowie die Neurogenese (die Neubildung von Hirngewebe und Hirnstrombahnen) zu fördern. Wichtig ist, dass CBD auch die Entwicklung kognitiver Defizite in Alzheimer-Modellen rückgängig gemacht und verhindert hat.[435]

In klinischen Studien hat das CBD gezeigt, dass es die Entwicklung der negativen Auswirkungen von Alzheimer umkehren und sogar verhindern kann.[436] Eine Überprüfung im Jahr 2012 ergab, dass CBD das Wachstum und die Entwicklung von Gehirnzellen fördert, die nachweislich den Rückgang des Gedächtnisses und anderer Gehirnfunktionen verringern.[437] Dieselben Autoren haben erst kürzlich herausgefunden, dass CBD neuroprotektive, antioxidative und entzündungshemmende Eigenschaften besitzt und die Produktion von Amyloid-ß und die Tau-Hyperphosphorylierung, zwei wichtige Prozesse bei Alzheimer, reduziert.[438]

Tatsächlich ist eines der Kennzeichen der Alzheimer-Krankheit die Ansammlung von Amyloid-Plaques zwischen Nervenzellen im Gehirn. Dies unterstreicht, dass CBD nicht nur durch die Unterstützung und den Schutz der Hirnnerven funktioniert, sondern auch dadurch, dass das Gehirn von Amyloiden sauber gehalten wird.

Zusammenfassend lässt sich sagen, dass CBD eine gesunde Gehirnfunktion durch eine Kombination aus anxiolytischen, antipsychotischen und neuroprotektiven Effekten unterstützt. CBD beeinflusst auch das Mikrobiom auf positive Weise und verringert Entzündungen im Darm. Warum sollte das wichtig sein? Weil es eine sehr enge Verbindung zwischen der Darmgesundheit, dem Mikrobiom und der

Gehirngesundheit gibt. CBD kann das Gehirn und den Darm beeinflussen, was seine Bedeutung für die Homöostase von beiden deutlich macht.

CBD und Schlafen

Schlafmangel hat schreckliche Folgen für die allgemeine Gesundheit und Lebensqualität.[439] Probleme mit dem Einschlafen oder der Tagesschläfrigkeit betreffen jährlich etwa 35 - 40 % der erwachsenen US-Bevölkerung und sind eine bedeutende Ursache für Morbidität (Krankheit) und Mortalität (Tod).[440] Außerdem werden die Schlafprobleme durch das schnelle Aufkommen einer 24/7-Gesellschaft mit Aktivitäten rund um die Uhr und der zunehmenden nächtlichen Nutzung von Fernsehen, Internet und Mobiltelefonen wahrscheinlich zunehmen.[441] Schlafstörungen sind so weit verbreitet, dass die Internationale Klassifikation der Schlafstörungen inzwischen mehr als 80 verschiedene unterscheidet.

Die hypnogenen/schlaffördernden Eigenschaften von Cannabinoiden sind seit Jahrhunderten bekannt.[442] Eine Studie, an der 72 Erwachsene teilnahmen, die an Angst oder schlechtem Schlaf litten, fand heraus, dass die Angstwerte innerhalb des ersten Monats bei 79,2 % der Patienten, die CBD erhielten, abnahmen und auch während der restlichen Studiendauer weiterhin abnahmen. Die Schlafwerte verbesserten sich innerhalb des ersten Monats bei 66,7 % der Patienten, schwankten aber im Laufe der Zeit.[443]

Es wurde angedeutet, dass CBD bei der Behandlung von Schlafstörungen eine Rolle spielt, weil es bestimmte Phasen wie den REM-Schlaf (Rapid Eye Movement) verbessern und übermäßige Schläfrigkeit am Tag reduzieren kann.[444] Erwachsene verbringen etwa 20 - 30 % ihres Schlafes in der REM-Phase, während Babys bis zu 50 % in diesem Stadium verbringen können.

Andere Studien haben gezeigt, dass eine systemische akute Verabreichung von CBD die Gesamtschlafdauer zu erhöhen scheint.[445] Ein Fallbericht beschrieb, wie CBD-Öl als sichere Behandlung zur Reduzierung von Angstzuständen und zur Verbesserung des Schlafs bei einem jungen Mädchen mit posttraumatischer Belastungsstörung verwendet wurde.[446]

Während viele Studien positive Effekte von CBD in Bezug auf die Unterstützung des Schlafes gefunden haben, sollte auch erwähnt werden, dass eine bestimmte Studie den Effekt von CBD auf Schlaf-Wach-Zyklen bei Freiwilligen untersuchte und keinen Unterschied zwischen den Gruppen, die CBD oder ein Placebo erhielten, feststellte.[447] Der Vorbehalt hier ist, dass gesunde Freiwillige eingesetzt wurden und keine Menschen mit Schlafstörungen. Vielleicht funktioniert das CBD bei Menschen mit Schlafstörungen, während es gesunde Menschen im Bezug auf Schlaf nicht groß beeinflusst. Dies könnte eine wichtige Erkenntnis für diejenigen sein, die CBD aus anderen Gründen als zur Unterstützung des Schlafs benutzen.

Die Tatsache, dass CBD tatsächlich die Wachsamkeit erhöhen könnte, also der Tagesschläfrigkeit entgegenwirkt, wurde hauptsächlich durch Tierstudien belegt.[448]

Eine Studie an Menschen mit Schlaflosigkeit, die 160 mg CBD erhielten, ergab, dass diese Patienten signifikant mehr schliefen als diejenigen, die ein Placebo erhielten.[449] Darüber hinaus berichteten die Freiwilligen auch von deutlich weniger Traumerinnerungen, was auf tiefere Schlafzyklen hinweist.

Während noch diskutiert wird, ob CBD die Wachsamkeit erhöht und der Tagesschläfrigkeit entgegenwirken könnte, oder ob es den Schlaf erhöht und die Schlafqualität vertieft,[450] ist es meine persönliche Erfahrung, dass CBD, gemischt mit ätherischen Ölen, sehr kraftvoll sein kann, um gesunden Schlaf zu unterstützen. Diese ganze Diskussion unterstreicht noch einmal die Dualität der Effekte von CBD. Es geht einmal mehr um das Konzept der Homöostase, in diesem Fall, um die Optimierung der Schlaf-Wach-Balance zu ermöglichen.

CBD und Angst

Bis zu 34 % der Bevölkerung leidet an Angststörungen, darunter Panikstörungen mit oder ohne Agoraphobie (Angst vor Orten und Situationen, die Panik, Hilflosigkeit oder Verlegenheit verursachen können), allgemeine Angststörungen, soziale Angststörungen, spezifische Phobien und Trennungsangst.[451]

Diese Zustände sind mit immensen Gesundheitskosten und einer hohen Krankheitsbelastung verbunden, die die Lebensqualität der Betroffenen stark einschränkt. Angststörungen führen auch zur Fortdauer oder zum erhöhtem Schweregrad von Folgeerkrankungen wie

Stimmungsschwankungen und auch Drogen sowie Medikamentenmissbrauch.[452]

Mehrere medizinische Artikel haben die positiven Auswirkungen von CBD auf Angstzustände bestätigt. [453,454,455] Die akute Verabreichung von CBD war vorteilhaft bei generalisierten Angstzuständen, Panik, sozialen Ängsten, Zwangsneurosen und posttraumatischen Stressstörungen.[456] CBD hat gezeigt, dass es Angstzustände und Depressionen durch die Aktivierung der serotonergen 5-HT1A- und anderer Cannabinoidrezeptoren reduziert, sobald das Gehirn eine erste Reaktion auf eine Bedrohung registriert.[457,458]

CBD arbeitet auch an der Verarbeitung des Angstgedächtnisses, was darauf hinweist, dass es die erlernte Angst reduziert, die für Phobien und posttraumatische Belastungsstörungen relevant ist. Es tut dies, indem es die Angst und das Angstgedächtnis akut reduziert und gleichzeitig das Auslöschen der Angst fördert, was alles wichtig ist für eine dauerhafte Reduzierung der Angst.[459,460,461] Der Gebrauch von CBD stellt eine interessante neue und natürliche Methode dar, sich solchen Störungen zu nähern.

Die Angst vor dem öffentlichen Reden ist eine der häufigsten Ängste und Panikstörungen. Sie betrifft viele von uns. Forscher haben gezeigt, dass eine einzige orale Dosis CBD (300 mg) die Angst vor öffentlichen Reden bei gesunden Freiwilligen verringert.[462] Eine weitere Studie mit 24 Freiwilligen ergab, dass eine orale Vorbehandlung mit 600 mg CBD Angst, kognitive Beeinträchtigung und Unbehagen vor dem öffentlichen Reden signifikant reduziert und negative Alarmreaktionen auf die bevorstehende Rede signifikant verringert.[463] Angst ist einer der Hauptgründe für den CBD-Gebrauch.

CBD und Schmerz

Über 50 % der heutigen Arztbesuche stehen im Zusammenhang mit Gelenk- oder Rückenschmerzen.[464] In den U.S.A. zum Beispiel leiden mindestens 25 % der Patienten an Rückenschmerzen.[465] Allein die Schmerzen im unteren Rücken standen an fünfter Stelle bei den Gründen für einen Arztbesuch und sind daher ein Hauptgrund für alle Arztbesuche. In den USA wurde berichtet, dass 126,1 Millionen Erwachsene in den letzten drei Monaten Schmerzen hatten. Ungefähr 25 Millionen Erwachsene (11,2 %) leiden täglich unter chronischen Schmerzen und 23,4 Millionen (10,3 %) berichteten von starken Schmerzen insgesamt.[466]

Das bekannteste Schmerzmittel unter den Cannabinoiden ist THC, das vom CBD unterstützt wird.[467] Es wurde angedeutet, dass CBD die schmerzstillende Wirkung von THC verstärken kann, indem es in erster Linie die Wirkungsdauer von THC verlängert.[468] CB1 und andere Arten von Rezeptoren im Gehirn, Rückenmark und peripheren Nervensystem interagieren mit den Cannabinoiden, um den Schmerz zu kontrollieren.[469]

Eine Gruppe von Forschern fand heraus, dass CBD über TRPV1-Rezeptoren wirken kann, und dadurch die antihyperalgetische Wirkung unterstützt (einer verschlimmerten Schmerzreaktion entgegenwirkt).[470] Natürliche Phytocannabinoide und synthetische Derivate haben bei einer Vielzahl von Schmerzzuständen eine deutliche Wirkung gezeigt. Diese Effekte sind das Ergebnis sowohl der Hemmung der Schmerzsignalwege (meistens CB1) als auch der entzündungshemmenden Wirkung (meistens CB2).[471] Außerdem tragen CB2-Rezeptoren auch zur Schmerzlinderung bei, indem sie die Freisetzung von proinflammatorischen Faktoren in der Nähe von schmerzempfindlichen Nervenenden hemmen.[472] Im Grunde genommen kann die Aktivierung der CB2-Rezeptoren entweder direkt die Schmerzwahrnehmung vermindern oder indirekt die Schmerzen verringern, indem schmerzbedingte Entzündungsstoffe in der Nähe der Nerven, die für die Schmerzwahrnehmung verantwortlich sind, vermehrt abgebaut werden.

Eine andere Studie ergab, dass Cannabinoide entzündliche und neuropathische Schmerzen unterdrücken, indem sie auf α3 Glycinrezeptoren abzielen.[473] Wie Du sehen kannst, ist das ECS kompliziert und viele Rezeptortypen wie CB1 und CB2, TRPV, GRP55, α3 Glycin, sowie wahrscheinlich auch andere Cannabinoidrezeptoren sind an der Reduzierung von Schmerzen und Entzündungen beteiligt.

Marihuana-basierte Medikamente haben auch gezeigt, dass die Anzahl der Menschen, die eine Schmerzlinderung von 50 % oder mehr nach Einnahme dieser Medikamente im Vergleich zu einem Placebo erreichen, ansteigt.[474]

Transdermales oder topisches CBD-Gel reduzierte signifikant die Gelenkschwellung, die Intensität des akuten Schmerzes, die Infiltration von Immunzellen und die Verdickung der Synovialmembran (Gelenkshaut) in einer dosisabhängigen Weise, was es zu einer interessanten topischen Behandlungsmodalität für Schmerzen ohne Nebenwirkungen macht.[475]

Eine Studie untersuchte die Auswirkungen von CBD und/oder THC bei Patienten mit neurogenen Symptomen von Multipler Sklerose, Rückenmarksverletzungen und Amputation von Gliedmaßen, die auf die Standardbehandlung nicht ansprechen. Die Ergebnisse zeigten, dass sowohl CBD als auch THC bei der Schmerzbehandlung im Vergleich zu Placebo signifikant überlegen waren.[476] Darüber hinaus wurden auch Symptome wie beeinträchtigte Blasenkontrolle, Muskelkrämpfe und Spastizität, die bei dieser Patientenpopulation häufig auftreten, verbessert.

In einer anderen Studie wurde berichtet, dass die topische transdermale Verabreichung von CBD die alkoholbedingte Neurodegeneration verminderte und daher möglicherweise Schmerzen bei solchen Erkrankungen verhindert oder vermindert.[477] Eine weitere Studie ergab, dass eine topische CBD-Anwendung zu einer Linderung von Arthritisschmerzen und der Entzündung ohne Nebenwirkungen führte.[478] CBD hat durch seine kombinierten immunsuppressiven und entzündungshemmenden Wirkungen eine starke antiarthritische Wirkung.[479] Die CBD-Verabreichung war auch in der Lage, die durch die Chemotherapie verursachten neuropathischen Schmerzen bei Krebspatienten zu verringern, ohne die Wirkung der Chemotherapie zu vermindern.[480]

Es gibt zahlreiche Belege dafür, dass CBD und andere Cannabinoide in der Lage sind, schmerzhafte Zustände zu lindern. Es ist auch meine persönliche Erfahrung, dass topische und sublinguale Verabreichungen von CBD mit und ohne ätherische Öle in der Lage waren, ein Leben frei von oder mit deutlich reduzierten Schmerzen zu unterstützen.

CBD und Haut

Die Haut ist das größte Organ des Körpers. Die Haut stellt in erster Linie Kontakte mit der Außenwelt her, kontrolliert sie und leitet sie weiter. Darüber hinaus wirkt die Haut als Barriere und schützt unseren Körper vor schädlichen Umwelteinflüssen (physikalisch, chemisch und mikrobiologisch) und ist bekanntermaßen entscheidend für die Aufrechterhaltung der Temperatur, des Elektrolyt- und Flüssigkeitshaushalts sowie der Immunfunktionen.[481]

Aktuelle Forschungen zeigen, dass die Haut auch als eine riesige und hochaktive Biofabrik für die Synthese, Verarbeitung und/oder den Metabolismus einer erstaunlichen Bandbreite von Strukturproteinen, Lipiden und anderen Verbindungen dient. Es wird nun zunehmend anerkannt, dass die Haut ein integraler Bestandteil des Immun-, Nerven- und endokrinen Systems ist. Die Haut spielt auch eine große Rolle für die Schönheit,[482] Antiaging,[483] und die eigene

Wahrnehmung der Gesundheit einer anderen Person.[484]

Wir wissen jetzt, dass das ECS auch in der Haut zu finden ist. Seine Rolle dort ist wahrscheinlich die Kontrolle biologischer Prozesse wie Proliferation, Wachstum, Differenzierung und Apoptose/Tod von Hautzellen. Sie kann auch entzündliche Zytokine und die Hormonproduktion verschiedener Zelltypen der Haut und ihrer Anhängsel, wie z.B. Haarfollikel und Talgdrüsen, ausgleichen. Es scheint, dass die wichtigste physiologische Funktion des hautbasierten ECS darin besteht, die richtige und ausgewogene Bildung, das Überleben und die Immunfunktion von Hautzellen zu kontrollieren.[485]

Neuere Erkenntnisse deuten auf eine Beteiligung der Haut an der neuro-immuno-endokrinen Organfunktion hin. Das interaktive Netzwerk zwischen Hautnerven, der neuroendokrinen Achse und dem Immunsystem ist gut etabliert.[486] Die Interaktion zwischen Nerven in der Haut und Zellwachstum, Immunität, Entzündung, Juckreiz und Wundheilung ist ein neues Forschungsgebiet. Ebenso wie die Wissenschaft darüber, wie das Mikrobiom die Haut beeinflussen kann und umgekehrt.

Die Forschung hat gezeigt, dass ein dichtes Netzwerk von sensorischen Nerven in der Lage ist, über 50 Neuropeptide (kleine Proteine mit Funktion im Nervensystem) freizusetzen und dadurch Entzündung, Zellwachstum und die Immunreaktionen in der Haut zu modulieren.[487] Das ECS der Haut hat gezeigt, dass es dasselbe tut. Gibt es da einen Zusammenhang?

Es wurde sogar behauptet, dass kutane Cannabinoide, auch „c[ut]annabinoide" genannt, fundamental in der Aufrechterhaltung der Homöostase der Haut, der Barrierebildung und der Regeneration involviert sind.[488] Neuropeptide werden lokal in Hautzellen synthetisiert und von Nervenfasern oder Immunzellen zu ihren Zielen transportiert.

Mehrere Neuropeptide verursachen eine Entzündungsreaktion mit Ödemen und Erythemen (Rötung der Haut), induzieren die Freisetzung von Histamin durch die Mastozyten (eine Reaktion, die lokales Jucken und Schwellung verursacht), regulieren den kutanen Blutfluss, beteiligen sich an der Schweißregulierung und induzieren Schmerzen.[489] Sie üben ihre Wirkung auch auf mehrere Zellen aus, die an der Immunität beteiligt sind, und hemmen oder stimulieren dadurch Entzündungsmechanismen.

Einige Rezeptoren für Neuropeptide wurden auf epidermalen Hautzellen gefunden. Die Epidermis ist die äußere Schicht der Haut. Studien weisen darauf hin, dass diese Neuropeptide an der Induktion oder Verbesserung von Hautläsionen wie Psoriasis, atopischem Ekzem, Alopecia areata (Haarausfall), Vitiligo (Hautzustand mit weißen Flecken wegen Pigmentverlust), Pruritus (Juckreiz), hypertrophen Narben und anderen Erkrankungen beteiligt sind.

Woher wissen also diese Neuropeptide und die Haut, wie sie wirken sollen? Es ist wieder die Dualität der Körpersysteme. Neue Forschungsarbeiten konzentrieren sich jetzt darauf, die möglichen

Verbindungen zwischen der Haut und dem ECS zu verstehen, sowie darauf, wie das ECS die Homöostase der Haut und des eng verwandten Immunsystems unterstützt.

Einige der Hautnerven sind olfaktorische Nerven (Riechnerven).[490] Ja, Deine Haut und auch andere Organe können tatsächlich Gerüche riechen und die Sprache der Gerüche benutzen, um zum Beispiel die Wundheilung zu unterstützen. Außerdem wurden auch Geschmacksrezeptoren in der Haut gefunden und diese scheinen ebenfalls an der Wundheilung beteiligt zu sein. [491]

Die funktionellen Implikationen dieser Geschmacksrezeptoren, die in verschiedenen Organen einschließlich der Haut weit verbreitet sind, werfen ein neues Licht auf verschiedene Konzepte, die in der ayurvedischen Pharmakologie (dravyaguna vijnana) verwendet werden, wie z.B. Geschmack (rasa), postdigestive Wirkung (vipaka), Qualitäten (guna) und energetische Natur (virya).[492] Um es noch interessanter zu machen, hat man auch herausgefunden, dass CB2-Rezeptoren während der Wundheilung hochreguliert werden.[493]

Ist das nicht faszinierend? Hier musste ich, als schulmedizinisch ausgebildeter Arzt, große Veränderungen in meinem Denken vornehmen. Die Zusammenhänge zwischen Homöostase, Naturprodukten, Düften aus ätherischen Ölen, dem Mikrobiom und allen Organsystemen wurden plötzlich klar. Das ist der Grund, warum ich etwas zurücktrat und nun versuche, alles von einem ganzheitlichen

Standpunkt aus zu sehen, anstatt von einer hoch-spezialisierten und engen Sichtweise aus.

Bei höheren Dosen wurde festgestellt, dass CBD die Synthese von Lipiden in den Sebozyten (Zellen, die die Talgdrüsen bilden und Talg absondern) hemmt und bei Akne Apoptose (Selbstmord einiger der überaktiven Talgdrüsenzellen) hervorruft.[494] CBD ist neben seiner entzündungshemmenden und bakteriostatischen Wirkung ein TRPV4-Agonist, der als hochwirksamer Talgreduzierer bei Akne wirkt.[495]

Die Ergebnisse einer anderen Studie haben gezeigt, dass Cannabinoide die Keratinozyten (Zellen, die harte Hautschichten bilden) hemmen und so eine mögliche Rolle der Cannabinoide bei der Behandlung von Psoriasis aufzeigen.[496,497] Darüber hinaus könnten Phytocannabinoide aufgrund ihrer bemerkenswerten entzündungshemmenden Wirkung effiziente und dennoch sichere innovative Mittel zur Behandlung von Hautentzündungen sein.[498]

Anandamid und 2-AG wurden auch in Haarfollikeln gefunden. Tatsächlich wird Cannabisöl, das Cannabinoide wie CBD und THC enthält, als wirksame kosmetische Behandlung für das Haar vermarktet, mit der Aussage, dass die direkte Anwendung des Öls im Haar feuchtigkeitsspendende Wirkung hat, den Haarwuchs fördert, das Haar schützt, bei der Reparatur von Schäden helfen kann und dem Haar Glanz verleiht.[499] Es hat sich gezeigt, dass das ECS und die Endocannabinoide zur Regulierung der Haar-follikelaktivität eingesetzt werden konnten.[500]

Eine Gruppe von Wissenschaftlern fand jedoch heraus, dass die Aktivierung der CB1-Rezeptoren in den Haarfollikeln das Haarwachstum hemmt.[501] Diese Ergebnisse wurden durch eine andere Studie bestätigt, die sich mit den Auswirkungen von Cannabinoiden auf die Rezeptoren der vorübergehenden potenziellen Vanilloiden 1 und 3 (TRPV1 und TRPV3) befasst.[502,503] Und obwohl die entzündungshemmende Wirkung von CBD das Haarwachstum unterstützen könnte, ist noch nicht klar, wie dies der Aktivierung des CB1-Rezeptors mit einer Hemmung des Haarwuchses entgegenwirken könnte. Eine Sache ist jedoch klar, das ECS ist involviert.

Es ist auch bemerkenswert, dass der Missbrauch von synthetischen, hyper-potenten Cannabinoiden wie Bonsai, Fake Weed, K2 und Jamaika zu dermatologischen Störungen führen kann, wie vorzeitige Hautalterung, Haarausfall und Ergrauen oder Akne.[504] Dies wird wahrscheinlich durch eine Blockade oder Überaktivierung von Endocannabinoid-Rezeptoren in Haut und Haar durch diese gefährlichen synthetischen Drogen verursacht.

Unser Endocannabinoid Anandamid ist auch an der Aktivierung unserer Farbpigmente produzierenden Zellen, den Melanozyten, beteiligt.[505] Interessanterweise wird eine weitere Verbindung zwischen dem schwarzen Pigment und unserem ECS durch die Tatsache demonstriert, dass schwarze Trüffel Anandamid produzieren können. Das könnte erklären, warum bestimmte Leute sie gerne essen. Es wurde angedeutet, dass sie und die Tiere, die diese Trüffel gefunden haben, durch das Anandamid einen Rausch von dem konsumierten Anandamid bekommen.[506]

Anandamid und die Aktivierung von Cannabinoid-rezeptoren in der Haut, insbesondere von Rezeptoren der Familie der Transient Receptor Potential (TRP), sind Teil der Empfindung, die Du auf Deiner Haut spürst.[507] Dies zeigt, wie das ECS unserem Körper hilft, sich mit Reizen von außerhalb des Körpers zu verbinden, um uns zu helfen, Homöostase zu erreichen, nicht nur in unserem Körper allein, sondern wahrscheinlich auch mit unserer Umgebung.

Vorläufige Studien in Europa zeigten, dass nach den ersten sieben Tagen der topischen Behandlung mit einer Lotion auf CBD-Basis 85,71 % der Frauen eine Verbesserung ihrer Haut berichteten. Am Ende der 14 Tage der Behandlung gaben 100 % der Frauen an, dass sie eine Verbesserung bemerkt haben. Die Studie fand außerdem heraus, dass 81 % der Teilnehmerinnen eine Verbesserung der Hauttextur sowie eine Verbesserung des Aussehens von feinen Linien und Falten um den Mund herum bemerkten.[508] Es ist jedoch nicht klar, welche anderen Zutaten außer CBD in die Lotion gemischt wurden.

Zusammenfassend lässt sich sagen, dass die wichtige Rolle des ECS in der Haut gut bekannt ist. Die Cannabinoid-Signalisierung ist ein Schlüsselfaktor für die kutane Homöostase. CBD und andere Cannabinoide sind neuartige Werkzeuge, um gesunde Haut und Anti-Aging zu unterstützen.

CBD und Krebs

In den USA sind Herz-Kreislauf-Erkrankungen immer noch die häufigste Todesursache und an zweiter Stelle ist Krebs. In einigen Staaten ist Krebs jetzt die Nummer eins.[509] Weltweit steht Krebs immer noch an zweiter Stelle nach den Herz-Kreislauf-Erkrankungen. Eine Studie, an der mehr als 500 Forscher aus über 300 Institutionen und 50 Ländern teilgenommen haben, hat ergeben, dass die Krebssterblichkeit zwischen 2005 und 2015 zurückgegangen ist, obwohl die weltweite Krebsinzidenz in diesem Zeitraum gestiegen ist.[510]

Es sterben also weniger Menschen an Krebs, aber mehr bekommen ihn. Die häufigsten Krebsarten sind Prostata-, Lungen- und Darmkrebs bei Männern und Brust-, Darm- und Lungenkrebs bei Frauen. Was die Sterblichkeit betrifft, so sind die Hauptursachen für Krebstodesfälle Lungen-, Leber- und Magenkrebs bei Männern und Brust-, Lungen- und Darmkrebs bei Frauen.[511]

Neue Beweise deuten darauf hin, dass Verbindungen, die sich an Cannabinoidrezeptoren binden können, die wiederum von Tumorzellen gebildet werden, eine neuartige Strategie zur Behandlung von Krebs sein kann. Mehrere präklinische Studien schlagen vor, dass Cannabinoide, synthetische Cannabinoide und Endocannabinoide in vitro (in Zelllinien) krebs-hemmende Wirkungen gegen Lungenkrebs, Gliome, Schilddrüsenepitheliom, Lymphome, Hautkrebs,

Gebärmutterkrebs, Brustkrebs, Prostatakrebs, Bauchspeicheldrüsenkrebs und Neuroblastome haben.[512]

In-vivo-Studien (an Tieren) bestätigen diese Ergebnisse. Darüber hinaus werden Cannabinoide auch in der Krebsmedizin zur Behandlung von Übelkeit und Erbrechen im Zusammenhang mit Chemo- oder Strahlentherapie sowie zur Appetitanregung, Schmerzlinderung, Stimmungsaufhellung und Schlaflosigkeit bei Krebspatienten eingesetzt.[513]

Es scheint, dass unser eigener Körper ein System geschaffen hat, mit dem er die Krebszellen angreifen und sogar verhindern kann, dass sie wandern und Metastasen bilden (Entwicklung von sekundären bösartigen Geschwülsten in anderen Organen).[514] Das Endocannabinoid-System ist wie eine eingebaute Chemotherapie ohne schädliche Auswirkungen auf das Immunsystem.

Tatsächlich hat das Immunsystem Unterstützung, während es die Krebszellen angreift. Sowohl CB1- als auch CB2-Rezeptoren sind am Kampf gegen den Krebs beteiligt. Es scheint jedoch, dass CB1 und möglicherweise auch andere Rezeptoren eine größere Rolle spielen.

Ungenügende Expression/Ausbildung von CB-Rezeptoren und erhöhte Endocannabinoid-Spiegel wurden in einer Vielzahl von Krebszellen wie Haut-, Prostata- und Darmkrebs, hepatozellulärem Karzinom, Endometriumsarkom, Glioblastoma multiforme, Meningiom und Hypophysenadenom, Hodgkin-

Lymphom sowie chemisch induziertem Leberkarzinom und Mantelzell-Lymphom gefunden.[515]

Eine Studie zeigte, dass Anandamid die menschliche Brustkrebszellproliferation durch CB1-ähnliche Rezeptor-vermittelte Krebshemmung blockiert.[516] Menschliche Melanome bilden auch CB1- und CB2-Rezeptoren aus und die Aktivierung dieser Rezeptoren verminderte das Wachstum, die Proliferation, die Angiogenese (das Wachstum neuer Blutgefäße zu einem Krebsgeschwür) und die Metastasierung bei gleichzeitiger Erhöhung der Apoptose (Selbstmord der Krebszellen).[517]

Viele Studien in der Vergangenheit beschäftigten sich nur mit den Auswirkungen von Marihuana auf Krebs. THC und andere Cannabinoide, die in Marihuana gefunden wurden, sind seit langem für ihre krebsbekämpfenden Eigenschaften bekannt, wie man anhand von Brust-,[518] Prostata-,[519] Lungen-, Haut-, und vielen anderen Krebstypen sehen kann.[520] Cannabinoide wurden zum Beispiel auch in Kombination mit Chemotherapie zur Bekämpfung von Bauchspeicheldrüsenkrebs eingesetzt.[521]

Die Beweise dafür, dass CBD ein wichtiges Mittel im Kampf gegen Krebs ist, häufen sich: sei es durch die Aktivierung von CB-Rezeptoren in Krebszellen oder durch die Produktion erhöhter Mengen von Endocannabinoiden wie Anandamid mit krebs-bekämpfender Wirkung. Eine Gruppe von Autoren zeigte, dass CBD in der Lage war, sowohl in vitro als auch in vivo eine signifikante Antitumoraktivität zu erzeugen, wodurch es sich als antineoplastisches (krebshemmendes) Mittel anbietet.[522]

Wie früher bereits in diesem Buch erwähnt, kann CBD den Peroxisom-Proliferator-aktivierten Rezeptor-γ (PPARγ) aktivieren. Die Stimulation von PPARγ kann Krebszellen ohne Toxizität für normale Zellen abtöten.[523] PPARγ wurde bei vielen Krebsarten identifiziert, einschließlich solcher, die das Gehirn betreffen, und seine Aktivierung hemmt das Wachstum von Tumorzellen.

Es hat sich auch gezeigt, dass CBD durch Beeinflussung der COX-2- und PPAR-γ-Rezeptoren das Wachstum von Lungenkrebszellen hemmt.[524] Andere Studien ergaben, dass die Blockade des Enzyms FAAH den Anandamidspiegel erhöht, was letztlich zum Stillstand des Zellzyklus und zum Absterben der Krebszellen führt.[525,526]

Lass uns das übersetzen. Wir wissen, dass CBD Anandamid erhöht, weil es FAAH, das Abbauenzym dieses Endocannabinoids, hemmt. Anandamid hat gezeigt, dass es Krebszellen beeinflusst, indem es wichtige Wachstumsfaktor-Rezeptoren auf ihrer Oberfläche hemmt. Dies führt zu einem Wachstumsstopp und zum Selbstmord der Krebszellen. Die aktuelle Literatur über CBD und andere Cannabinoide und Krebs ist sehr umfangreich.

Mehrere Studien bestätigten auch den palliativen Wert, den CBD und andere Cannabinoide für Krebspatienten haben.[527,528,529] Palliativpflege bedeutet, nur die Symptome, wie Schmerzen oder Übelkeit, zu behandeln, ohne den Krebs direkt zu beeinflussen. Eine Studie fand heraus, dass Cannabinoide bei Krebspatienten mit Schmerzen, die durch Opioide nicht vollständig gelindert werden können, sicher sind, wenn sie in moderaten Dosen verwendet werden.[530]

Eine andere Studie ergab, dass Cannabinoide im Vergleich zu anderen Medikamenten gegen Übelkeit wirksamer waren, und dass auch die Anzahl der Dosen dieser Medikamente bei Patienten mit chemotherapiebedingter Übelkeit und Erbrechen reduziert werden konnte.[531] Interessant war auch, dass die Patienten in dieser Studie bei zukünftigen Chemotherapien Cannabinoide den traditionellen Medikamenten gegen Übelkeit vorzogen. Dies könnte mit den stimmungsaufhellenden Effekten der Cannabinoide zusammenhängen, die in normalen Medikamenten gegen Übelkeit nicht zu finden sind.

Zusammenfassend lässt sich sagen, dass Cannabinoide eine zunehmende Rolle bei der Behandlung und Palliativpflege von Krebspatienten spielen. Die medizinische Literatur ist sehr umfangreich und wächst schnell, wenn es um Cannabinoide und Krebs geht.

Wir müssen uns davor hüten, automatisch den Schluss zu ziehen, dass CBD allein immer die wundersame Verbindung ist. Jetzt, da CBD fast überall erhältlich ist, wird es einfacher sein, Studien mit CBD durchzuführen, und es wird sehr interessant sein, zu sehen, was zukünftige CBD-Studien in der Krebsbehandlung zeigen werden. Die Beweise, die wir im Moment haben, weisen sicherlich auf positive Effekte von CBD bei Krebspatienten hin, sowohl bei der Behandlung des Krebses selbst als auch bei den Symptomen der Krankheit.

CBD und Autoimmunkrankheiten

Autoimmunkrankheiten gehören zu den häufigsten Todesursachen bei jungen Frauen und Frauen mittleren Alters in den Vereinigten Staaten. Es wurde früher geschätzt, dass etwa 500 von 100.000 Menschen an diesen Erkrankungen leiden.[532] Neuere Daten deuten jedoch darauf hin, dass bis zu 10 % der Bevölkerung daran leiden.[533]

Beispiele für die mehr als zwei Dutzend Autoimmunkrankheiten sind die Basedow-Krankheit, rheumatoide Arthritis, Hashimoto-Schilddrüsenerkrankungen, Gelenkrheumatismus, Diabetes Typ I, Sjogren-Syndrom, primäre systemische Vaskulitis, systemische Sklerose, systemischer Lupus erythematodes, Psoriasis, Myasthenia gravis, primäre biliäre Zirrhose, Morbus Crohn, Colitis ulcerosa, Goodpasture-Syndrom, idiopathische Thrombozytopenie purpura, rezidivierende Polychondritis, Guillain-Barre-Syndrom, Miller-Fisher-Syndrom und Multiple Sklerose.

Es wird geschätzt, dass in den Vereinigten Staaten alle fünf Jahre über eine Million neuer Fälle dieser Autoimmunkrankheiten auftreten. Das Risiko, eine Autoimmunkrankheit zu bekommen, ist bei Frauen 2,7 Mal höher als bei Männern.[534] Wissenschaftler und Mediziner beobachteten in den vergangenen

Jahrzehnten einen dramatischen Anstieg von Allergie- und Autoimmunkrankheiten.[535]

Es ist bekannt, dass Autoimmunprobleme häufiger bei Patienten auftreten, die bereits an mindestens einer anderen Autoimmunkrankheit leiden, was auf eine Dysregulation der Homöostase hinweist.[536] Sowohl die Genetik als auch die Epigenetik, der Einfluss der Umwelt und des Lebensstils auf die Gene, tragen zum Auftreten von Autoimmunkrankheiten bei.[537] Die Umwelt kann zur Autoimmunität beitragen, indem sie die Genexpression durch epigenetische Mechanismen modifiziert. Ein Grund mehr, zu vermeiden, dass chemische Stoffe und Giftstoffe unser tägliches Leben negativ beeinflussen.

Es hat sich gezeigt, dass Cannabinoide wirksam Entzündungen bei Arthritis und Multipler Sklerose reduzieren und einen positiven Einfluss auf neuropathische Schmerzen und Diabetes mellitus Typ I haben. Sie sind wirksam bei der Behandlung von Fibromyalgie und haben eine antifibrotische Wirkung bei Sklerodermie gezeigt.[538] Diese Ergebnisse unterstreichen die Bedeutung des ECS bei der Regulierung eines Immunsystems, das in die Überreaktion geriet.

Wie bereits erwähnt, ist bekannt, dass CB2-Rezeptoren hauptsächlich im Immunsystem zu finden sind.[539] Die Aktivierung der CB2-Rezeptoren führt zu einer Reduzierung der Entzündung, aber auch zu einer Beruhigung des Immunsystems in der Überreaktion. Diese Rezeptoren sind ein wichtiger Teil der

Regulierung und des Ausgleichs von Immunantworten. Manchmal muss dies durch Immununterdrückung geschehen.

Die Aktivierung der CB2-Rezeptoren hat eine schützende Wirkung bei chronischen autoimmun-induzierten Leberkrankheiten.[540] Wissenschaftler fanden heraus, dass ein erhöhter Anandamid-Spiegel, wie er nach einer CBD-Verabreichung festgestellt wurde, die autoimmune Hepatitis reduziert, indem er die entzündlichen Zytokin-Spiegel unterdrückt.[541] Eine andere Studie zeigte die Bedeutung der CB2-Rezeptoren bei der Vorbeugung oder Behandlung von Multipler Sklerose.[542]

Multiple Sklerose ist gekennzeichnet durch eine Autoimmunschädigung des Nervengewebes durch Entmantelung von Nervenfasern und Axonen im Gehirn und in den Nerven. Das bedeutet, dass vom Körper produzierte Antikörper die eigenen Nervenhüllen angreifen, eine Art Kollateralschaden durch den Angriff der eigenen Seite. Dies führt zu Symptomen wie Muskelkrämpfen, Zittern, Ataxie (Unfähigkeit zu gehen), Schwäche oder Lähmung, Verstopfung und Verlust der Blasenkontrolle.[543] Frühe Studien in den 90er Jahren zeigten, dass der Gebrauch von Marihuana die Symptome wie Spastiken, Schmerzen, Zittern und Depressionen bei mehr als 90 % der Patienten verbesserte.[544]

Neuere Studien haben herausgefunden, dass CBD die Anzahl und die Migration von Entzündungszellen verringern kann, wodurch die Entzündungsschäden, die bei Multipler Sklerose auftreten, verringert werden.[545,546,547] Die Bedeutung des CBDs bei der Regulierung der Immunantwort zeigt sich auch in ihrer Bedeutung bei der Regulierung von Entzündungsstoffen im Körper.[548]

CBD hat weiterhin gezeigt, dass es Autoimmunkrankheiten bei Diabetikern verringert, indem es immunmodulierende Mechanismen unterstützt.[549] Mehrere klinische Studien bei Multipler Sklerose, entzündlichen Darmerkrankungen und Fibromyalgie deuten auf die Wirksamkeit von Marihuana als Immunmodulator hin.[550] CBD wirkt auch gegen autoimmune rheumatoide Arthritis.[551] Schon 6,2 mg CBD pro Tag führten zu einer Verbesserung der Gelenkentzündungen, wie sie bei rheumatoider Arthritis und ähnlichen Erkrankungen auftreten.[552]

CBD reduziert die Darmentzündung bei entzündlichen Darmerkrankungen.[553] Es ist auch klar, dass das Mikrobiom eine zentrale Rolle bei der Autoimmunität des Darms spielt.[554] Die Forscher fanden zum Beispiel eine enge Beziehung zwischen dem systemischen Lupus erythematodes und einer Veränderung des Darmmikrobioms.[555] Wiederum wurde die enge Verbindung zwischen CBD, dem ECS und dem Mikrobiom in mehreren Studien erwähnt.[556]

Diese Diskussion über Autoimmunkrankheiten und CBD unterstreicht einmal mehr die Dualität der Wirkung von Cannabinoiden. Einerseits haben sie gezeigt, dass sie das Immunsystem unterstützen, indem sie es stärken, und andererseits verursachen sie eine Immununterdrückung bei Patienten mit Autoimmunkrankheiten, um ein wild gewordenes Immunsystem wieder ins Gleichgewicht zu bringen. Es dreht sich alles um Homöostase!

CBD und Osteopenie/Osteoporose

Osteoporose, die extreme Form der Osteopenie, ist die häufigste Knochenkrankheit des Menschen. Mit einer alternden Bevölkerung und einer längeren Lebensspanne wird Osteoporose immer mehr zu einem globalen Problem.[557] Derzeit wird geschätzt, dass weltweit mehr als 200 Millionen Frauen an Osteoporose leiden. Nach den jüngsten Statistiken der Internationalen Osteoporosestiftung wird weltweit jede dritte Frau über 50 Jahre und jeder fünfte Mann im Laufe seines Lebens osteoporotische Frakturen erleiden.[558]

Jährlich verursacht Osteoporose mehr als 8,9 Millionen Knochenbrüche auf der ganzen Welt, was bedeutet, dass alle drei Sekunden ein osteoporotischer Bruch vorkommt. Darunter sind Unterarm-, Hüft- und Rückenfrakturen fast zu gleichen Teilen vertreten.[559] Wenn eine Person einmal einen Bruch erleidet, erhöht sich das Risiko eines späteren osteoporosebedingten Bruchs um 86 %.[560] Osteoporotische Frakturen stellen eine bedeutende Ursache für Morbidität und Mortalität dar, insbesondere in den entwickelten Ländern. Die Vorbeugung und Behandlung von Osteoporose sind daher sehr wichtig.

Glücklicherweise sind CBD und das ECS an der Erhaltung der Knochenmasse beteiligt. Eine Studie hat gezeigt, dass die Aktivierung der CB2-Rezeptoren im Knochen extrem wichtig für eine gesunde Knochenmasse ist.[561] Diese Studie hat auch gezeigt, dass die Aktivierung der CB2-Rezeptoren die Anzahl und Aktivität der Osteoblasten erhöht, während die Osteoklasten zurückgehalten werden.

Osteoblasten sind Zellen, die für den Aufbau neuer Knochen zuständig sind, während Osteoklasten Knochen abbauen. Die Aktivierung der CB2-Rezeptoren im Knochen führt also zu mehr Knochenbildung und weniger Knochenabbau. Diese Ergebnisse zeigen, dass das Endocannabinoid-System für die Aufrechterhaltung der normalen Knochenmasse durch osteoblastische und osteoklastische CB2-Signale unerlässlich ist.

Andere Autoren bestätigten die Bedeutung der CB2-Rezeptoren bei der Regulation der Osteoblasten- und Osteoklastenbildung und wiesen darauf hin, dass diese Rezeptoren ein sehr interessantes Ziel für potenzielle neue Medikamente zur Vorbeugung von Knochenschwund sind.[562] In der Tat konnte gezeigt werden, dass sich CB2-Rezeptoren direkt in Osteoblasten und Osteoklasten ausbilden, und so die Knochenbildung stimuliert und gleichzeitig die Knochenresorption gehemmt wird.[563] Und wie schon erwähnt, wurden auch GPR55-Rezeptoren in den Knochen gefunden. Aktivierung dieser GPR55-Rezeptoren erhöht ebenfalls die Anzahl und Aktivität der Osteoblasten und hemmt die Osteoklasten.

Eine interessante Studie ergab, dass CBD zu einer Verbesserung der Frakturheilung führt.[564] Die Autoren untersuchten den Mechanismus der Frakturheilung und stellten fest, dass CBD eine entscheidende Rolle bei der Kollagenvernetzung im Knochen spielt und so die Knochenbildung in der Fraktur verbessert. Eine andere Studie zeigte, dass die Verabreichung von CBD den subläsionalen Knochenverlust nach einer Rückenmarksverletzung abschwächte.[565] Patienten mit einer Rückenmarkverletzung erleiden typischerweise einen starken Verlust an Knochenmineralien unterhalb des Niveaus der Rückenmarkverletzung. Es scheint, dass CBD helfen könnte, einen solchen Knochenschwund zu verhindern.

Ebenso wichtig ist die Tatsache, dass Cannabinoide die Interaktionen zwischen Tumor-Knochenzellen über CB2-Rezeptoren regulieren.[566] Die Autoren dieser Studie vermuten, dass Wirkstoffe, die auf CB2-Rezeptoren im Skelett abzielen, eine potenzielle Wirksamkeit bei der Reduzierung von Skelettkomplikationen im Zusammenhang mit Krebs haben. Außerdem unterstützen Cannabinoide den Körper in seinem Kampf gegen Krebswachstum, Knochenschwund (wie bei bestimmten Krebsmetastasen in den Knochen) und Schmerzen durch krebsartige Knochenläsionen.[567]

Es gibt einen Grund dafür, dass Anandamid und 2-AG im Knochen in einer Konzentration vorhanden sind, die fast so hoch ist wie die des Gehirns.[568] Wir wissen, dass unsere Endocannabinoide Anandamid und 2-AG, Phytocannabinoide wie CBD, sowie die CB1- und CB2-

Rezeptoren in den Knochenzellen, eine wichtige Rolle in der Homöostase gesunder Knochen spielen.

CBD und kardiovaskuläre Erkrankungen

Herz-Kreislauf-Erkrankungen sind nach wie vor die weltweit führende Todesursache.[569] Ischämische Herzerkrankungen wie Herzinfarkt, Schlaganfall, Bluthochdruck und Herzinsuffizienz machen etwa 80 % aller Herz-Kreislauf-Erkrankungen aus.[570] Es liegt auf der Hand, dass schlechte Lebensgewohnheiten die Ursache für die meisten Herz-Kreislauf-Probleme sind und dass bessere Ernährung, Bewegung, Schlaf und Raucherentwöhnung, um nur einige zu nennen, diese Erkrankungen weitgehend verhindern.[571,572,573]

Das ECS ist im gesamten Herz-Kreislauf-System weit verbreitet, was die Bedeutung unterstreicht, dass CBD und Anandamid für eine bessere Funktion des Herzens und der Blutgefäße wichtig sein können. Zum Beispiel spielt Anandamid eine Rolle im Herz-Kreislauf-System, indem es die Herzfrequenz und den Blutdruck senkt,[574] die Lipidprofile und die Durchblutung der Herzkranzgefäße verbessert und die allgemeine Herzfunktion steigert.[575]

Wir wissen, dass Cannabinoide wie CBD bestimmte Effekte entweder hemmen oder verstärken können, je nachdem, was der Körper für die Homöostase braucht. Dieses Prinzip ist im Herz-Kreislauf-System nicht anders. Wenn der Blutdruck zu niedrig ist (Hypotonie), zum Beispiel wenn sich ein Körper in einem Schockzustand befindet, verbessern die im Blut freigesetzten Endocannabinoide durch die Aktivierung der CB1-Rezeptoren den Blutdruck.

Auf der anderen Seite gibt es bei Zuständen, die mit Bluthochdruck (Hypertonie) verbunden sind, Anzeichen dafür, dass die Expression/Ausbildung der CB1-Rezeptoren herunterreguliert wird. Als Ergebnis des CB1-Rezeptor-Antagonismus sehen wir eine Senkung des Blutdrucks bei fettleibigen, hypertensiven und diabetischen Patienten.[576]

In den Blutgefäßen verursachen die Endocannabinoide die Vasorelaxation, eine Erweiterung der Blutgefäße, die Hemmung der Kalziumkanäle, die Aktivierung der Kaliumkanäle, die Produktion von Stickstoffmonoxid und die Freisetzung vasoaktiver Substanzen. Dies alles führt zu einer Erweiterung der Koronararterien, wichtige Blutgefäße des Herzens, mit der Folge einer besseren Sauerstoffversorgung des Herzgewebes.[577]

Insgesamt haben Endocannabinoide wie Anandamid positive Auswirkungen auf die CB2-Rezeptoren und negative Auswirkungen auf die CB1-Rezeptoren, was zu einer Verringerung des Fortschreitens der Atherosklerose (Verkalkung und Versteifung der Blutgefäße) führt.[578] Daraus lässt sich schließen, dass CBD und die erhöhten Anandamidwerte, die durch CBD produziert werden, eine kardioprotektive Wirkung haben.[579]

CBD und Augenerkrankungen

Weltweit gibt es schätzungsweise 60 Millionen Menschen mit druckbedingter Optikusneuropathie und schätzungsweise 8,4 Millionen Menschen, die aufgrund eines Glaukoms erblindet sind. Diese Zahlen werden bis 2020 auf 80 Millionen und 11,2 Millionen ansteigen, was Glaukom zur zweithäufigsten Ursache für Blindheit auf der Welt macht.[580]

Ein Glaukom verursacht Schäden am Sehnerv durch hohen Druck im Auge, ein Zustand, der als hoher Augeninnendruck bezeichnet wird. Studien haben gezeigt, dass es eine große Anzahl der Cannabinoid CB1-Rezeptoren sowohl im vorderen Auge als auch in der Netzhaut des Menschen gibt.[581] Diese Ergebnisse deuten darauf hin, dass Cannabinoide mehrere verschiedene physiologische Funktionen im menschlichen Auge beeinflussen, einschließlich des Augeninnendrucks.

Tatsächlich senken Cannabinoide effektiv den Augeninnendruck und haben eine neuroprotektive Wirkung. Eine Studie aus den 1970er Jahren erwähnte bereits den augendrucksenkenden Nutzen (bis zu 30 % niedriger) des Rauchens von Marihuana.[582] Wir wissen jetzt, dass auch CBD, Cannabigerol und endogene Cannabinoide wie Anandamid und 2-AG alle den Augeninnendruck senken.[583]

Du hast ein bisschen früher gelesen, dass CBD und Endocannabinoide den Blutdruck senken und daher kardiovaskuläre Vorteile haben. Es wäre leicht zu schlussfolgern, dass dieser blutdrucksenkende Effekt auch der Grund für den niedrigeren Augendruck ist. Der augeninnendrucksenkende Effekt scheint jedoch nicht mit einer systemischen Senkung des arteriellen Blutdrucks zusammenzuhängen.[584]

Die neuere Forschung konzentrierte sich auf zwei Mechanismen: die Aktivierung der CB1-Rezeptoren im Auge, was zu einer geringeren Flüssigkeitsproduktion führt, und die direkte neuroprotektive Wirkung der Cannabinoide auf der Ebene des Sehnervs.[585,586] Es wird angenommen, dass die Kombination aus Trockenheit des Auges und Erweiterung der Blutgefäße des Auges auch die Ursache für die Rötung der Augen (Bindehautentzündung) beim Konsum von Marihuana-Produkten ist.[587]

Phytocannabinoide wie CBD, THC und andere wirken entweder direkt auf die CB-Rezeptoren im Auge oder erhöhen die Werte von Anandamid und 2-AG, die dann die CB-Rezeptoren im Auge beeinflussen oder den Sehnerv schützen. So oder so, der Effekt ist eine Senkung des Augeninnendrucks und ein Schutz des Sehnervs, was beides so wichtig für die Vorbeugung und Behandlung von Glaukom ist.

CBD und Sucht

Drei Millionen US-Bürger und 16 Millionen Bürger weltweit waren oder sind von Opiaten abhängig, und mehr als 500.000 Menschen in den Vereinigten Staaten sind heroinabhängig.[588] Die Sterblichkeit bei Überdosierung von Opioiden ist hoch.[589] Die auf Opioide zurückzuführenden Todesfälle nahmen zwischen 2001 und 2016 um 292 % zu, so dass allein im Jahr 2016 etwa 1,68 Millionen Menschenjahre verloren gingen. Schwindelerregende 20 % der

Todesfälle in der Altersgruppe von 20 bis 35 Jahren sind auf Opioide zurückzuführen.[590]

Im Jahr 2015 standen 63,1 % aller Todesfälle durch Drogenüberdosierung in den USA im Zusammenhang mit Opioiden.[591] Wie bereits erwähnt, sterben täglich im Durchschnitt 130 Amerikaner an einer Überdosis von Opioiden.[592] Aufgrund dieser erschreckenden Zahlen wurde die Überdosierung von Opioiden in den Vereinigten Staaten 2017 zum nationalen Notfall erklärt.

Die Sterblichkeit bei Opioidabhängigkeit ist zum Teil auf die dichte Repräsentation von Opioidrezeptoren im Hirnstamm zurückzuführen, einem Bereich, der für viele wichtige Funktionen des Körpers wie Atmung, Blutdruck, Herzfrequenz und andere verantwortlich ist. Die Aktivierung dieser Rezeptoren kann ein Anhalten der Atmung oder einen Zusammenbruch der Herz-Kreislauf-Funktion provozieren und in der Folge zum Tod führen.

Es wird vermutet, dass CBD verschiedene neuronale Schaltkreise moduliert, die an der Drogenabhängigkeit beteiligt sind. Wir wissen, dass CBD mit geringer Affinität auf die CB1- und CB2-Rezeptoren wirkt, die TRVP1-Rezeptoren stimuliert, den Abbau von Anandamid durch Hemmung der FAAH hemmt, sich an serotoninerge 5-HT1A-Rezeptoren bindet und die GABA-Rezeptoren beeinflusst. Darüber hinaus moduliert CBD auch die Opioidrezeptoren μ und δ.[593] Alle diese Rezeptoren sind auf die eine oder andere Weise an der Sucht beteiligt.

CBD greift in die Belohnungsmechanismen des Gehirns ein, die für den Wunsch, Opioide zu konsumieren, verantwortlich sind.[594] Es wurde auch nachgewiesen, dass CBD das Heroin Suchverhalten abschwächt.[595] Ein Fallbericht beschreibt eine 19-jährige Frau mit Marihuana-Entzugssyndrom, die 10 Tage lang mit CBD behandelt wurde. Tägliche Symptombeurteilungen zeigten, dass während der Behandlung keine signifikanten Entzugs-, Angst- und neurologischen Symptome auftraten.[596]

CBD könnte antagonistische Wirkungen an den CB1-Rezeptoren im Gehirn haben, da es die gedächtnisschädigenden Wirkungen von THC reduzieren konnte.[597] Dieser Befund führte zu der Empfehlung, dass Marihuanaraucher Sorten auswählen sollten, die etwas CBD enthalten. Dieselbe Gruppe von Autoren fand auch heraus, dass ein höherer Anteil von CBD in Marihuanasorten mit einer niedrigeren Bewertung der Annehmlichkeit für die Droge verbunden war, wodurch das Suchtverhalten von Marihuanarauchern möglicherweise abnahm.[598]

Eine andere Studie evaluierte die Nützlichkeit von CBD zur Reduzierung der Nikotinsucht. Die Ergebnisse zeigten eine signifikante Verringerung (ca. 40 %) der Anzahl der gerauchten Zigaretten in der CBD-Inhalatorgruppe im Vergleich zur Placebogruppe während der Behandlungswoche.[599]

Die Rolle von CBD bei Alkoholabhängigkeit ist immer noch etwas unklar.[600] Eine kürzlich durchgeführte Überprüfung der Literatur ergab jedoch, dass CBD eine neuroprotektive Wirkung gegen nachteilige Alkoholfolgen auf den Hippocampus, ein Teil des Hirnes, hatte. CBD verringerte auch die alkohol-induzierte Hepatotoxizität wie die alkoholinduzierte Steatose (alkoholische Fettleber). Darüber hinaus verringerte CBD die Alkoholsucht, die Selbst-verabreichung von Alkohol und die durch den Entzug verursachten Krämpfe.[601] Die Autoren stellten auch fest, dass CBD bei allen Patienten gut vertragen wurde.

Alles in allem ist CBD eine sehr interessante natürliche Verbindung, wenn es um Abhängigkeiten geht. Da es nur sehr wenige CB-Rezeptoren im Hirnstamm gibt, können weder CBD noch THC tödliche Komplikationen auslösen. Aus diesem Grund wurden dem Marihuana-rauchen bisher, abgesehen vom Unfalltod unter Drogeneinfluss, keine Todesfälle zugeschrieben. Auch der Opioidmissbrauch ist in Staaten, in denen Freizeit- und medizinisches Marihuana erlaubt ist, deutlich zurückgegangen.[602] Ich hoffe, dass unsere Politiker solche Statistiken zur Kenntnis nehmen und endlich CBD für den legalen Konsum ohne größere Einschränkungen in allen 50 Staaten von Amerika und auch weltweit genehmigen.

Kurz zusammengefasst:
- Viele Patienten, die an pathologischen Zuständen leiden, beginnen sich CBD zuzuwenden.
- Die FDA und ähnliche Behörden weltweit sind immer noch dabei herauszufinden, wie man mit dem CBD-Konsum umgeht und noch wichtiger, wie man ihn regulieren kann.

- Bitte wende Dich immer an Deinen Arzt und Therapeuten, wenn Du erwägts, natürliche Produkte gegen irgendeine Krankheit zu verwenden.
- CBD unterstützt eine gesunde Gehirnfunktion durch eine Kombination aus anxiolytischen, antipsychotischen und neuroprotektiven Effekten.
- Es ist meine persönliche Erfahrung, dass CBD gemischt mit ätherischen Ölen sehr kraftvoll sein kann, um gesunden Schlaf zu unterstützen.
- Mehrere wissenschaftliche Berichte haben die positiven Effekte von CBD bei Angstzuständen bestätigt, und es ist einer der Hauptgründe für den Gebrauch von CBD.
- Es hat sich gezeigt, dass das ECS und die Endocannabinoide bei der Regulierung der Haarfollikelaktivität mitmachen.
- Die wichtige Rolle des ECS in der Haut wurde gut nachgewiesen. CBD und andere Cannabinoide sind neuartige Werkzeuge, um gesunde Haut und Anti-Aging zu unterstützen.
- Aufkommende Beweise deuten darauf hin, dass Verbindungen, die in der Lage sind, sich an Cannabinoidrezeptoren zu binden, die von Tumorzellen hergestellt werden, eine neuartige Strategie zur Behandlung von Krebs bieten.
- Sowohl CB1- als auch CB2-Rezeptoren sind am Kampf gegen Krebs beteiligt. Cannabinoide spielen eine zunehmende Rolle bei der Behandlung und Palliativpflege von Krebspatienten.
- Die Aktivierung der CB2-Rezeptoren führt zu einer Verringerung der Entzündung, aber auch zu einer Beruhigung eines überaktiven Immunsystems.

- Die Aktivierung der CB2-Rezeptoren im Knochen führt zu mehr Knochenbildung und weniger Knochenabbau.

- Das ECS ist im gesamten Herz-Kreislauf-System weit verbreitet, was die Bedeutung unterstreicht, dass CBD und Anandamid für eine bessere Funktion des Herzens und der Blutgefäße wichtig sein können.

- Cannabinoide senken effektiv den Augeninnendruck und haben eine neuroprotektive Wirkung auf die Augen.

- CBD ist eine sehr interessante natürliche Verbindung, wenn es um Süchte geht.

Nebenwirkungen von CBD

Eine Überprüfung, die mit 2.200 CBD-Nutzern durchgeführt wurde, ergab, dass die fünf am häufigsten berichteten Nebenwirkungen Mundtrockenheit (11,1 % der Nutzer), Euphorie (6,4 %), Hunger (6,4 %), rote Augen (2,7 %) und Sedierung/Müdigkeit (1,8 %) waren.[603] Knapp 28,5 % der medizinischen Nutzer berichteten von einer unerwünschten Wirkung im Vergleich zu 34,6 % der Nutzer, die CBD zur allgemeinen Verbesserung von Gesundheit und Wohlbefinden konsumierten. Bedenke, dass medizinische Nutzer im Vergleich zu Wellness-Benutzern eher höhere Dosen und mehrere Verabreichungswege verwenden.

Eine andere Studie ergab, dass die am häufigsten berichteten Nebenwirkungen Müdigkeit, Durchfall und Änderungen von Appetit/Gewicht waren.[604] Ein einziger Fall von Leberschaden wurde im selben Bericht erwähnt. Die Autoren kamen zu dem Schluss, dass CBD im Vergleich zu Medikamenten ein besseres Nebenwirkungsprofil hat.

Da CBD erst seit ein paar Jahren von einer größeren Anzahl von Menschen konsumiert wird, fehlen uns diesbezüglich langfristige Daten. Kürzlich, während einer öffentlichen Anhörung, zitierte die FDA eine Zunahme von Leberschadensfallberichten bei der Verwendung von CBD als ein Argument, um strengere Kontrollen von CBD einzuführen.[605] Bei der Suche in der aktuellen medizinischen Literatur sind diese anekdotischen Fallberichte jedoch selten zu finden.

Die einzige diesbezügliche Studie, die bei dieser Anhörung vorgestellt wurde, betraf eine Gruppe von Forschern, die die Lebertoxizität von CBD an Ratten untersuchte. Sie fanden heraus, dass CBD unter bestimmten Bedingungen, wie zum Beispiel in Kombination mit dem pharmazeutischen Medikament Paracetaminophen, bekannt als Tylenol, die Leber schädigen kann. Wir werden warten müssen, bis wir bessere Daten darüber erhalten, da Paracetamol selbst dafür bekannt ist, schwere Leberschäden und sogar den Tod zu verursachen. In der Tat erwähnt fast jede Studie, die sich mit CBD und der Leber befasst, seine positiven Auswirkungen auf dieses Organ. Die Forschung der kommenden Jahre wird hier mehr Klarheit bringen.

Ich habe zuvor die Wechselwirkung von CBD mit dem Cytochrom-Enzymsystem (CYP-Enzyme, besonders CYP3A4) in der Leber diskutiert. Durch die Nutzung dieser Enzyme und auch durch die Hemmung einiger dieser Enzyme kann CBD den Abbau anderer Verbindungen, wie z.B. verschreibungspflichtige Medikamente, stören.[606,607]

Ungefähr 60 % der klinisch verschriebenen Medikamente werden über CYP3A4 verstoffwechselt. Signifikante Wechselwirkungen mit Medikamenten wurden zum Beispiel berichtet, wenn CBD zusammen mit allgemein verschriebenen psychotropen Mitteln eingenommen wird.[608] Es ist nicht immer CBD, das mit anderen Medikamenten interagiert. Verschiedene Medikamente wie Ketoconazol, Itraconazol, Ritonavir und Clarithromycin hemmen CYP3A4 in der Leber und verlangsamen den Abbau von CBD und erhöhen seine Menge im Blut.

Im Gegensatz dazu induzieren Phenobarbital, Rifampicin, Carbamazepin und Phenytoin das CYP3A4, was zu einer verringerten Bioverfügbarkeit von CBD führt.[609] Genauer gesagt, Ketoconazol, ein Anti-Pilz-Medikament, verdoppelt fast den Blutgehalt von CBD, während Rifampicin, ein Antibiotikum, die Menge an CBD im Blut deutlich reduziert.

Eine Untersuchung mit 10 Patienten, die Barbiturate einnahmen, ergab, dass CBD die Bioverfügbarkeit und die Halbwertzeit der Eliminierung dieser Drogen erhöhte.[610] Barbiturate werden als Anxiolytika, Hypnotika und Antikonvulsiva verwendet. Daher besteht ein erhöhtes Risiko einer Übersättigung, wenn CBD mit dieser Art von Droge kombiniert wird.

Eine weitere wichtige Wechselwirkung besteht darin, dass CBD das hepatische Enzym CYP2C9 hemmt, wodurch die Metabolisierung von Warfarin und Diclofenac reduziert wird.[611] Warfarin ist ein sehr gebräuchliches Blutverdünnungsmittel, und der CBD-Konsum kann den Blutspiegel dieser Medikamente erhöhen, was das Risiko von Blutungen erhöht. Diclofenac ist ein beliebtes nichtsteroidales entzündungshemmendes Medikament (NSAID), das zur Behandlung leichter Schmerzen eingesetzt wird.

Kurz zusammengefasst:

- CBD hat ein ausgezeichnetes Sicherheitsprofil und geringe Nebenwirkungen gibt es nur bei einer Minderheit der Nutzer.
- Wenn Du irgendwelche Medikamente einnimmst, solltest Du Dich mit Deinem Apotheker, Arzt oder medizinischen Betreuer beraten, um sicherzustellen, dass CBD die sicheren Blutspiegel anderer Medikamente nicht beeinträchtigt.

Äpfel und Orangen im Vergleich?

Vollspektrum versus Isolat

Die erste Frage, die es hier zu klären gilt, ist, ob ein „Vollspektrum-CBD-Produkt" oder ein „CBD-Isolat" besser ist. Die Antwort ist einfach: es hängt davon ab, was Du versuchst zu erreichen. Wenn Du über die Quelle und Konzentration von CBD und anderen Inhaltsstoffen verwirrt bist, bist Du nicht allein. Tatsächlich sind viele CBD-Benutzer unsicher, welche Art von CBD sie konsumieren sollen.[612]

Ein CBD-Vollspektrum-Produkt ist das, was es sagt. Es wurde durch die Konservierung verschiedener Verbindungen, die in der Hanfpflanze vorkommen, hergestellt. Ein CBD-Vollspektrumprodukt sollte nur Spuren (0,3 %) von THC enthalten. Da es verschiedene Zubereitungsmethoden und eine Vielzahl von Möglichkeiten gibt, eine oder mehrere Cannabinoid-verbindungen aus der Pflanze zu extrahieren, werden sich die resultierenden Vollspektrumprodukte in ihrem Gesamtgehalt unterscheiden.

Rohes Vollspektrum ist die am wenigsten verarbeitete Form, während so genannte Goldstandard-Produkte weiter destilliert werden, um einige Verbindungen wie Lösungsmittel aus der Mischung zu entfernen. Gold-standard-Vollspektrumprodukte werden als die beste Form des Vollspektrum-CBD angesehen, weil sie standardisiert sind, was auch der Grund dafür ist, dass sie normalerweise teurer sind. Aber Käufer aufgepasst!

Da es derzeit keine gute Kontrolle über den Markt gibt, kann jeder seine Produkte straflos als „Goldstandard" bezeichnen, auch wenn die Produkte von minderwertiger Qualität sind.

Je nach Terpen- und/oder Chlorophyllgehalt können die Aromen in Vollspektrumprodukten etwas unangenehm sein. Einige Hersteller verwenden den Begriff Breitspektrum-CBD für jene Produkte, in denen zwar THC entfernt ist, aber zusätzlich zum CBD noch einige der anderen Cannabinoide enthalten ist. Es heißt wieder „Käufer aufgepasst." Es gibt keine Standards, was einer der Gründe dafür ist, irgendeine Form der Qualitäts- und Kennzeichnungsregulierung durch die FDA oder ähnlicher Behörden in anderen Regionen der Welt zu begrüßen.

Wissenschaftlich gesehen ist das CBD-Isolat die reinste Form von CBD, die man bekommen kann. Hochwertiges CBD-Isolat ist typischerweise über 99 % rein. Während des Extraktionsprozesses werden im Grunde genommen alle Terpene und andere Cannabinoide entfernt, und es bleibt reines CBD übrig. Du kannst das CBD-Isolat entweder als Kristalle oder als Pulver erhalten. Auch hier ist der Vorteil, dass kein THC im Produkt enthalten ist, so dass diese Form von CBD konsumiert werden kann, ohne Angst vor einem positiven Drogentest oder psychotropen Effekten haben zu müssen. CBD-Isolate könnten auch denjenigen empfohlen werden, die höhere Dosen von CBD konsumieren wollen.

CBD-Isolate sind auch mehr oder weniger frei von schweren Aromen, da die meisten Aromen von Terpenen stammen. Auf der anderen Seite werden wertvolle Verbindungen, wie die Terpene, während des Extraktionsprozesses herausgenommen, wodurch die Vorteile eines „Entourage-Effekts" (siehe nächstes Kapitel für mehr Details dazu) aufgehoben werden. Viele Leute glauben, dass das CBD-Isolat aufgrund seiner reinen Form besser verwendbar ist. Eine Studie verglich jedoch das Vollspektrum-CBD mit einem CBD-Isolat und fand heraus, dass das Vollspektrum-CBD besser Entzündungen verhindert.[613]

Zusammenfassend kann man sagen, dass Du selbst entscheiden solltest, welche Form Du je nach Deinen Zielen wählen möchtest. Wenn die Vermeidung von THC und ein negativer Drogentest Dein Ziel ist, solltest Du Dich an CBD-Isolate halten. Wenn Du keine Angst davor hast, etwas THC zu konsumieren (denk daran, dass einige Vollspektrumprodukte gemessen wurden, die mehr als den gesetzlichen Grenzwert von THC enthalten), dann kannst Du Vollspektrum-CBD nehmen. Wenn Du Isolate bevorzugst, aber trotzdem die Vorteile von Terpenen und anderen in Pflanzen vorkommenden Verbindungen nutzen möchtest, solltest Du in Betracht ziehen, das CBD mit Pflanzenextrakten wie ätherischen Ölen zu mischen. Mehr zu diesem Thema in Teil 3: CBD mit ätherischen Ölen mischen.

Wie man CBD konsumiert

CBD-Produkte können auf verschiedene Arten konsumiert werden. Wie bereits erwähnt, können sie als Genussmittel gegessen werden, als Flüssigkeit geschluckt, sublingual, vaped, geraucht, intranasal, topisch auf die Haut oder ins Auge, rektal oder intravenös verabreicht werden. In einem Bericht wurden die Verabreichungsmethoden vieler CBD-Benutzer untersucht und festgestellt, dass die meisten zwei verschiedene Methoden kombinierten. Im Durchschnitt waren die Befragten, die angaben, nur eine Verabreichungsmethode zu benutzen, 1,6-mal häufiger bereit, CBD im Krankheitsfall anzuwenden als nur für die allgemeine Gesundheit und das Wohlbefinden. Insgesamt war die am häufigsten genannte Methode der Verabreichung von CBD in sublingualer Form, einschließlich Flüssigkeiten, die als Sprays, Tropfen und Tinkturen verabreicht wurden. Die am wenigsten verbreitete Methode war die äußerliche Anwendung.

Medizinische Nutzer, die von einer Verabreichungs-methode berichteten, verwendeten mit einer 2,4-mal höheren Wahrscheinlichkeit eine topische Form, mit einer 2,0-mal höheren Wahrscheinlichkeit eine essbare Form von CBD und mit einer 1,8-mal höheren Wahrscheinlichkeit CBD in einer sublingualen Form oder in Form von Pillen oder Kapseln im Vergleich zu Nutzern, die den allgemeinem Gesundheitszustand und das Wohlbefinden fördern wollten. Die Autoren berichteten auch, dass die bevorzugte Verabreichungs-form (in absteigender Reihenfolge) wie folgt lautet:

sublingual, vaping, Kapseln/Pillen, Flüssigkeiten, Rauchen, essbare Formen, topisch und andere.

Käufer von CBD-Online-Produkten sollten sich darüber im Klaren sein, dass bei der Untersuchung mehr als 20 % der Produkte nachweisbare THC-Werte enthielten.[614] Die gleiche Studie zeigte, dass fast 70 % der CBD-gekennzeichneten Produkte, die online erhältlich sind, möglicherweise falsch gekennzeichnet sind, in dem Sinne, dass 43 % der Produkte unter- und 26 % überkennzeichnet waren, was den tatsächlichen CBD-Inhalt betrifft.

Zusammenfassend kann man sagen, dass es mehrere Möglichkeiten gibt, CBD-Produkte zu konsumieren. Es wird sehr stark von Deinen Vorlieben und Zielen abhängen, welche Art des Konsums/Anwendung Du wählst. Natürlich kannst Du immer verschiedene Methoden kombinieren, wie z.b. die Einnahme von CBD, um systemische Effekte zu erzielen, wie z.b. die Reduzierung der allgemeinen Entzündung und die Verwendung einer topischen Anwendung, um lokale Schmerzen zu behandeln. Die Kombination wird es Dir wahrscheinlich ermöglichen, die Ergebnisse zu verbessern.

Unterschiedliche Methoden der CBD-Einnahme werden auch zu unterschiedlichen Blutwerten führen. Hohe Blutspiegel können normalerweise durch intravenöse, intranasale, sublinguale, inhalative und rektale Anwendungen erreicht werden. Niedrigere CBD-Blutwerte werden typischerweise nach oralen

(Essbares, Flüssigkeiten, Pillen, Kapseln), augen-
ärztlichen und topischen Anwendungen beobachtet.

Kurz zusammengefasst:

* Ob ein Vollspektrum CBD-Produkt oder ein CBD-
Isolat besser ist, hängt davon ab, was Du versuchst
zu erreichen.

* Wenn die Vermeidung von THC und ein negativer
Drogentest Dein Ziel ist, solltest Du dich an CBD-
Isolate halten.

* Wenn Du keine Angst davor hast, etwas THC zu
konsumieren, dann kannst Du Vollspektrum-CBD
nehmen.

* Wenn Du Isolate bevorzugst, aber trotzdem die
Vorteile von Terpenen und anderen in Pflanzen
vorkommenden Verbindungen nutzen möchtest,
solltest Du in Betracht ziehen, das CBD mit
Pflanzenextrakten wie ätherischen Ölen zu
mischen.

* Es gibt mehrere Möglichkeiten, CBD-Produkte zu
konsumieren.

* Die Wirkung, die mit CBD erzielt wird, hängt von
individuellen Faktoren wie Lebensstil, Genetik und
allgemeiner Gesundheit ab, von der Art des CBD-
Produkts, das Du verwendest, von der Dosis, die
Du wählst, und von der Art der Verabreichung.

Hast Du eine Entourage?

Alle von Euch, die natürliche, optimal destillierte ätherische Öle verwenden, machen sich den Entourage-Effekt zunutze. Jedes ätherische Öl hat Hunderte von Verbindungen, die zusammenwirken.

Stell Dir vor, Du ziehst an einen neuen Ort. Wenn Du es allein tust, als Isolat, kannst Du nur so viel tun. Du wirst Schwierigkeiten haben, schwere Möbel wie ein Klavier alleine zu heben. Aber wenn Du Dich mit einem Team Deiner besten Freunde umgibst, die Dir helfen, wird der Umzug ein Kinderspiel. Das ist der Entourage-Effekt Deiner Freunde. Viele Filmstars umgeben sich mit einem Gefolge von Agenten, Medienmanagern, Assistenten, Fotografen, Caterern und anderen. Das ist deren Entourage.

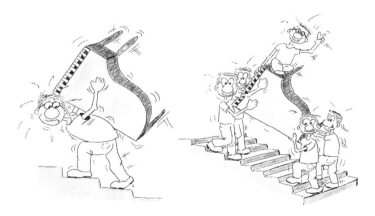

Der Entourage-Effekt!

Cannabis sativa produziert mehr als 80 terpenophenolische Verbindungen, Cannabinoide genannt, die je nach Sorte in unterschiedlichen relativen Anteilen vorhanden sind.[615] Terpenophenolische Verbindungen, ähnlich denen, die von *Cannabis* produziert werden, wurden auch in Pflanzen wie Helichrysum gefunden.

Zu den in *Cannabis* gefundenen Terpenoiden gehören unter anderem ß-Caryophyllen, Carophyllenoxid, Myrcen, Limonen, Linalool, Nerolidol, Phytol und Alpha-Pinen. Wie bereits erwähnt, kommt das Sesquiterpen ß-Caryophyllen in vielen Pflanzen vor.[616] Copaiba enthält am meisten dieser Substanz. Andere Pflanzen mit einem hohen Gehalt an ß-Caryophyllen sind unter anderem schwarzer Pfeffer und Ylang Ylang.

Geranylpyrophosphat wird als Vorläufer von *Cannabis* gebildet und ist eine Vorstufe sowohl für Phytocannabinoide als auch für Terpenoide.[617] Terpenoide sind pharmakologisch vielseitig: sie sind lipophil (sie lieben Fett und meiden Wasser) und interagieren mit Zellmembranen, Nerven, Muskeln, Neurotransmitter-Rezeptoren, G-Protein-gekoppelten Rezeptoren, Second-Messenger-Systemen und Enzymen.[618]

Es wird allgemein angenommen, dass Terpene die Basis für das Marihuana-Knospen-Blütenaroma sind. Über 140 verschiedene Terpene sind in Marihuana identifiziert worden.[619] Terpene sind flüchtige aromatische Moleküle, die leicht verdampfen. Jedes von ihnen hat ein besonderes Aroma, das leicht über die Nase aufgenommen werden kann.

Männliche Cannabispflanzen produzieren beträchtliche Mengen an Terpenen, den Molekülen, die für den individuellen Geschmack und Duft einer Pflanze verantwortlich sind. Die Bestandteile von Marihuana variieren, je nachdem, ob sie draußen oder drinnen angebaut wurden. Viele Terpenoide sind allgemein als sicher anerkannt und werden von der FDA als Lebensmittelzusatzstoffe zugelassen.

Als Forscher die Ergebnisse mehrerer Studien verglichen, in denen CBD an Patienten mit behandlungsresistenten Krampfanfällen verabreicht wurde, stellten sie fest, dass es einen Unterschied zwischen den Gruppen gab, die reines CBD-Isolat erhielten, und denen, die ein Vollspektrum-CBD-Produkt erhielten. Sie kamen zu dem Schluss, dass das Vollspektrum CBD andere Pflanzenstoffe enthielt, die die Wirkung von CBD verstärkten. In der Wissenschaft wird dieser Effekt der „Entourage-Effekt" genannt. Sie stellten fest, dass CBD-reiche Extrakte anscheinend ein besseres therapeutisches Profil aufweisen als gereinigtes CBD Isolat, zumindest in dieser Population von Patienten mit refraktärer Epilepsie.

Patienten, die mit CBD-reichen Extrakten behandelt wurden, berichteten auch über eine geringere durchschnittliche Dosis, die benötigt wurde, um die gewünschte Reduzierung der Anfälle zu erreichen, im Vergleich zu denen, die gereinigtes CBD-Isolat verwendten.[620] In ähnlicher Weise zeigten Derivate von Hanf und Marihuana-Pflanzen mit einem hohen Gehalt an Trans-Nerolidol, ß-Caryophyllen und D-Limonen einen besseren Entourage Effekt im Vergleich zu Produkten, die einen höheren Gehalt an Myrcen oder Terpinolen enthalten.[621]

Andere Studien zeigten, dass CBD, angereichert mit anderen Marihuana-Extrakten, die Dosis-Wirkungs-Kurve bei Patienten, die mit CBD behandelt werden, verändert.[622] So konnte die Dosis gesenkt werden, um die gleichen Ergebnisse zu erzielen. Die Wirkung von Anandamid und 2-AG kann durch „Entourage-Verbindungen" verstärkt werden, die so ihre Hydrolyse (Abbau) hemmen und dadurch ihre Wirkung verlängern. Zu diesen Verbindungen gehören N-Palmitylethanolamid (PEA), N-Oleoylethanolamid (SEA) und cis-9-Octadecenoamid (OEA, Oleamid).[623]

Warum sollte jemand CBD-Isolate benutzen, wenn die Vollspektrum-Option aufgrund ihres Entourage-Effekts besser zu sein scheint? Es gibt ein paar Antworten. Vollspektrum ist das, was es sagt: Vollspektrum. Das bedeutet, dass es viele Verbindungen in der Mischung gibt, einschließlich kleiner Mengen THC. Theoretisch sollte die THC-Menge unter 0,3 %, bezogen auf das Trockengewicht liegen und kein Grund zur Sorge sein.

Wir wissen jedoch, dass die Menge jeder der Verbindungen in Vollspektrumprodukten je nach Standort und Anbauweise der Hanfpflanzen variiert. Die Menge an Sonnenlicht, Regen und anderen

Faktoren wie die genetische Zusammensetzung der Hanfsamen beeinflussen die Inhaltsstoffe in einer Pflanze. Und manchmal werden Teile der Pflanzen, die sehr wenig THC enthalten sollten, mit THC verunreinigt, wenn sie während der Ernte oder Verarbeitung mit THC-reichen Teilen in Berührung kommen. Darüber hinaus gibt es zahlreiche verschiedene Arten von Drogentests, die positive ausfallen könnten, denn THC kann sich im Körper anreichern, je nachdem, wie viel Vollspektrum-CBD wie lange konsumiert wird.

All dies hat Einfluss darauf, ob Spuren von THC möglicherweise in einer Person gefunden werden können oder nicht. Eine Studie hat gezeigt, dass CBD-Hanf-Vollspektrumöl, das aus Hanfpflanzen gewonnen wird, genug THC enthalten kann, um einen positiven THC/THC-Metaboliten-Drogentest zu verursachen, wenn es in hohen Dosen eingenommen wird.[624]

Derselbe Autor kam zu dem Schluss, dass Drogentests am Arbeitsplatz zum Nachweis von Cannabinoiden nach wie vor üblich sind, jedoch aus regulatorischer, politischer, datenschutzrechtlicher, medizinischer und strafrechtlicher Sicht umstritten sind. Er erwähnte auch, dass diese Art von Tests sich schnell entwickelt, und zwar mit wahrscheinlich erweiterten regulatorischen Tests von oraler Flüssigkeit und Haaren und nicht nur Urin. Alle diese Testmethoden haben ihre eigenen Vorteile und Herausforderungen. Der Schwerpunkt der Cannabinoid-Tests scheint sich weg vom Marihuanakonsum jeglicher Art zu jeder Zeit (Urin auf einen inaktiven Metaboliten zu testen) in eine neue Richtung zu verlagern, um eine bessere Entscheidung darüber zu treffen, ob die Person von Marihuana mental beeinträchtigt ist oder nicht.

Dies wäre auch im Hinblick auf die in einem früheren Kapitel besprochenen Nebenwirkungen sinnvoll. Wir wissen, dass Marihuanakonsum zu einer Beeinträchtigung der kognitiven Entscheidungsfindung und zu mehr Unfällen beim Autofahren führt. Daher ist es illegal, und Verstöße können wegen Fahren unter Drogeneinfluss angeklagt werden. Tatsächlich hat eine Studie des Insurance Institute for Highway Safety (IIHS) und des Highway Loss Data Institute (HLDI) gezeigt, dass Autounfälle in den Bundesstaaten Colorado, Nevada, Oregon und Washington, die den Freizeitkonsum von Marihuana legalisiert haben, im Vergleich zu den Nachbarstaaten, die Marihuana für den Freizeitkonsum nicht legalisiert haben, um bis zu 6 % zugenommen haben.[625]

CBD kann unter sauren Bedingungen in Delta-9-Tetrahydrocannabinol (THC) und andere Cannabinoide umgewandelt werden. Man könnte argumentieren, dass CBD, wenn es eingenommen wird, mit der Säure in unserem Magen in Kontakt kommt und möglicherweise in THC umgewandelt werden kann und anschließend als positiver Drogentest angezeigt wird. Allerdings scheinen diese Ergebnisse aus dem Labor nicht auf das wirkliche Leben übertragbar zu sein, da der Versuchsaufbau nicht die gleichen Bedingungen nachahmen kann, wie sie im menschlichen Körper herrschen. Die Autoren stellen fest, dass die Umwandlung von oralem CBD in THC und seine

Metaboliten in vivo (in einem lebenden Menschen) nicht beobachtet wurde, auch nicht nach hohen Dosen von oralem CBD.[626]

Der nächste Grund, warum ein CBD-Isolat einem Vollspektrum-CBD vorgezogen werden kann, ist die Verwirrung bezüglich der Dosis von CBD (und anderen Cannabinoiden), die in der Mischung enthalten ist. Es ist oft sehr schwierig herauszufinden, wie viel CBD konsumiert wird, wenn man Vollspektrumprodukte einnimmt. Manchmal kann der Konsument die Gesamtdosis in Milligramm einer ganzen Flasche eines Vollspektrum-Produkts sehen und dann die Menge an CBD pro Tropfen oder pro Spray berechnen.

In vielen Fällen werden die Produkte jedoch verwirrende Etiketten haben, und die Berechnung einer genauen CBD-Dosis pro Anwendung ist schwierig, wenn nicht gar unmöglich. Die Verwendung von reinem CBD-Isolat macht es einfach, die exakte Dosis pro Anwendung zu berechnen. Wenn es sich um höhere Dosen handelt, ist es besonders wichtig, genau zu wissen, was konsumiert wird.

Nochmals, der Nachteil ist, dass wir den Entourage-Effekt verlieren, wenn wir ein Isolat konsumieren. Es gibt jedoch eine Lösung für dieses Problem: Lasst uns das CBD mit ätherischen Ölen mischen! Da natürliche, hochwertige ätherische Öle aus Pflanzen destilliert werden, enthalten sie normalerweise ein ganzes Spektrum an Verbindungen, einschließlich Terpenoide. Wenn Du weißt, welche Art von Terpenen in bestimmten ätherischen Ölen zu finden sind, könntest

Du den Entourage-Effekt leicht nachstellen, indem Du diese Öle mit einem CBD-Isolat mischst und somit den Entourage-Effekt wieder ausnutzen kannst. Mehr zu diesem Thema ein wenig später in diesem Buch.

Kurz zusammengefasst:

- Jedes ätherische Öl hat Hunderte von Verbindungen, die zusammenwirken.
- *Cannabis sativa* produziert mehr als 80 terpeno-phenolische Verbindungen.
- ß-Caryophyllen ist ein Terpenoid, das sowohl in *Cannabis* als auch in vielen anderen Pflanzen zu finden ist und vor allem in Copaiba in großen Mengen vorkommt.
- Terpene sind wahrscheinlich die Basis für das Marihuana-Knospen/Blüten-Aroma.
- Vollspektrum CBD hat den Entourage-Effekt, was bedeutet, dass zusätzliche Pflanzenstoffe den Nutzen erhöhen.
- Aber Vollspektrumprodukte erhöhen auch das Risiko, dass THC in den Körper gelangt.
- Es ist oft sehr schwierig herauszufinden, wie viel CBD konsumiert wird, wenn man Vollspektrum-produkte einnimmt.
- Der Nachteil ist, dass wir den Entourage-Effekt verlieren, wenn wir ein Isolat konsumieren.
- Erschaffe den Entourage-Effekt, indem Du spezifische Öle und ihre Terpene mit einem CBD-Isolat vermischst.

Wie viel CBD solltest Du einnehmen?

Viele CBD-Anfänger werden völlig ratlos sein, wie viel CBD sie konsumieren sollen. Ich habe vorhin schon erwähnt, dass der Verabreichungsweg im Hinblick auf Absorption und Bioverfügbarkeit wichtig ist. Aber genauso wichtig sind die Formulierung und Ergänzung von Zusatzstoffen wie einfache Öle, um sowohl die Absorption als auch die Bioverfügbarkeit des Produktes zu verbessern.

Viele Hersteller sind nicht sehr genau, wenn sie auf der Etikette angeben, wie viel CBD in dem Produkt enthalten ist. Dafür gibt es viele Gründe. Einer davon hat mit den sich ändernden Gesetzen und der Unsicherheit, die mit CBD verbunden sind, zu tun. Einige Hersteller entscheiden sich dafür, CBD überhaupt nicht auf ihren Etiketten zu erwähnen, um die Aufmerksamkeit der verschiedenen staatlichen Behörden zu vermeiden. Andere bemühen sich nicht unbedingt bei der Berechnung einer genauen Dosis.

Im Jahr 2017 fand eine Studie heraus, dass 70 % der CBD-Produkte, die in ihrem Labor getestet wurden, höhere oder niedrigere Konzentrationen von CBD aufwiesen, verglichen mit dem, was auf dem Etikett deklariert war. Um genau zu sein, waren 43 % der Produkte unter-, 26 % über- und nur 31 % korrekt etikettiert.[627]

Bei einer öffentlichen FDA-Anhörung im Mai 2019 berichteten Apotheker, dass bei der Messung des CBD-Gehalts in kommerziell erhältlichen Produkten die Menge an CBD in den meisten Etiketten falsch dargestellt wurde. Einige Produkte enthielten überhaupt kein CBD, während andere 23 Mal mehr enthielten, als auf dem Etikett angegeben war.

Es ist auch sehr beunruhigend, dass einige Produkte mehr als die gesetzlich erlaubten 0,3 % THC im Vollspektrumöl enthielten. Eines der untersuchten Produkte enthielt sage und schreibe 45 % THC.[628] Solche Probleme auf dem Markt sind ein starkes Argument für eine bessere Aufsicht und Regulierung. Daher haben die Aussagen der FDA and ähnlicher Behörden in anderen Regionen der Welt bezüglich der Aufsicht über CBD-Produkte eine gewisse Gültigkeit.

Schauen wir uns einige klinische Studien mit Menschen an, um zu sehen, welche Art von Dosierungsbereichen sie benutzten und ob diese Mengen von CBD sicher und gut verträglich waren. Eine kürzlich durchgeführte Studie evaluierte die Sicherheit einer erhöhten Verabreichung von CBD an gesunden Freiwilligen.[629]

Die verwendeten Dosen betrugen 1500, 3000, 4500 oder 6000 mg CBD bei einmaliger täglicher Einnahme und 750 oder 1500 mg CBD bei zweimaliger Einnahme pro Tag. Dies wurde sowohl mit Placebo als auch mit fettreichen Nahrungsmitteln verglichen. Nach einmaligen oralen Dosen erschien CBD schnell im Blut und die Zeit bis zur maximalen Blutkonzentration betrug etwa vier bis fünf Stunden.

CBD erreichte nach etwa zwei Tagen einen stabilen Zustand im Blut. Eine fettreiche Mahlzeit erhöhte die CBD-Blutwerte. Tatsächlich war die Menge an CBD, die dem Körper zur Verfügung stand, vier- bis fünfmal höher, wenn sie mit Fetten wie Ölen eingenommen wurde. Dies unterstützt die Praxis, das CBD mit einem Öl wie Oliven-, Hanf-, Sesam-, Leinsamen- und Avocadoöl oder ätherischen Ölen zu mischen.

Die Halbwertszeit der terminalen Eliminierung betrug etwa 60 Stunden nach 750 und 1500 mg CBD zweimal täglich, und die effektive Halbwertszeit für alle Dosen lag zwischen 10 und 17 Stunden. Die terminale Plasmahalbwertszeit ist die Zeit, die benötigt wird, um die Blut-Konzentration nach Erreichen des Pseudogleichgewichts durch zwei zu teilen, während die effektive Halbwertszeit die Zeit beschreibt, die benötigt wird, um die Hälfte einer einmal verabreichten Dosis zu eliminieren.[630] Die terminale Halbwertszeit ist besonders bei Mehrfachdosierungen von Bedeutung, da sie den Grad der Medikamentenanhäufung, Konzentrationsschwankungen und die Zeit bis zum Erreichen des Gleichgewichts kontrolliert.

Durchfall, Übelkeit, Kopfschmerzen und Benommenheit waren die häufigsten unerwünschten Nebenwirkungen. Die Autoren kamen zu dem Schluss, dass die Verabreichung, entweder als Einzel- oder Mehrfachdosis mit Gesamtdosen von bis zu 6000 mg CBD täglich, sicher und gut verträglich war. Die Nebenwirkungen waren leicht bis mäßig und kein Teilnehmer hat die Studie wegen Nebenwirkungen abgebrochen.

Chronischer Gebrauch und hohe Dosen von bis zu 1500 mg pro Tag haben sich wiederholt als gut verträglich für Menschen erwiesen.[631] Bei einer durchschnittlichen täglichen Dosis von 700 mg/Tag über 6 Wochen wurde CBD gut vertragen und war auch nicht toxisch. Dies im Vergleich zu einem Placebo, der in derselben Studie an Patienten mit einer neurologischen Erkrankung, der sogenannten Huntington Krankheit, gegeben wurde.[632] Eine andere Studie verwendete die gemeinsame Verabreichung von CBD und Fentanyl (ein starkes Opioid). Die Ergebnisse zeigten, dass CBD die mit der intravenösen Verabreichung von Fentanyl verbundenen negativen Auswirkungen nicht verstärkt. Die Autoren kamen zu dem Schluss, dass die gleichzeitige Verabreichung von CBD und Opioiden sicher und gut verträglich ist.[633]

Ein Patient mit einer dystonischen Störung (Dystonie ist eine Bewegungsstörung, bei der sich die Muskeln einer Person unkontrolliert zusammenziehen) wurde regelmäßig mit 600 mg täglicher oraler Dosis CBD behandelt und es wurden keine Probleme gemeldet. Sein Urin wurde analysiert, um ein besseres Verständnis über den Metabolismus von CBD zu bekommen.[634]

In einer Studie wurde die Frage gestellt, ob eine Vorbehandlung mit 600 mg CBD und anschließender THC-Gabe die psychotischen und Angstsymptome von THC reduzieren könnte.[635] Die Ergebnisse zeigten die Fähigkeit von CBD, die psychotogenen Effekte von THC zu blockieren. Darüber hinaus wurden bei dieser Dosis keine Auswirkungen auf periphere Herz-

Kreislauf-Messungen wie Herzfrequenz und Blutdruck beobachtet.

Eine andere Studie verwendete 600 mg CBD bei 16 gesunden, nicht ängstlichen Personen und fand keine Unterschiede in Bezug auf Herzfrequenz und Blutdruck zwischen der CBD- und der Placebogruppe.[636] Ein Fallbericht beschreibt einen Patienten, der wegen Marihuana-Entzug mit dem folgenden mündlichen CBD-Regime behandelt wurde: 300 mg an Tag 1, 600 mg an den Tagen 2-10, und 300 mg an Tag 11. Die CBD-Behandlung führte zu einer schnellen und progressiven Reduzierung der Entzugs-, Dissoziations- und Angstsymptome, die mit Marihuanamissbrauch verbunden sind.[637]

In einer Studie, die an 225 pädiatrischen Patienten mit Lennox-Gastaut-Syndrom (einer seltenen Form von Epilepsie) durchgeführt wurde, wurde CBD (entweder 10 mg/kg Körpergewicht oder 20 mg/kg Körpergewicht) in zwei Dosen täglich 14 Wochen lang verabreicht.[638] Das Durchschnittsalter der Kinder war 13 Jahre alt. Das normale Gewicht eines 13-Jährigen liegt bei etwa 45 kg. Das bedeutet, dass die Kinder je nach Studiengruppe etwa 450 oder 900 mg CBD pro Tag erhielten. Das CBD wurde zusätzlich zu den regulären Medikamenten gegen Krampfanfälle verabreicht.

Der Rückgang der Anfallshäufigkeit während der Behandlungszeit betrug 41,9 % in der 20 mg/kg CBD-Gruppe, 37,2 % in der 10 mg/kg CBD-Gruppe und 17,2 % in der Placebo-Gruppe. Die häufigste unerwünschte Nebenwirkung unter den Patienten in den CBD-Gruppen waren Schläfrigkeit, verminderter Appetit und Durchfall. Diese Nebenwirkungen traten in der Gruppe mit höherer Dosis häufiger auf. Insgesamt war die Verabreichung von CBD sicher und die beschriebenen Nebenwirkungen waren geringfügig bis moderat.

In einer anderen sehr ähnlichen Studie wurden 14 Wochen lang nur 20 mg/kg Körpergewicht CBD und Placebo verabreicht. Diese Studie schloss auch 171 Patienten mit dem Lennox-Gastaut-Syndrom ein.[639] Die Reduzierung der monatlichen Anfallshäufigkeit gegenüber dem Ausgangswert betrug 43,9 % in der CBD-Gruppe und 21,8 % in der Placebogruppe. Die häufigsten unerwünschten Ereignisse waren Durchfall, Schläfrigkeit, Pyrexie (Fieber), verminderter Appetit und Erbrechen. 14 % der Patienten in der CBD-Gruppe und 1 % der Patienten in der Placebogruppe zogen sich wegen diesen unerwünschten Nebenwirkungen aus der Studie zurück.

Eine andere Studie, die sich mit der Angst vor öffentlichen Reden befasste, verwendete 600 mg CBD pro Tag ohne Probleme.[640] Insgesamt liegt die CBD-Dosierung in einer Vielzahl von klinischen Studien an Menschen zwischen 20 mg und 6000 mg pro Tag.

Die meisten therapeutischen Anwendungen von CBD bei nicht gesunden Freiwilligen verwenden CBD im Bereich von 300 bis 1500 mg pro Tag. Viele Autoren schlagen vor, dass CBD für das Wohlbefinden und die allgemeine Gesundheit in Dosen von 10 bis 20 mg pro

Tag begonnen und dann alle drei bis fünf Tage verdoppelt werden sollte, bis der gewünschte Effekt erreicht ist.

Da viele Menschen keinen kurzfristigen Unterschied spüren werden, wenn sie CBD für Wellnesszwecke verwenden (schließlich hat CBD keine psychotischen Effekte wie z.b. Dich high zu machen), könnte man argumentieren, dass die tägliche Dosis unter dem liegen sollte, was in klinischen Studien zur Behandlung von Krankheiten verwendet wird. Mit anderen Worten, eine tägliche Dosis von 10 bis 300 mg pro Tag sollte wahrscheinlich ausreichen, um die allgemeine Gesundheit zu verbessern.

Es ist meine persönliche Erfahrung, dass Dosen zwischen 100 bis 300 mg ausreichen, um einige der wohltuenden Effekte zu spüren, wie z.b. erhöhter Komfort in Gelenken und Muskeln, tiefer Schlaf und ein gesundes Immunsystem. Langzeiteffekte wären wahrscheinlich bessere Knochen, Herz-Kreislauf-Leistung, Schlaf, Immunsystem und kognitive Funktion. Wenn man CBD bei spezifischen Gesundheitsproblemen einsetzt, könnte die tägliche Dosis aufgrund dieser Studien auf etwa 750 mg ansteigen. In jedem Fall ist es gut zu wissen, dass Dosen bis zu 6000 mg pro Tag sich als sicher erwiesen haben.

Zusammenfassend kann man sagen, dass der beste Vorschlag für Leute, die neu mit CBD anfangen, ist, niedrig anzufangen mit 10 bis 20 mg pro Tag und dann die Dosis langsam zu erhöhen, bis sie eine positive

Wirkung spüren. Das wird wahrscheinlich bei 50 bis 200 mg passieren, es sei denn, sie versuchen eine ernstere Erkrankung zu behandeln. In diesem Fall könnten Dosen zwischen 100 und 750 mg nötig sein. Die meisten klinischen Studien mit CBD an kranken Patienten haben Dosen von 500 mg pro Tag und höher verwendet. Es gibt auch die Tatsache, dass CBD, das in „Gold Standard-Produkten" gefunden wird, stärker sein kann als rohe CBD-Produkte. Und weil die Hersteller ihre Produkte derzeit so benennen können, wie sie wollen, ist es wieder Käufer-Vorsicht geboten.

Bitte bedenke, dass sich jeder Mensch bei verschiedenen Dosen CBD anders verhält. Der Grund dafür ist, dass jede Person einen anderen Lebensstil hat, der zu einer anderen Anzahl von ECS-Rezeptoren führt. Wir alle essen und trainieren unterschiedlich und haben eine unterschiedliche Genetik. Ich glaube auch fest daran, dass die Menge an toxischen Verbindungen in unserem Leben, die z.B. in Körperpflegeprodukten, Haushaltsreinigern, Seifen und Shampoos, Waschmittel und so weiter zu finden sind, eine große Rolle für unsere allgemeine Gesundheit spielt, und somit einen Einfluss hat, wie CBD in unserem Körper wirken kann.

Kurz zusammengefasst:
- Viele Hersteller machen keine exakte Aussage darüber, wie viel CBD in dem Produkt enthalten ist.
- Insgesamt liegt die CBD-Dosierung in einer Vielzahl von klinischen Studien am Menschen zwischen 20 mg und 6000 mg pro Tag.
- Die beste Empfehlung für Menschen, die neu mit CBD anfangen, ist, niedrig (anzufangen) mit 10 bis

20 mg pro Tag anzufangen und dann langsam zu erhöhen, bis sie eine wohltuende Wirkung spüren.

- Eine tägliche Dosis von 10 bis 300 mg pro Tag sollte ausreichen, um die allgemeine Gesundheit zu verbessern.
- 100 bis 300 mg CBD pro Tag sollte ausreichen, um leichte bis mittelschwere Zustände anzugehen.
- Bitte denkt daran, dass sich jeder Mensch bei verschiedenen Dosen von CBD anders verhält.

CBD für Tiere

CBD ist unter Tierliebhabern populär geworden, und viele Firmen bieten jetzt CBD-Produkte für Haustiere an. Da ich kein lizenzierter Tierarzt bin, werde ich keine Vorschläge machen, welche Erkrankungen mit welchen Dosen bei verschiedenen Tierarten behandelt werden können. Ich werde jedoch einige Studien erwähnen, um Dir eine Vorstellung davon zu geben, was in der Veterinärwissenschaft getan wurde. Aufgrund der unzähligen Gesetze, die Cannabis-produkte betreffen, gibt es nur wenige klinische Studien über die tierärztliche Verwendung von CBD.

Die allerersten Tierstudien mit Produkten auf Marihuanabasis als Medikament gegen Krampfanfälle wurden 1843 von W.B. O'Shaughnessy ver-öffentlicht.[641] Nachdem er die Verhaltenseffekte verschiedener Zubereitungen von *Cannabis indica* an gesunden Fischen, Hunden, Schweinen, Geiern, Krähen, Pferden, Hirschen, Affen, Ziegen, Schafen und Kühen getestet hatte, fuhr er fort, diese Produkte an Menschen zu testen. Es ist wenig darüber bekannt, was genau er benutzte, wie viel davon und wie er es verabreichte.

Eine kürzlich über das Veterinary Information Network durchgeführte Überprüfung hat 2.130 zurückgesandte Fragebögen ausgewertet.[642] Die Ergebnisse zeigten, dass 61,5 % der Tierärzte sich dabei wohl fühlten, den Gebrauch von CBD mit ihren Kollegen zu diskutieren, aber nur 45,5 % fühlten sich wohl, dieses Thema mit Klienten zu diskutieren. Es wurden keine Unterschiede aufgrund des Standpunktes der Praxis festgestellt, aber frischgebackene Absolventen fühlten sich weniger wohl dabei, das Thema zu diskutieren. Insgesamt wurde CBD am häufigsten als eine mögliche Behandlung gegen Schmerzen, Angst und Krampfanfälle diskutiert.

Tierärzte, die in Staaten mit legalisiertem Freizeit-Marihuana praktizieren, empfahlen eher den Gebrauch von CBD. Kürzlich graduierte Veterinärmediziner empfahlen oder verschrieben CBD mit geringerer Wahrscheinlichkeit. Die am häufigsten verwendeten CBD-Rezepturen waren Öl/Extrakt und essbare Produkte. Die Teilnehmer waren auch der Meinung, dass ihre staatlichen Veterinärverbände und Veterinärausschüsse ihnen keine ausreichende Anleitung gaben, um innerhalb der geltenden Gesetze mit CBD zu praktizieren. Und schließlich brachten die meisten Tierärzte ihre Unterstützung für die Verwendung von CBD-Produkten für Tiere zum Ausdruck.

In einer Studie wurden zwei verschiedene Dosen von mit CBD angereichertem Öl verwendet, nämlich 2 und 8 mg pro kg Körpergewicht, um Osteoarthritis bei Hunden zu behandeln.[643] Dies würde eine CBD-Gesamtdosis von 10 bis 40 mg für kleine Hunde, 30 bis 120 mg für mittelgroße Hunde und 50 bis 200 mg für große Hunde ergeben. Die Pharmakokinetik ergab eine Eliminationshalbwertszeit von 4,2 Stunden bei beiden Dosen und keine beobachtbaren Nebenwirkungen. Die tierärztliche Untersuchung zeigte eine signifikante

Verringerung der Schmerzen während der Zeit der CBD-Behandlung. Die Autoren kamen zu dem Schluss, dass eine Dosis von 2 mg pro kg zweimal täglich in dieser Situation angemessen wäre.

Eine andere Studie mit Hunden ergab, dass die Bioverfügbarkeit nach oraler Verabreichung von 180 mg zwischen null und 19 % lag.[644] Die Ergebnisse dieser Studie zeigen, dass CBD, ähnlich wie beim Menschen, bei Hunden nach oraler Verabreichung nicht gut absorbiert wird. Diese geringe Bioverfügbarkeit ist wahrscheinlich auf den bereits beschriebenen First-Pass-Effekt in der Leber zurückzuführen. Die intravenöse Anwendung von 45 und 90 mg zeigte, dass sich das CBD schnell verteilt und die Halbwertszeit im Endstadium 9 Stunden beträgt.

Andere Tierärzte schlugen vor, dass die orale Verabreichung von CBD bei Hunden und Katzen 0,02 mg/kg bis 0,1 mg/kg beträgt und zweimal täglich verabreicht werden sollte. Einem Tierarzt zufolge sind die meisten Hunde mit 0,05 mg/kg zweimal täglich gut gegen Schmerzen gewappnet, während Katzen mit 0,025 mg/kg zweimal täglich gut gegen Schmerzen gewappnet sind.[645] Dies würde sich in Dosen von etwa 0,5 bis 2,5 mg CBD für Hunde und die Hälfte davon für Katzen ausdrücken. Andere Tierärzte haben genau das Gegenteil empfohlen, nämlich dass Katzen die doppelte Dosierung erhalten sollten, weil bei Katzen das Lebersystem anders arbeitet als bei Hunden.

Vorläufige Daten einer anderen Studie zeigten, dass 89 % der Hunde, die in einer klinischen Studie CBD erhielten, eine Verringerung der Häufigkeit von Krampfanfällen aufwiesen.[646] Die American Kennel Club Canine Health Foundation berichtete auch, dass neue Studien zur Untersuchung der Verwendung von CBD bei Hunden mit therapieresistenter Epilepsie laufen.[647]

Zusammenfassend lässt sich sagen, dass es nur sehr wenige klinischen Studien gibt, die den alleinigen Gebrauch von Marihuana oder CBD bei Tieren untersuchen. Trotz des Mangels an Beweisen, verkaufen viele Firmen jetzt CBD-Produkte für Haustiere. Da Tiere wahrscheinlich ein sehr ähnliches ECS wie Menschen haben, macht es Sinn, dass CBD für Tiere verwendet werden kann. Allerdings überlasse ich die Entscheidung, ob Du CBD für Deine Haustiere verwendest, Dir und Deinem Tierarzt.

Kurz zusammengefasst:
- Aufgrund der unzähligen Gesetze, die Cannabisprodukte betreffen, gibt es nur wenige klinische Untersuchungen über die tierärztliche Verwendung von CBD.
- Die allerersten Tierversuche mit Produkten auf Marihuanabasis als Medikament gegen Krampfanfälle wurden 1843 von W.B. O'Shaughnessy veröffentlicht.
- Insgesamt wurde CBD am häufigsten als eine mögliche Behandlung gegen Schmerzen, Angst und Krampfanfälle bei Tieren diskutiert.

Teil 3: CBD mit ätherischen Ölen kombinieren

CBD und ätherische Öle

Bevor wir in dieses faszinierende Thema eintauchen, muss ich erwähnen, dass die Erforschung des CBD in Kombination mit ätherischen Ölen noch in den Kinderschuhen steckt und sehr wenig in der medizinischen und wissenschaftlichen Literatur zu finden ist. Es ist viel mehr über Hanf und Marihuana geschrieben worden und wie sie das Endocannabinoid-System beeinflussen können. Nur weil eine Pflanze selbst wohltuende Wirkungen auf dieses System ausübt, bedeutet das nicht automatisch, dass ein ätherisches Öl der gleichen Pflanze die gleiche oder sogar eine ähnliche Wirkung hat.

Während des Destillationsprozesses gehen oft bestimmte Pflanzenbestandteile verloren oder werden durch die Hitze des Dampfes verändert und gelangen nicht in das Endprodukt des ätherischen Öls. Andererseits sind ätherische Öle dafür bekannt, dass sie sehr kraftvoll sind, da sie hoch konzentriert sind. In diesem Sinne müssen wir aufpassen, dass wir keine falschen Annahmen treffen.

Da ätherische Öle jedoch im Allgemeinen sehr sicher sind, besonders jene, die als Nahrungsergänzungsmittel gekennzeichnet sind, rate ich Dir, mit ihnen zu experimentieren, nachdem Du dieses Kapitel gelesen hast. Sei dir aber bewusst, dass die Qualität der verwendeten ätherischen Öle extrem wichtig ist. Es macht keinen Sinn, ein hochwertiges CBD-Isolat mit minderwertigen und billigen ätherischen Ölen zu mischen, die wahrscheinlich mit synthetischen Stoffen verfälscht und mit Giftstoffen verunreinigt sind.

Genau wie bei der Wahl einer CBD-Isolat-Option ist es notwendig, nach den gleichen „Saat zu Siegel" Qualitätsstandards für die ätherischen Öle zu suchen. Sie sollten 100 % rein und von therapeutischer Qualität sein. Eine Firma für hochwertige ätherische Öle wird volle Transparenz bezüglich der Herkunft der Pflanzen sein, einschließlich der Farmen, die für die Öffentlichkeit zugänglich und leicht zu besuchen sind.

Die folgende Liste der ätherischen Öle ist sicherlich nicht vollständig, da derzeit viel mehr ätherische Öle auf dem Markt sind. Sie repräsentieren jedoch einige der ätherischen Öle, mit denen ich experimentiert habe, indem ich sie mit CBD kombiniert habe. Fühl Dich frei, Deine eigene Forschung zu betreiben, Deine innovativen Sinne fließen zu lassen und dann Deine eigenen Kreationen zu feiern.

Für diesen Abschnitt werde ich zuerst eine kurze Zusammenfassung der Literatur über einige der ätherischen Öle präsentieren, die ich zusammen mit CBD verwendet habe, und dann werde ich erklären, was ich für meinen persönlichen Gebrauch gemischt habe.

Haftungsausschluss: Dieses Buch basiert auf den persönlichen Kenntnissen und Erfahrungen des Autors. Es ist bekannt, dass verschiedene Menschen unterschiedlich reagieren, wenn es um natürliche Substanzen und insbesondere das Endocannabinoid-System geht.

Die Informationen in diesem Buch dienen nur zur Information und Schulungszwecken und sind nicht dazu gedacht, einen ärztlichen Rat zu ersetzen oder eine ordnungsgemäße medizinische Behandlung zu unterbinden. Bitte wende Dich an Deinen Arzt und medizinische Kontaktperson, wenn Du eine Krankheit hast oder schwanger bist. Die Informationen in diesem Buch, und insbesondere in den folgenden Kapiteln, dienen ausschließlich der Aufklärung.

Viele der folgenden Vorschläge basieren nicht auf wissenschaftlichen Daten, einfach weil sehr wenig über die Kombination von CBD mit ätherischen Ölen oder anderen Arten von Naturprodukten bekannt ist. Es wurde auch schon erwähnt, dass sowohl für CBD als auch für ätherische Öle nur hochwertige, schwermetall- und giftfreie Produkte verwendet werden sollten.

Einige Anmerkungen zu konformen und gesundheitsbezogenen Aussagen für Naturprodukte: Viele ätherische Öle sind mittlerweile als Nahrungsergänzungsmittel gekennzeichnet. Wenn wir über Nahrungsergänzungsmittel sprechen, können wir Referenzen zitieren und Ergebnisse wissenschaftlicher Studien zusammenfassen oder präsentieren. Dies kann jedoch je nach Weltregion verschieden sein.

Ich habe keine bestimmte Marke von CBD oder ätherischen Ölen erwähnt, obwohl ich einige klare Präferenzen habe. Ich habe es absichtlich vermieden, bestimmte Marken zu nennen. Dieses Buch wurde nicht als Werbung für bestimmte Produkte geschrieben, sondern soll als Aufklärungshilfe für alle dienen. Wenn Du jedoch derzeit keine Anleitung zu ätherischen Ölen oder CBD-Marken hast, benutze die Kontakt-informationen am Ende des Buches, um mehr über meine Auswahl an CBD und ätherischen Ölen zu erfahren. Ich würde mich freuen, von Dir zu hören.

Während des ganzen Buches nutze ich die Regeln, die es mir erlauben, wissenschaftliche Forschung zu zitieren und aufzulisten und auf die Quellen dieser Zitate zu verweisen. So wird es Informationen über den medizinischen Nutzen von entweder CBD, ätherischen Ölen oder anderen Schätzen der Natur in Verbindung mit der Erwähnung von Gesundheitszuständen geben.

Die Studien, die mit jedem der ätherischen Öle diskutiert werden, stellen nur einen Bruchteil dessen dar, was veröffentlicht wurde. Die hier ausgewählten sind nur dazu da, Dir zu zeigen, was mich fasziniert hat, diese Öle zusammen mit CBD zu verwenden. Und wie bereits erwähnt, erlaubt die Zugabe von ätherischen Ölen zum CBD die Wiederherstellung des Entourage-Effekts, der verloren geht, wenn reine CBD-Kristalle aus dem Pflanzenmaterial des vollen Spektrums isoliert werden.

Die Food and Drug Administration (FDA) oder andere ähnliche Behörden weltweit haben die verschiedenen Aussagen in diesem Buch weder bewertet noch genehmigt. Die Kombinationen von CBD und ätherischen Ölen oder anderen Pflanzen, die in den nächsten Kapiteln erwähnt werden, sind nicht dazu gedacht, irgendeine Krankheit zu verhindern, zu diagnostizieren, zu behandeln oder zu heilen, sondern vielmehr die Leser in ihrem Streben nach Wohlbefinden und Gesundheit zu unterstützen.

Copaiba

Eine große Frage ist, ob Copaiba und CBD dasselbe sind. Viele glauben, dass wir CBD ersetzen könnten, indem wir einfach das ätherische Öl des Copaiba-Baumes verwenden. Ist das wahr? Schauen wir uns diese Pflanze einmal genauer an.

Mediziner am Amazonas verwenden Copaiba schon seit langer Zeit wegen seiner entzündungshemmenden und wundheilenden Wirkung. Das Copaiba-Harz wurde erstmals als „Copei" in einem Bericht von Petrus Martys an Papst Leo X beschrieben, der 1534 in einem Text von Michael Herr in Strasburg veröffentlicht wurde.[648] Etwa ein Jahrhundert später, 1625, beschrieb der portugiesische Mönch Manuel Tristaon die wundheilende Wirkung von Copaiba, das er „Cupayba" nannte. Diese medizinische Verbindung wurde dann von den Jesuiten aus der Neuen Welt zurückgebracht. Das ist der Grund, warum es auch als Jesuitenbalsam bekannt ist.[649]

Der Baum selbst wurde erstmals 1638 von Marcgraf und Piso beschrieben, die den Namen „Copaiba" verwendeten, ohne die Art zu bezeichnen. Es gibt mehr als 70 Copaifera-Arten, die über die ganze Welt verteilt sind, und Brasilien ist mit 26 Arten und acht Spezies das Land mit der größten Artenvielfalt von Copaifera.[650] Heute produziert Brasilien ungefähr 95 % dieses Öl-Harzes und exportiert mehr als 500 Tonnen pro Jahr.[651] Copaiba-Harz wird gewonnen, indem man

Löcher in den Baumstamm bohrt, die jeweils bis zu 12 Gallonen ergeben.

Sowohl Copaiba als auch *Cannabis* enthalten erhebliche Mengen an ß-Caryophyllen (BCP). BCP ist ein Sesquiterpen, das in vielen Pflanzen vorkommt und ein von der FDA zugelassener Nahrungsmittel-zusatzstoff ist. Chromatographische Studien zeigten, dass drei verschiedene Copaiba-Varianten bis zu 58 % ß-Caryophyllen (58, 41 bzw. 20 %) enthielten, gefolgt von Alpha-Humulen, Alpha-Copaen, Alpha-Bergamoten, Alpha-Pinen und Delta-Cadinen.[652] Im Vergleich dazu beträgt das BCP, das in Cannabinoiden gefunden wird, bis zu 35 %.[653]

Andere Pflanzen, die BCP enthalten, sind schwarzer Pfeffer (30 %), Ylang-Ylang (19 %), Melisse (16 %), Lavandin (10 %), Nelke (8 %), Römische Kamille (8 %), Weihrauch (6 %), Schafgarbe (6 %), Karotten-samen (5 %), Zimtrinde (5 %), Lavendel (5 %), Zitronengras (5 %), Thymian (5 %), Bohnenkraut (5 %), Salbei (5 %), Oregano (5 %), Rosmarin (2 %) und Hopfen.[654,655,656] Tatsächlich enthalten fast 18% aller bekannten ätherischen Öle 5 % oder mehr BCP.[657]

Ähnlich wie CBD bindet sich BCP selektiv an CB2-Rezeptoren und ist daher ein funktioneller, nicht-psychoaktiver, entzündungshemmender CB2-Rezeptor Ligand.[658] Oral verabreichtes ß-Caryophyllen erzeugt starke CB2-abhängige entzündungshemmende und schmerzstillende Wirkungen.[659] In einer Studie wurde beschrieben, wie effektiv es bei der Reduzierung neuropathischer Schmerzen ist.[660] Andere Forscher fanden heraus, dass es eine gute Behandlungsmethode für chronische Schmerzen ist.[661]

Positive Effekte konnten bei Parkinson-Patienten beobachtet werden, bei denen BCP eine neuroprotektive Wirkung durch die Aktivierung von CB2-Rezeptoren zeigte.[662] Vorteile zeigten sich auch bei Arthritis- und Krebspatienten.[663,664] Es ist erwiesen, dass Copaiba-Öl mit seinem hohen BCP-Gehalt eine entzündungshemmende Wirkung hat und gleichzeitig gut verträglich ist.[665] Auch Personen, die keine ätherischen Öle brauchen, können diese Vorteile genießen, da die meisten Menschen BCP durch die Einnahme von Gemüse erhalten. Dies ist einer der Wege, auf denen Gemüse eine entzündungshemmende Wirkung auf den menschlichen Körper ausübt.

Die medizinische Literatur über ätherisches Öl von Copaiba ist ebenfalls beeindruckend. Studien haben beschrieben, dass es neuroprotektive,[666] antioxidative, anxiolytische,[667] entzündungshemmende,[668] und anti-arthritische[669] Vorteile aufweist.

Der Wirkungsmechanismus ist nicht unbedingt derselbe, da CBD über die Beeinflussung der Verfügbarkeit des Endocannabinoid-Anandamids wirken kann, während BCP aus Copaiba und *Cannabis* selektiv an CB2-Rezeptoren binden kann. Man könnte spekulieren, dass BCP eine höhere Reaktion von CB-Rezeptoren hervorruft als CBD, da CBD eher eine ausgleichende Rolle auf das Endocannabinoidsystem hat und auch die Überaktivität der CB-Rezeptoren dämpfen kann, indem es unsere eigenen Endo-cannabinoide reguliert.

Also, sind Copaiba und CBD dasselbe? Nein, jedoch enthalten beide Pflanzenextrakte BCP und könnten daher gut zusammenpassen. Wenn Du einfach nur eine hohe Zufuhr von BCP haben möchtest, könntest Du entweder Copaiba allein oder in Kombination mit CBD, oder in Kombination mit vielen anderen ätherischen Ölen und Gemüse verwenden. Sowohl CBD, ob als Isolat oder als Vollspektrumprodukt, das viel mehr Verbindungen einschließlich BCP enthält, als auch Copaiba, aufgrund seiner signifikanten Mengen an BCP, beeinflussen CBD-Rezeptoren, insbesondere den CB2-Typ.

Mehrere Studien zeigen, dass die Auswirkungen von CBD und Copaiba auf den Neuroschutz, die Schmerzreduzierung, die entzündungshemmende Wirkung, die Unterstützung bei Autoimmun-krankheiten wie Multiple Sklerose, sowie auf Patienten mit neurologischen Krankheiten und Krebs sehr vergleichbar sind.

Wie bereits erwähnt, enthält Copaiba neben BCP auch andere sehr wichtige Verbindungen. Diese Ver-bindungen könnten teilweise für die wohltuende Wirkung von Copaiba verantwortlich sein. Alles in allem ist das ätherische Öl von Copaiba sicherlich ein sehr interessantes ätherisches Öl, das man mit CBD kombinieren kann, und vielleicht verstärkt die Kombination der beiden deren Wirkung von beiden.

Lavendel

Lavendel ist eines der beliebtesten ätherischen Öle. Es wird seit Jahrhunderten wegen seiner beruhigenden, schlaffördernden und hautunterstützenden Eigenschaften verwendet. Aber Lavendel hat noch viele andere Verwendungen und Eigenschaften, und die Forschung hat eine Fülle von Literatur über dieses ätherische Öl. Eine wissenschaftliche Studie erwähnt die Vorteile des Lavendels mit seinen anxiolytischen, stimmungsstabilisierenden, beruhigenden, schmerzstillenden, krampflösenden und neuroprotektiven Eigenschaften.[670]

Schlaf: Zu diesem Thema sind mehrere Studien veröffentlicht worden. Eine fand heraus, dass sich die Schlafqualität von 158 Frauen in der Nachgeburtszeit signifikant zwischen der Kontrollgruppe (keine Lavendel-Inhalation) und der Gruppe der Inhalation von ätherischem Lavendelöl unterschied. Sie sahen eine Verbesserung der Schlafqualität nach 8 Wochen, wenn sie 4 Mal pro Woche 10 tiefe Atemzüge mit Lavendelduft nahmen. Sie kamen zu dem Schluss, dass die Lavendel-Aromatherapie wirksam zur Verbesserung der Schlafqualität der Mütter beiträgt.[671]

Eine andere interessante Studie untersuchte den Konsum von Lavendeltee durch Mütter nach der Geburt und stellte fest, dass Lavendel die Mütter weniger Müdigkeit und weniger Depressionen wahrnehmen ließ, während sie eine größere Bindung zu ihrem Kind zeigten.[672]

Eine weitere Studie untersuchte die Schlafqualität von Studenten mit Hilfe von Fitbit-Geräten und fand heraus, dass Lavendel, der über ein auf die Brust geklebtes Inhalationspflaster eingeatmet wurde, in Verbindung mit einer besseren Schlafhygiene (übliche Maßnahmen zur Verbesserung des Schlafs), und in geringerem Maße auch allein durch die Schlafhygiene, die Schlafqualität verbesserte.[673] Eine Studie mit 42 Studentinnen in Korea, die an Schlaflosigkeit leiden, fand heraus, dass die Lavendel-Aromatherapie eine positive Wirkung auf Schlaflosigkeit und Depressionen hat.[674]

Eine andere Studie untersuchte 70 Chemotherapie-Patienten und entdeckte, dass die Angstwerte vor und nach der Chemotherapie signifikant unterschiedlich waren. Diejenigen, die Lavendelduft schnupperten, waren viel entspannter. Darüber hinaus wurde auch eine signifikante positive Veränderung der Schlafqualität vor und nach der Chemotherapie beobachtet.[675] Ähnliche Ergebnisse wurden in einer Studie mit Hämodialyse-Patienten erzielt. Die Wissenschaftler fanden heraus, dass die Tagesmüdigkeit abnahm und die nächtliche Schlafdauer in der Gruppe, die Lavendel inhalierte, zunahm.[676]

Angstzustände: Das ätherische Öl des Lavendels ist von der Europäischen Arzneimittelbehörde als pflanzliche Medizin zur Linderung von Stress und Angstzuständen zugelassen.[677] Studien haben gezeigt, dass das ätherische Öl des Lavendels und seine beiden primären terpenoiden Bestandteile Linalool und Linalylacetat eine anxiolytische Wirkung in Kombination mit einer

Reduzierung der 5HT1A-Rezeptoraktivität hervorrufen.[678]

Das ätherische Öl des Lavendels wirkt auch, indem es den Kalziumeinstrom in die Zellen reduziert, was zu einer verminderten Aktivität der Gehirnwellen mit höheren Frequenzen führt.[679] Wir wissen auch aus verschiedenen Studien, dass das ätherische Öl des Lavendels verschiedene Rezeptoren im Gehirn beeinflusst, entweder direkt, indem es sich an diese Rezeptoren bindet oder indirekt, indem es zuerst andere Rezeptoren beeinflusst.

Meine eigenen Studien mit quantitativer EEG-Analyse zeigten eine vollständige Beruhigung des gesamten limbischen Systems einschließlich des Hippocampus nach nur drei Sekunden Inhalation des ätherischen Lavendelöls. Die gleichen Ergebnisse wurden auch mit der Inhalation von Weihrauch und einer Mischung aus ätherischen Ölen von Lavendel, Zedernholz, Limette, Ocotea und Copaiba sowie Vanilleextrakt erzielt. Die eigentliche Videoaufnahme dieser persönlichen Studie wurde in dem Film *Ancient Secrets of Essential Oils* und in mehreren der Lehrvideosammlungen des *Global Online Essential Oils Symposium* gezeigt, die von meinem Team, BioCode Academy, veröffentlicht wurden.[680]

Haare: Eine Studie hat gezeigt, dass die topische Anwendung des ätherischen Lavendelöls eine deutlich haarwachstumsfördernde Wirkung hat, wie morphologisch und histologisch beobachtet wurde. Nach nur vier Wochen zeigten die Messungen eine deutlich erhöhte Anzahl von Haarfollikeln, eine vertiefte Haarfollikeltiefe und eine verdickte Hautschicht.[681] Tatsächlich führte die Verwendung von Lavendel zu einem besseren Haarwuchs, verglichen mit der topischen Anwendung der üblicherweise verwendeten verschreibungspflichtigen Medikamente.

Bei der Anwendung von Lavendel wurden keine Nebenwirkungen beobachtet, im Gegensatz zu der Gruppe, die die verschreibungspflichtigen Medikamente verwendete. Ein weiteres Ergebnis war, dass die Mastzellen in der Lavendelgruppe deutlich reduziert wurden. Mastzellen gehören zu den Immunzellen und ihre Anzahl vermindert sich, wenn eine Entzündung zurückgeht. Eine andere Studie mit ätherischem Pfefferminzöl hatte ähnliche Ergebnisse (siehe Pfefferminze).

Schmerzen: Lavendel hat ausgezeichnete und gut dokumentierte schmerzlindernde Eigenschaften. Eine Studie mit Migränepatienten zeigte, dass die Inhalation des ätherischen Öls von Lavendel den meisten Patienten zugutekommt. Von 129 Kopfschmerzattacken reagierten 92 ganz oder teilweise auf Lavendel. Der Prozentsatz der Responder war in der Lavendel-Inhalationsgruppe signifikant höher als in der Placebogruppe.[682] Mehrere Studien haben herausgefunden, dass die Aromatherapie-Massage mit ätherischem Lavendelöl bei Patienten mit Kniearthrose eine wirksame Schmerzlinderung bewirkt und dass dies zu einer sofortigen Steigerung der täglichen Aktivitäten für vier Wochen führte.[683,684]

Wundheilung: Mehrere Autoren erwähnen die Vorteile, die Lavendel auf die Wundheilung haben kann.[685] In einer Studie, die die Wundheilung von wiederkehrenden aphthösen Geschwüren (Geschwüre im Mund) untersuchte, zeigten Patienten, die äußerlich mit Lavendelöl behandelt wurden, eine signifikante Reduzierung des Entzündungsniveaus, der Größe des Geschwürs, der Heilungszeit und der Schmerzlinderung, meist schon ab der ersten Dosis, verglichen mit dem Ausgangszustand und dem Placebo.[686] Es ist auch interessant festzustellen, dass keine Nebenwirkungen berichtet wurden.

Eine andere Studie hat gezeigt, dass die topische Anwendung des ätherischen Lavendelöls die Kollagensynthese und die Differenzierung der Fibroblasten (Zellen, die für die Wundheilung benötigt werden) förderte, begleitet von einer Hochregulierung von TGF-ß (ein Protein, das für die Kontrolle des Zellwachstums benötigt wird). Diese Daten deuten darauf hin, dass Lavendelöl die frühe Phase der Wundheilung fördert, indem es die Bildung von Granulationsgewebe beschleunigt, das Gewebe umgestaltet, Kollagen ersetzt und die Wunde durch die Hochregulierung von TGF-ß zusammenzieht.[687]

Die topische Anwendung des ätherischen Lavendelöls zeigte bei 60 Frauen fünf Tage nach Dammschnitt, einem chirurgischen Schnitt an der Öffnung der Vagina während der Geburt, um die Geburt des Babys zu erleichtern, bessere Ergebnisse im Vergleich zur regulären Behandlung in Bezug auf

Schmerzen, Rötungen, Schwellungen und Wundheilung.[688]

Eine andere Studie hat gezeigt, dass das Einatmen des ätherischen Öls von Lavendel auch die Menstruationsschmerzen bei 200 Frauen verringerte, wenn es während der ersten drei Tage des Zyklus etwa 30 Minuten lang eingeatmet wurde.[689] Es brauchte zwei volle Menstruationszyklen, um diese Effekte in dieser speziellen Studie zu sehen.

Es ist sehr interessant, dass CBD sich auch an einige der genau gleichen Rezeptoren wie Lavendel bindet, und die Einnahme von CBD führt auch zu reduzierter Angst, verbessertem Schlaf, weniger Schmerzen und möglicherweise verbesserter Wundheilung in der Frühphase durch die Reduzierung von Entzündungen. All diese Tatsachen haben mich fasziniert, und jetzt kombiniere ich CBD oft mit ätherischem Lavendelöl.

Pfefferminze

Pfefferminze ist bekannt für ihre wohltuende Wirkung auf Menschen. Pfefferminze wird seit mehreren tausend Jahren für Gesundheitszwecke verwendet. Ihre Verwendung wurde im antiken Griechenland, Rom und Ägypten aufgezeichnet. Allerdings wurde die Pfefferminze erst in den 1700er Jahren als eigenständige Minze anerkannt.[690] Pfefferminze wird in der Volksmedizin vor allem wegen ihrer wohltuenden Wirkung bei Atemproblemen, wie sie zum Beispiel bei Erkältungen vorkommen, aber auch bei Verdauungsproblemen wie Übelkeit, Erbrechen und

Reizdarmsyndrom (IBS), Kopfschmerzen oder anderen schmerzhaften Zuständen verwendet.

Verbesserte Atmung, Oxygenierung und sportliche Leistung: Eine Studie fand heraus, dass die Einnahme einer sehr kleinen Menge (0,05 ml, was einem Tropfen entspricht) ätherischen Pfefferminzöls die Lungen- und Atemfunktion signifikant verbesserte, wie durch spirometrische Tests (Lungenfunktionstests) gemessen wurde.[691] Die Autoren kamen zu dem Schluss, dass diese Vorteile wahrscheinlich auf die Wirkung der Pfefferminze auf die kleinen Atemwege der Lunge zurückzuführen sind.

Das ätherische Pfefferminzöl entspannte die Muskeln um die kleinen Atemwege herum, während es die Oberfläche der winzigen Bläschen in den Lungen, den Lungenbläschen, wo der Gasaustausch stattfindet, nicht beeinträchtigte. Neben der verbesserten Lungenfunktion zeigte die Studie auch eine deutliche Steigerung der Greifkraft (36,1 %), des vertikalen Sprungs im Stehen (7,0 %) und des Weitsprungs im Stehen (6,4 %).

In einer ähnlichen Studie nahmen 12 gesunde Freiwillige einen Tropfen Pfefferminzöl in ihren Getränken zu sich und fanden die gleichen Effekte. Nach zehn Tagen stellten die Autoren nicht nur eine signifikante Verbesserung der Lungenfunktionstests fest, sondern auch eine signifikante Verbesserung der sportlichen Leistung. Die Zeit bis zur Erschöpfung verlängerte sich während des Trainings und eine erhöhte Leistung während der Übungen konnte ebenfalls gemessen werden.[692] Außerdem stellten sie fest, dass sowohl die Ruhe- als auch die Trainingsherzfrequenz nach zehn Tagen deutlich gesunken waren. Ebenso nahmen der Brustumfang beim maximalen Ausatmen und der Blutdruck im gleichen Zeitraum signifikant ab.

Übelkeit und Erbrechen: Die 5-HT3-Rezeptoren, die im Vagusnerv und einigen Bereichen des Gehirns gefunden wurden, sind ein sehr spezifischer Untertyp der Serotoninrezeptorenfamilie. Die höchste Konzentration der Rezeptoren findet sich im Hirnstamm, wo sie eine wichtige Rolle bei Übelkeit und Erbrechen spielen.[693] Natürlich finden sich die gleichen Rezeptoren auch im enterischen Nervensystem (Nerven des Darms).

Menthol aus der Pfefferminze wirkt als Antagonist für 5-HT3 und kann daher Übelkeit und Erbrechen reduzieren.[694] Dasselbe wurde für CBD und unser eigenes Endocannabinoid Anandamid gezeigt.[695,696] Also, sowohl CBD als auch Menthol haben Anti-Übelkeit und anti-emetische Effekte. Die Antagonisten des 5-HT3-Rezeptors sind derzeit eines der wirksamsten therapeutischen Mittel zur Behandlung von chemotherapiebedingter Übelkeit, Erbrechen und Reizdarmsyndrom.

Eine Studie mit 35 Frauen, die sich von Kaiser-schnitten erholten, zeigte, dass die postoperative Übelkeit und das Erbrechen nach der Inhalation von Pfefferminze deutlich reduziert wurde, viel mehr im Vergleich sowohl zur Placebogruppe, die Wasser benutzte, als auch zur medizinischen Behandlungsgruppe, die Medikamente gegen Übelkeit bekam.[697] Die Inhalation von ätherischem Pfefferminzöl verringerte auch deutlich die Übelkeit bei Herzchirurgie-Patienten nach nur zwei Minuten. Zwei Studien mit schwangeren Frauen haben jedoch keinen Unterschied bei der Anwendung der Pfefferminze-Aromatherapie festgestellt.[698,699]

Eine ältere Studie fand auch heraus, dass die Inhalation von ätherischem Pfefferminzöl im postoperativen Setting wirksam ist und errechnete Kosten von etwa 50 Cent bis einem Dollar pro Patient, welche deutlich weniger als die Kosten für ein traditionelles Antiemetikum sind.[700] Und schließlich kam eine Überprüfung mehrerer Artikel, in denen Pfefferminze gegen Übelkeit und Erbrechen verwendet wurde, zu dem Schluss, dass der eingeatmete Dampf von ätherischen Ölen der Pfefferminze oder des Ingwers nicht nur die Häufigkeit und den Schweregrad von Übelkeit und Erbrechen verringerte, sondern auch den Bedarf an antiemetischen Medikamenten senkte und somit die Zufriedenheit der Patienten verbesserte.[701]

Haarwuchs: Eine Studie fand heraus, dass die topische Anwendung des ätherischen Öls der Pfefferminze die Hautdicke der Kopfhaut, die Anzahl der Haarfollikel und die Tiefe der Haarfollikel deutlich erhöht.[702] Gene, die für den Haarwuchs verantwortlich sind, wurden ebenfalls aktiviert, und die Behandlung war sicher und zeigte keine nachteiligen Auswirkungen.

Ähnliche Ergebnisse wurden mit den ätherischen Ölen von Rosmarin, Zedernholz, Thymian und Lavendel erzielt.[703] Manchmal wird Haarausfall durch entzündliche Zustände verursacht. Wir wissen, dass CBD hervorragende entzündungshemmende Eigenschaften hat und die Kombination mit der topischen Anwendung dieser ätherischen Öle könnte sehr interessant sein, aber die wissenschaftliche Gemeinschaft ist noch nicht zu einer Schlussfolgerung gekommen, ob CBD für das Haarwachstum vorteilhaft ist oder nicht.

Kognitive Funktion: Die Frische des Pfefferminzduftes wurde auch mit einer verbesserten kognitiven Leistung in Verbindung gebracht. Eine Studie mit 140 Freiwilligen hat gezeigt, dass die Inhalation von Pfefferminze das Gedächtnis verbessern kann.[704] Es führte auch zu einem Rückgang der Tagesmüdigkeit,[705] und eine andere Studie zeigte, dass Pfefferminzgeruch die kognitive Verarbeitung verbessert.[706] Eine Gruppe von Forschern hat eindrucksvoll demonstriert, dass der Duft von Pfefferminze und Zimt die Aufmerksamkeit der Autofahrer erhöht.[707]

Bei meinen eigenen Forschungen mit Hilfe des quantitativen EEG fand ich heraus, dass das Einatmen von ätherischem Pfefferminzöl die Aktivität der Beta-Frequenzwellen im linken vorderen Teil meines Gehirns nach etwa drei bis fünf Sekunden erhöhte. Dieses Ergebnis deutet auf eine erhöhte Aufmerksamkeit und Informationsaufnahme zur weiteren Verarbeitung durch das Gehirn hin.

Wahrnehmung von kalten Temperaturen: TRPM8- und TRPA1-Rezeptoren sind an der Wahrnehmung von Kälteempfindungen beteiligt. Sie stammen beide aus der Familie der Rezeptoren des Transient Receptor Potentials (TRP). Interessanterweise wird TRPM8 auch durch Menthol aktiviert, daher wird er Mentholrezeptor genannt, und das ätherische Pfefferminzöl enthält bis zu 44 % Menthol.[708]

Die Aktivierung dieses Rezeptors ist einer der Mechanismen, durch die wir Menschen kalte Temperaturen wahrnehmen.[709] Dieselben Autoren fanden heraus, dass der andere Rezeptor, TRPA1, durch die scharfen Zutaten in Senf und gewisse Bestandteile in Zimt aktiviert werden kann, und somit diese beiden Substanzen ebenfalls zur Kältewahrnehmung führen können.

Was dies so interessant macht, ist die Tatsache, dass CBD, andere Cannabinoide und das gesamte ECS an der Thermoregulation des Körpers beteiligt sind. Es ist inzwischen bekannt, dass sowohl CBD als auch THC ebenfalls mit TRP-Rezeptoren interagieren.[710] Es scheint, dass CBD in Wirklichkeit ein Antagonist für den TRPM8-Rezeptor ist und einen Teil des Kältegefühls hemmt.[711] Dies macht Sinn im Zusammenhang mit dem Gleichgewicht der Kalt/Wärme-Thermoregulation in unserem Körper. Nochmals, es scheint, dass CBD dabei helfen kann, die Homöostase aufrecht zu erhalten, indem es die Überstimulation der Kälterezeptoren hemmt.

Es sieht so aus, dass Pfefferminze und CBD mit einer Vielzahl der gleichen Rezeptoren in unserem Körper interagieren. Manchmal haben sie die gleiche Wirkung und manchmal bewirken sie das Gegenteil. Ätherisches Pfefferminzöl enthält auch eine kleine Menge BCP (ca. 1 %), das sich von selbst an die CB-Rezeptoren bindet. Die Kombination von CBD mit ätherischen Pfefferminzölen ist sicherlich faszinierend, wenn es zu Übelkeit, Erbrechen oder anderen Verdauungsproblemen kommt. Beide haben ein ausgezeichnetes Sicherheitsprofil und sollten daher bei innerer Einnahme keine größeren Probleme verursachen.

Und der Zusatz von Pfefferminze oder anderen herrlichen ätherischen Ölen zu reinen CBD-Isolaten oder sogar zum Vollspektrum CBD, könnte das Geschmacksprofil der Produkte verbessern.

Weihrauch

Boswellia-Harz, auch Weihrauch oder Olibanum genannt, wird seit Beginn der Geschichtsschreibung als Weihrauch bei religiösen und kulturellen Zeremonien verwendet. Auch in der Medizin wird es seit Jahrhunderten verwendet. Forschungsergebnisse zeigten Vorteile bei der Behandlung von Entzündungen, mikrobiellen Infektionen, Depressionen, Schmerzen, Krebserkrankungen sowie bei der Wundheilung.[712,713,714,715] Dies und die Tatsache, dass wir viele veröffentlichte Artikel in der medizinischen Literatur haben, die die Vorteile von Weihrauch zeigen, macht dieses ätherische Öl zu einer sehr interessanten anzuwendenden natürlichen Substanz, mit der sich arbeiten lässt.

Schmerz: Die topische Anwendung des ätherischen Weihrauchöls oder seiner Wirkstoffe (einschließlich α-Pinen, Linalool und 1-Octanol) zeigt deutlich entzündungshemmende und schmerzlindernde Wirkungen.[716] Auch zeigte Weihrauch in Kombination mit Myrrhe eine bedeutende entzündungshemmende und schmerzstillende Wirkung.[717]

Eine Studie mit 12 gesunden Freiwilligen hat gezeigt, dass Weihrauch im Vergleich zu einem Placebo die Schmerzschwelle und die Schmerztoleranz deutlich erhöht.[718] In einer anderen Studie mit 30 Patienten, die an Osteoarthritis litten, berichteten alle Patienten, die Weihrauch erhielten, von einer Abnahme der Knieschmerzen, einer Zunahme der Kniebeugung, einer Abnahme der Schwellung im Kniegelenk und einer Zunahme der Gehstrecke. Die Autoren empfahlen die Verwendung von Weihrauch nicht nur für diese Patienten, sondern auch für diejenigen mit anderen Formen von Arthritis.[719]

Einige Autoren meinten, dass Weihrauch eine vielversprechende Alternative zu nicht-steroidalen entzündungshemmenden Medikamenten (NSAIDs) darstellt, da er gute schmerzstillende Eigenschaften hat, aber keine der Nachteile von NSAIDs wie gastrointestinale oder kardiovaskuläre Nebenwirkungen.[720] Eine andere Studie mit Patienten, die unter chronischen Cluster-Kopfschmerzen, einschließlich Schlafstörungen, leiden, zeigte, dass eine

Weihrauchbehandlung zu einer schnellen und lang anhaltenden Verringerung der Intensität und Häufigkeit der Kopfschmerzen führt.[721] Die schmerzlindernden Eigenschaften des Weihrauchs sind gut dokumentiert.

Angstzustände und Depressionen: Weihrauchacetat (IA), ein Weihrauchharzbestandteil, ist ein starker Agonist für den Rezeptor des Types Transient Receptor Potentials Vanillin (TRPV3) und hat somit anxiolytische und antidepressive Wirkungen.[722] In meinen eigenen quantitativen EEG-Studien beruhigte Weihrauch sofort das gesamte limbische System, was auf einen schnellen Beginn anxiolytischer Effekte hinweist.

Eine andere Studie zeigte, dass Weihrauch die Hypothalamus – Hypophysen - Nebennieren Achse moduliert und die Genexpression im Hippocampus beeinflusst, was zu günstigen Verhaltenseffekten führt. Dies macht es zu einer neuartigen natürlichen Behandlungsmöglichkeit gegen depressiv-ähnlichen Störungen.[723] Die anxiolytische und antidepressive Wirkung könnte der Grund dafür sein, dass Weihrauch seit Jahrhunderten als Räucherwerk verbrannt wird.[724]

Krebs: Es gibt eine große Menge an Literatur, die die Vorteile von Weihrauch und Weihrauchöl gegen Krebs beschreibt. Eine Studie hat gezeigt, dass das ätherische Öl von Weihrauch (Boswellia sacra) bei fort-geschrittenem Brustkrebs eine Brustkrebszellen-spezifische Zytotoxizität (Zerstörung von Krebszellen) induziert.[725] 3-O-Acetyl-11-keto-ß-Boswelliasäure aus dem Gummiharz des Weihrauchs (Boswellia serrata) hat ebenfalls eine ausgeprägte und irreversible hemmende Wirkung auf menschliche Leukämiezellen.[726]

In einem Fallbericht wurde die krebshemmende Wirkung von Weihrauch bei einem Patienten mit Urogenitalkrebs beschrieben.[727] Andere Studien zeigten eine signifikante Verringerung des Volumens von Gehirntumoren nach einer Behandlung mit Weihrauch.[728] Ein anderer Fallbericht zeigte, dass mehrere Hirnmetastasen bei einer Brustkrebspatientin, die nach einer Standardtherapie keine Besserung gezeigt hatte, mit Weihrauch erfolgreich rückgängig gemacht werden konnten.[729]

Das Weihrauch-Terpenoid Acetyl-11-keto-ß-Boswelliasäure ist ein starkes antiproliferatives (verhindert das Wachstum von Krebszellen) und apoptotisches (lässt Krebszellen Selbstmord begehen) Mittel und hemmt sowohl das Überleben von Glioblastom-Krebszellen in vitro als auch das Wachstum von Tumoren, die von diesen Zellen erzeugt werden, erheblich.[730] Eine andere Studie bestätigte die krebshemmende Wirkung von Weihrauch bei fünf Leukämie- und zwei Hirnkrebs-Zelllinien.[731]

Trotz der zahlreichen wissenschaftlichen Beweise für den Einsatz von Weihrauch gegen verschiedene Formen von Krebs, handelt es sich bei den meisten dieser Studien entweder um Zelllinien- oder Tierstudien. Studien am Menschen sind meistens Fallberichte. Es fehlen große, gut konzipierte, randomisierte klinische Studien mit Weihrauch und Weihrauchöl gegen Krebs.

Wie bereits erwähnt, enthält Weihrauch IA, das sich als starker Agonist an die Rezeptoren des Transient Receptor Potential Vanillin (TRPV) bindet. Interessanterweise hat sich auch gezeigt, dass sich CBD an diese Rezeptoren bindet. Weihrauch enthält außerdem bis zu 8 % BCP, abhängig von der Boswellia-Spezies. All das könnte die ähnlichen positiven Auswirkungen von CBD und Weihrauch auf Schmerzen, Angstzustände, Depressionen und Krebs erklären.

Zitrusfrüchte

Der Anbau von Zitrusfrüchten reicht weit in die Vergangenheit zurück, und der Verzehr verschiedener Zitrusfrüchte, wie zum Beispiel Zitrone, Orange, Mandarine, Yuzu, Bergamotte, Limette, und Mandarine wegen ihrer gesundheitlichen Vorteile und ihres Geschmacks ist bekannt. Ungefähr 50 % einer Zitrusfrucht wird als Abfallprodukt betrachtet und in den meisten Fällen wird nur der innere Teil der frischen Frucht zum Verzehr als Nahrungsmittel oder Getränk verwendet. Außerdem ist sie reich an Vitamin C, einem wichtigen Antioxidans.

Der „Abfall" besteht aus dem Fruchtfleisch, der Schale, den Kernen und den Fasern der Frucht und enthält sehr wichtige Verbindungen wie d-Limonen, Flavonoide, Carotinoide, Ballaststoffe, lösliche Zucker, Zellulose, Hemizellulose, Pektin, Polyphenole, Ascorbinsäure und ätherische Öle.[732]

Limonen ist ein Terpen, das in Zitrusfrüchten, aber auch in der Cannabispflanze, Gemüse (vor allem Karotten), Kaffee, Getränken, Fleisch und Gewürzen (wie z.b. Muskatnuss) vorkommt.[733,734] Die ätherischen Öle von Süßorange, Bitterorange, Tangerine, Mandarine und Grapefruit enthalten zwischen 65 und 96 % d-Limonen (ein Isomer oder eine spezielle chemische Struktur von Limonen).[735]

Die biologischen Aktivitäten von d-Limonen sind in der Literatur gut beschrieben worden. D-Limonen ist bekannt dafür, dass es einen starken Anti-Krebs-Wirkstoff aufweist,[736] und auch anxiolytisch,[737] entzündungshemmende,[738] antioxidative, leber-schützende, blutdrucksenkende,[739] cholesterin-senkende,[740] und immunstimulierende Eigenschaften beim Menschen hat.[741]

In einer Studie wurde die Wirkung von d-Limonen nach einer einwöchigen Behandlung untersucht. Die Autoren kamen zu dem Schluss, dass signifikante Veränderungen an einer Vielzahl von Rezeptoren wie GABA, 5-Hydroxyindolessigsäure (5-HIAA) und 5-HT (Familie der Serotoninrezeptoren) auftraten.[742] Das ist wichtig, weil es die anxiolytischen und stressreduzierenden Effekte der Aromatherapie mit ätherischen Ölen aus Zitrusfrüchten erklären kann, aber es zeigt auch die Ähnlichkeit der Effekte von CBD und Zitrusfrüchten, wenn es um die Aktivierung bestimmter Rezeptoren im Gehirn geht.

Eine andere Studie zeigte die beruhigende Wirkung von Limonen und kam zu dem Schluss, dass der

Mechanismus in der Regulierung des Dopaminspiegels (einer unserer Neurotransmitter) und der Aktivierung der 5-HT-Rezeptoren besteht.[743] Dies wurde durch eine andere Studie mit ätherischem Zitronenöl bestätigt. Die anxiolytisch-ähnliche Aktivität, die nach akuter und 14-tägiger wiederholter Verabreichung beobachtet wurde, wurde ebenfalls durch das serotonerge System vermittelt, d.h. durch die Aktivierung von 5-HT1A-Serotoninrezeptoren.[744]

Eine Studie hat gezeigt, dass allein der angenehme Geruch von Limonen einen positiven Einfluss auf die Stimmung haben kann.[745] Eine andere Studie fand heraus, dass eine Aromatherapie mit ätherischem Orangenöl im Wartezimmer einer Zahnarztpraxis die Ängste der Patientinnen verringern und ihre Stimmung verbessern kann.[746] Die Aroma-Therapie mit Orangenöl zeigte auch eine Verringerung der Angstzustände der Patienten vor und nach Zahnoperationen.[747]

Andere Studien belegen die Vorteile von Limonen bei Schlaganfall-assoziierten zerebralen und vaskulären Schäden unter Bedingungen von Bluthochdruck.[748] Zitrusfrüchte und ihre Bestandteile, wie Flavonoide und Monoterpene, weisen auch ein bemerkenswertes Spektrum an wirksamen biologischen Aktivitäten auf, insbesondere bei der Antitumorigenese (Verhinderung des Wachstums von Krebserkrankungen).[749,750]

Eine Durchsicht und Analyse mehrerer Artikel, die über dieses Thema geschrieben wurden, fand eine umgekehrte Verbindung zwischen dem Verzehr von

Zitrusfrüchten und Oralkrebs, das heißt, je mehr Zitrusfrüchte man verzehrt, desto weniger Oralkrebs wird gesehen.[751] Dasselbe wurde für Brust- und Bauchspeicheldrüsenkrebs gefunden.[752,753]

Angesichts all dieser wissenschaftlichen Erkenntnisse und dem Wissen, dass CBD und Limonen aus ätherischen Ölen von Zitrusfrüchten sowohl die GABA-Rezeptoren als auch die 5-HT-Serotonin-Rezeptoren beeinflussen, könnte man verstehen, warum die Kombination von CBD mit verschiedenen ätherischen Ölen aus Zitrusfrüchten vorteilhaft sein könnte.

Hinweis: Da viele ätherische Öle aus Zitrusfrüchten Furocumarin-Derivate enthalten, von denen bekannt ist, dass sie Phototoxizität verursachen, solltest Du bei der topischen Anwendung dieser Öle vorsichtig sein. Viele Fälle von Hautschäden sind in der medizinischen Literatur beschrieben worden. [754,755,756,757,758] Es wäre ratsam, diese Öle nicht äußerlich anzuwenden, wenn die Haut innerhalb der folgenden 48 bis 72 Stunden der Sonne ausgesetzt wird.

Ocotea

Es gibt eine begrenzte Anzahl von veröffentlichten Studien über Ocotea in der medizinischen Literatur. Die ätherischen Öle von Ocotea sind normalerweise reich an Kampfer und Safrol. Ein Artikel beschreibt die bedeutende entzündungshemmende und den Darm schützende Wirkung des ätherischen Öls Ocotea quixos.[759] Eine andere Studie hat herausgefunden, dass das ätherische Öl von Ocotea eine starke und sichere antithrombotische Aktivität besitzt, die auf seine blutplättchenhemmende (verhindert die Verklumpung von Blutplättchen) und vasorelaxierende (Erweiterung der Blutgefäße) Wirkung zurückzuführen ist.[760] Ocotea hat sich auch bei der Behandlung von Diabetes und Entzündungen als nützlich erwiesen.[761] Es gibt derzeit keine Literatur oder veröffentlichte Informationen über Ocotea- und CB-Rezeptoren. Aber wie Du gerade gesehen hast, unterstützt Ocotea einen gesunden Blutzuckerspiegel, genau wie CBD. Das würde eine Kombination von CBD und Ocotea speziell interessant für Menschen mit Blutzuckerproblemen machen.

Ylang Ylang

Das ätherische Öl aus *Cananga odorata*, auch Ylang Ylang genannt, wird normalerweise in der Aromatherapie als Aphrodisiakum verwendet, aber auch um den Blutdruck zu senken und die kognitiven Funktionen zu verbessern.[762] Eine Studie hat gezeigt, dass sowohl akute als auch chronische Ylang Ylang-Exposition anxiolytische Effekte, wie verringerten Stress und Angst, zeigte. Die Autoren dieser Studie glaubten, dass Ylang Ylang und sein Hauptbestandteil Benzylbenzoat auf die 5-HTnergischen (Aktivierung der Serotoninrezeptoren) und DAnergenen (Aktivierung der Dopaminrezeptoren) Rezeptoren wirken können.[763] Eine andere Studie bestätigte, dass die Aktivierung der serotonergen Rezeptoren im Hippocampusbereich des Gehirns durch Ylang Ylang zu einem anxiolytischen Effekt führt.[764]

Ylang Ylang wird ein harmonisierendes ätherisches Öl genannt. Die Aromatherapie mit Ylang Ylang mit 24 gesunden Freiwilligen führte zu einer signifikanten Senkung des Blutdrucks und der Pulsfrequenz sowie zu einer signifikanten Steigerung der subjektiven Aufmerksamkeit und Wachsamkeit im Vergleich zu einem geruchlosen Placebo.[765]

Eine ähnliche Studie mit einer topischen Anwendung des ätherischen Ylang Ylang Öls fand ebenfalls eine signifikante Senkung des Blutdrucks bei gleichzeitiger signifikanter Erhöhung der Hauttemperatur. Dieser Wärme-Effekt wird durch die Erweiterung der Gefässkapillaren in der Haut hervorgerufen. In der gleichen Studie bewerteten sich die Testpersonen der Ylang Ylang-Öl-Gruppe ruhiger und entspannter als die Testpersonen der Kontrollgruppe.[766] Eine andere Studie kam zu dem Schluss, dass Frauen ihr Selbstwertgefühl verbesserten, wenn sie Ylang Ylang benutzten.[767]

Das ätherische Ylang Ylang-Öl hat eine lange Geschichte der Verwendung in der Parfüm- und Lebensmittelindustrie. Bis heute gibt es keinen Hinweis darauf, dass die geschätzte durchschnittliche Einnahme von 0,0001 mg/kg/Tag bei der Verwendung in Lebensmittelaromen zu gesundheitlichen Beeinträchtigungen beim Menschen geführt hat. Die Autoren dieser Studie kamen zu dem Schluss, dass das ätherische Ylang Ylang-Öl bei derzeitigen Aufnahmemenge als Lebensmittelzutat kein Gesundheitsrisiko für den Menschen darstellt.[768]

Dasselbe gilt nicht für Insekten, denn Studien haben gezeigt, dass das ätherische Öl Ylang Ylang gegen Zecken wirken kann.[769]

Ätherisches Ylang Ylang-Öl enthält 13 bis 22 % BCP[770,771] und kann sich daher an CB-Rezeptoren binden. Darüber hinaus hat es ähnliche Auswirkungen auf das Herz-Kreislauf-System wie CBD, so dass eine Kombination aus beidem für Menschen mit einem gestörten Herz-Kreislauf-System interessant sein kann. Das Gleiche gilt für Menschen, die in Stress oder Angst leben, da sowohl CBD als auch das ätherische Ylang Ylang-Öl ein stressfreies Leben unterstützen.

Zimtrinde

Zimt ist eines der wichtigsten und beliebtesten Gewürze weltweit, nicht nur zum Kochen, sondern auch für die traditionelle und moderne Medizin. Historisch gesehen wurde er vor allem in der Volksmedizin zur Behandlung von Atemwegs- und Verdauungsbeschwerden verwendet. In der ayurvedischen Medizin hat diese Pflanze/Gewürz seit über 5000 Jahren eine dokumentierte Verwendung.

Cinnamomum verum (früher *C. zeylanicum*) ist eine Heilpflanze, die allgemein als „wahrer Zimtbaum" oder „Ceylon-Zimtbaum" bezeichnet wird. Mehr als 80 Verbindungen wurden aus verschiedenen Teilen des Zimts, einschließlich seiner Rinde, identifiziert. Eine Analyse des ätherischen Öls ergab das Vorhandensein von 13 Bestandteilen. Als Hauptbestandteil wurde (E)-Zimtaldehyd gefunden.[772] Zimtaldehyd und Kampfer sind Berichten zufolge die Hauptbestandteile der ätherischen Öle aus Zimtstamm-Wurzelrinde.

Zimtextrakte und ätherisches Öl aus der Zimtrinde haben antioxidative, antimikrobielle, antidiabetische, blutdrucksenkende, cholesterinsenkende, wundheilungsfördernde und leberschützende Eigenschaften und wurden bereits erfolgreich bei Alzheimer, Diabetes, Osteoporose, Arthritis und Arteriosklerose eingesetzt.[773,774,775,776,777]

Zimt wurde auch als Gegengift für verschiedene natürliche und chemische Gifte verwendet.[778] Aber die Hauptvorteile der Zimtrinde scheinen im Bereich der Blutzucker- und Lipid-/Cholesterinregulierung zu liegen. Studien haben ergeben, dass Zimt eine insulinmimetische Wirkung hat.[779] Zimt kann Insulinrezeptor-Kinasen aktivieren und Insulinrezeptor-Phosphatasen hemmen und wirkt daher als Verstärker der Insulinrezeptorfunktion und als Inhibitor des Enzyms, das die Insulinrezeptoranhaftung blockiert.[780]

Zimt enthält auch polyphenolische Verbindungen wie Rutin, Catechin, Quercetin und Kämpferol, die alle eine insulinähnliche Aktivität haben.[781] In einer klinischen Studie wurde festgestellt, dass die Wirkung von Zimt umso besser sein könnte, je höher der Ausgangsblutzuckerspiegel ist, wie bei schlecht eingestelltem Diabetes.[782]

Eine andere Studie fand heraus, dass die tägliche Zimtaufnahme bei Menschen mit Typ-2-Diabetes zu einer Verringerung von Serumglukose, Triglyceriden,

LDL-Cholesterin und Gesamtcholesterin führte. Die Autoren kamen zu dem Schluss, dass der Verzehr von Zimt die mit Diabetes und Herz-Kreislauf-Erkrankungen verbundenen Risikofaktoren verringert.[783]

Eine weitere Studie, die ähnliche Endpunkte untersuchte, zeigte, dass eine Zimtsupplementierung den Blutzucker, HbA1c (ein Marker zur Messung des durchschnittlichen Blutzuckerspiegels in den letzten zwei bis drei Monaten), Triglycerid, das Verhältnis von Triglycerid zu HDL und den Blutdruck senkte. Außerdem erhöhte es den HDL-Spiegel (das „gute" Cholesterin) und die eGFR (glomeruläre Filtrationsrate, ein Maß für die Nierenfunktion, die bei Diabetikern oft im Laufe der Zeit leidet) bei Patienten mit Typ-2-Diabetes.[784] Andere Studien beschrieben auch, dass eine Zimtsupplementierung die Triglyceride im Blut und den Gesamtcholesterinspiegel deutlich senkte.[785]

Zusammenfassend lässt sich sagen, dass Zimt nachweislich eine positive Wirkung auf Diabetes und metabolische Syndrome hat und somit den Blutzucker- und Blutfettspiegel optimiert. Wie viele andere Pflanzen enthält Zimt auch BCP und kann sich an CB2-Rezeptoren binden. Das ätherische Öl der Zimtrinde enthält bis zu 8 % BCP.[786] Sowohl CBD als auch ätherisches Öl aus Zimtrinde unterstützen einen gesunden Blutzuckerspiegel.

Baldrian

Etwa 50 % der erwachsenen Bevölkerung in den Vereinigten Staaten hat Schlafprobleme.[787] Baldrian wird seit Jahrhunderten als Heilmittel gegen Schlafstörungen verwendet.[788] Die moderne Forschung zeigt, dass die Wirkung von Baldrian und Baldrian ätherischem Öl durch GABA-Rezeptoren im Gehirn vermittelt wird.[789,790] Die Aktivierung des GABA-Rezeptors hat sich bei Schlafstörungen als vorteilhaft erwiesen.[791]

Eine große Untersuchung fand heraus, dass Baldrian die Schlafqualität verbessert, ohne negative Nebenwirkungen hervorzurufen.[792] Eine andere Studie ergab, dass Baldrian bei Patienten mit leichter bis mäßiger Schlaflosigkeit hilfreich ist, während er bei Angststörungen uneinheitliche Auswirkungen hat.[793]

Einige haben angedeutet, dass Baldrian mit anderen Medikamenten interagieren könnte, wie z.B. Chemotherapeutika bei Krebspatienten. Eine genauere Analyse hat jedoch gezeigt, dass es keine spezifischen Beweise gibt, die seine Sicherheit in Frage stellen, auch nicht bei Krebspatienten.[794] Da sowohl Baldrian als auch CBD ähnliche Rezeptoren beeinflussen, könnten sie kombiniert werden, um gesunde und wohltuende Schlaffunktionen zu unterstützen.

Römische Kamille

Die Kamille ist eine bekannte Heilpflanze und wird seit langem in der Volksmedizin verwendet.[795] Die Kamille wird hauptsächlich durch die beiden verbreiteten

Sorten Deutsche Kamille (*Chamomilla recutita*) und Römische Kamille (*Chamaemelum nobile*) vertreten. Kamillenpräparate sind in der Kosmetikindustrie weit verbreitet. Sie wurde auch wegen ihrer krampflösenden Wirkung auf den Unterleib verwendet.[796]

Das alte *Arzneibuch von Württemberg* (1741) beschreibt die Vorteile dieser Pflanze und ihre Verwendung als Karminativum (Substanz, die Blähungen lindert), Schmerzmittel, Diuretikum und Verdauungshilfe. Im Mittelmeerraum werden die Extrakte dieser Pflanze oft nach den Mahlzeiten verwendet, um Verdauungsstörungen vorzubeugen.

Mehrere Studien mit dem ätherischen Öl der römischen Kamille beschrieben seine antibakterielle und entzündungshemmende Wirkung.[797] Es wird seit Jahrhunderten für verschiedene Haut-, Mundhöhlen- und Zahnfleischverletzungen sowie bakterielle Infektionen der Atemwege verwendet. Eine andere Studie mit einem wässrigen Präparat fand eine deutliche Senkung des Blutdrucks sowie eine gute diuretische (nierenfördernde) Wirkung.[798] In einer klinischen Studie wurde festgestellt, dass die römische Kamille die Haut auch nach UV-Einwirkung beruhigt, was erklärt, warum diese Pflanze schon so lange in Hautprodukten verwendet wird.[799]

Aber die römische Kamille wurde auch als mildes Beruhigungsmittel verwendet, um Nerven zu beruhigen und Ängste abzubauen sowie Hysterie, Alpträume, Schlaflosigkeit und andere Schlafprobleme zu behandeln.[800] Eine Studie hat die signifikanten

Vorteile und die Sicherheit von Kamillenextrakt in Bezug auf die Verbesserung der Schlafqualität bei älteren Menschen gezeigt.[801] Die Inhalation des ätherischen Öls der römischen Kamille hat auch gezeigt, dass es Depressionen lindert.[802]

Eine andere Studie, bei der Aromatherapie mit einer Mischung aus Lavendel, römischer Kamille und Neroli verwendet wurde, hat die anxiolytische Wirkung dieser Mischung auf einer Herzintensivstation nachgewiesen. Die Autoren kamen zu dem Schluss, dass die Aromatherapie bei Herzpatienten, die auf die Intensivstation eingeliefert werden, wirksam die Angstzustände reduziert und die Schlafqualität erhöht.[803]

Das ätherische Öl der römischen Kamille enthält bis zu 10 % BCP.[804] Die kardiovaskulären Effekte wie erhöhter Blutfluss, Erweiterung der Blutgefäße und Senkung des Blutdrucks, die hautschützenden und wundheilungsfördernden Eigenschaften sowie die beruhigenden Effekte sind CBD und römischer Kamille zu eigen. Dies eröffnet Möglichkeiten, diese beiden Pflanzenstoffe potenziell zu kombinieren.

Gewürznelke

Die Nelke ist in Indonesien heimisch, kann aber heute in verschiedenen Teilen der Welt gefunden werden. Die Gewürznelke verdient besondere Aufmerksamkeit, weil ihre antioxidative und antimikrobielle Aktivität höher ist als die vieler Früchte, Gemüse und anderer Gewürze.[805,806] Eine Studie fand heraus, dass die antioxidative, radikalfängerische Aktivität von

Gewürznelkenöl vielen anderen Verbindungen überlegen war.[807]

Gewürznelkenextrakte werden seit langem als Antiseptikum bei oralen Infektionen verwendet.[808] Forscher fanden heraus, dass das ätherische Gewürznelkenöl eine natürliche Aktivität gegen eine große Anzahl oraler Krankheitserreger hat.[809] Es könnte auch als Heilmittel gegen schlechten Atem verwendet werden.[810] Interessanterweise wurde Nelkenöl auch verwendet, um Depressionen zu lindern.[811] Weitere neurologische Vorteile ergeben sich aus der Tatsache, dass Gewürznelkenöl sowohl kurz- als auch langfristige Gedächtnisdefizite rückgängig machen kann.[812]

Das ätherische Gewürznelkenöl hat bedeutende entzündungshemmende Eigenschaften.[813] Es hat sich auch gezeigt, dass das ätherische Nelkenöl über Opioidrezeptoren schmerzlindernd wirkt.[814,815] Die schmerzstillenden Eigenschaften des ätherischen Gewürznelkenöls wurden von verschiedenen Autoren berichtet.[816]

Wie viele andere Pflanzen enthält auch die Gewürznelke BCP (bis zu 12 %) und hat die Fähigkeit, sich an CB2-Rezeptoren zu binden.[817] Die Tatsache, dass CBD und Nelke an der Schmerzmodulation beteiligt sind und starke antibakterielle Eigenschaften haben, bietet eine interessante Möglichkeit, beide zu kombinieren, um die Vorteile bei schmerzhaften und pathologischen Zuständen im Mund oder auf der Haut zu erforschen.

Zypresse

Zypressenextrakte werden seit langem zur Entspannung, gegen Erkältung, Husten, Insektenabwehr und Herz-Kreislauf-Effekte verwendet. Eine Studie hat gezeigt, dass das ätherische Öl der Zypresse antimikrobielle und antibiotische Eigenschaften hat. Die Autoren haben vorgeschlagen, dass es daher als natürliches Konservierungsmittel in Lebensmitteln und/oder Arzneimitteln verwendet werden kann.[818]

Es wurde auch angedeutet, dass Pinen (einer der Hauptbestandteile in ätherischen Ölen von Bäumen) mit den Phytocannabinoiden CBD, CBN und CBG interagieren kann, um eine verbesserte antibakterielle Wirkung zu erzielen, insbesondere für die Behandlung von MRSA (ein spezieller Bakterienstamm), der häufig in Krankenhäusern vorkommt und gegen viele Antibiotika resistent ist.[819] Insgesamt ist die antimikrobielle Aktivität des ätherischen Öls der Zypresse in der medizinischen Literatur ausführlich dokumentiert.[820]

Das ätherische Öl von Hinoki, einer in Nordostasien gefundenen Zypresse, zeigte insektenabweisende Wirkung.[821] Andere Studien mit dem ätherischen Öl der Hinoki-Zypresse haben auch gezeigt, dass es ein therapeutisches Potenzial gegen Erkrankungen der Atemwege hat, die mit Entzündungen in Zusammenhang stehen.[822] Das erklärt, warum die Zypresse in der Volksmedizin zur Behandlung von Erkältung und Husten verwendet wird.[823]

Eine andere Studie, bei der Aromatherapie an Freiwilligen angewandt wurde, fand heraus, dass die Geruchsstimulation durch das ätherische Öl der Hinoki-Zypresse eine physiologische Entspannung hervorruft, die sich positiv auf das Herz-Kreislauf-System auswirkt.[824] Dasselbe wurde gefunden, als freiwillige Studenten das Hinoki-Holz mit ihren nackten Füßen berührten.[825]

Das ätherische Öl der Zypresse hat auch gezeigt, dass es antidiabetische Eigenschaften und eine positive Wirkung auf das Herz-Kreislauf-System hat, da es die Glykierung der Proteine hemmt und eine hohe antioxidative Wirkung hat.[826] Die Glykierung von Proteinen (Anheftung von Zuckermolekülen an einige Proteine) ist ein Markenzeichen der fortgeschrittenen Glykierungsendprodukte (AGE), die eine vorzeitige Alterung der Haut und der inneren Organe verursachen.[827]

Über die Wechselwirkung zwischen CBD und Zypressenextrakten wie ätherischen Ölen ist wenig bekannt und es gibt bisher keine Literatur darüber. Jedoch machen die positiven Auswirkungen beider auf das Herz-Kreislauf-System, Anti-Aging und die Gesundheit der Haut die Kombination von CBD und ätherischem Zypressenöl zu einer faszinierenden Option.

Sandelholz

Das ätherische Öl des Sandelholzes wird seit Jahrhunderten sowohl in der ayurvedischen als auch in der chinesischen Medizin verwendet. Das ätherische Öl des Sandelholzes (*Santalum album*) ist eine entzündungshemmende, antimikrobielle und antiproliferative Substanz.

Es hat in klinischen Versuchen Erfolge gezeigt bei der Behandlung von Akne, Psoriasis, Ekzemen, gewöhnlichen Warzen und Molluscum contagiosum, einer häufigen und oft harmlosen Hauterkrankung, die durch einen Pockenvirus verursacht wird.[828] Sandelholzöl wird als eine attraktive, natürliche therapeutische Verbindung zur Behandlung chronischer und akuter entzündlicher Hautkrankheiten bezeichnet.[829]

Natürliche Substanzen wie Sandelholz erfreuen sich immer größerer Beliebtheit, da sie eine gute antimikrobielle Aktivität gegen schwer zu behandelnde Bakterien wie MRSA gezeigt haben.[830] Es ist bekannt, dass Bakterien, Pilze und Viren eine reduzierte Fähigkeit haben, eine Resistenz gegen Pflanzenstoffe zu entwickeln.[831]

Santalol, ein Sesquiterpen, das aus Sandelholz isoliert wird (bis zu 55 % der Pflanzenbestandteile), ist für eine Vielzahl von therapeutischen Eigenschaften bekannt, darunter entzündungshemmende, antioxidative, antivirale und antibakterielle Wirkung, sowie für seine krebshemmende Wirkung.

Eine Studie hat gezeigt, dass das ätherische Öl aus Sandelholz und α-Santalol chemopräventiv und krebshemmend wirkt, ohne toxische Nebenwirkungen bei verschiedenen Tumorarten wie Melanom, Nicht-Melanom, Brust-, Prostata- und Hautkrebs zu verursachen.[832,833] Seine Wirkung auf Hautkrebs ist besonders gut dokumentiert.[834,835,836,837] Aber auch bei Blasenkrebs und Mundkrebs waren die krebsbekämpfenden Wirkungen beeindruckend.[838,839]

Es ist sehr wichtig zu wissen, dass Geruchsrezeptoren nicht nur in der Nase, sondern auch in verschiedenen Organen inklusive der Haut gefunden wurden.[840,841] Eine Studie beschrieb die Wundheilungsvorteile für die Haut, wenn das ätherische Öl des Sandelholzes sich an diese Geruchsrezeptoren namens OR2AT4 bindet.[842] Derselbe Rezeptortyp ist auch an der Regulierung des Haarwachstums beteiligt und wurde als interessantes Ziel bei Haarausfall vorgeschlagen.[843]

Ist es nicht faszinierend zu erfahren, dass Menschen und Tiere von den Düften ätherischer Öle nicht nur dadurch profitieren, dass sie sie durch die Nase riechen, sondern auch dadurch, dass sie die Geruchsrezeptoren außerhalb der geruchsbehafteten Nase aktivieren?

Es ist auch interessant zu wissen, dass bei Krebserkrankungen im Vergleich zu gesunden Zellen eine geringere Menge an Geruchsrezeptoren zu finden sind, was bei der Pathogenese von Krebserkrankungen von Bedeutung sein könnte.[844] Am Ende kann vieles nur auf Gerüche hinauslaufen, ob wir sie riechen oder nicht, denn Gerüche könnten eine der Arten sein, wie verschiedene Zellen in unserem Körper kommunizieren. Das ist wahrscheinlich einer der Gründe, warum ätherische Öle so kraftvoll für Gesundheit, Schönheit und Wohlbefinden im Allgemeinen sein können.

Es gibt viele wissenschaftliche Beweise, die darauf hindeuten, dass die Kombination von CBD mit ätherischem Sandelholzöl Vorteile hat, insbesondere für die Unterstützung gesunder Haut. Die Kombination dieser beiden Verbindungen könnte nicht nur die gesunde Haut durch antioxidative, entzündungshemmende und krebshemmende Effekte auf die Hautzellen unterstützen, sondern auch durch die Nachbildung des Entourage-Effekts um CBD herum, indem Santalol und andere botanische Verbindungen aus ätherischem Sandelholzöl den reinen CBD-Isolaten hinzugefügt werden.

Helichrysum

Helichrysum spielt eine wichtige Rolle in der traditionellen Medizin der Mittelmeerländer. Diese Pflanze und ihr ätherisches Öl wurden am häufigsten zur Behandlung von Gesundheitsstörungen wie Allergien, Erkältungen, Husten, Haut-, Leber- und Gallenblasenerkrankungen, Entzündungen, Infektionen und Schlaflosigkeit verwendet. [845]

Tatsächlich wurde berichtet, dass Helichrysum gewisse Phytocannabinoid-Eigenschaften hat.[846,847] Um genauer zu sein, enthält Helichrysum Verbindungen aus der CBD-Familie, wie Cannabigerol (CBG) und Cannabigerolsäure (CBGA).[848]

Die Forschung hat gezeigt, dass das ätherische Öl Helichrysum hohe antimikrobielle Eigenschaften hat.[849] Helichrysum ist auch für seine hautschützenden Eigenschaften bekannt, wie seine entzündungshemmende, anti-erythematöse und photoprotektive

Wirkung.[850] Die entzündungshemmende Wirkung von *Helichrysum italicum* lässt sich durch mehrere Effekte erklären, darunter die Hemmung von Entzündungsenzymen und die Aktivität der Radikalfänger, beides wichtig für eine gesunde Haut.[851] Man nimmt an, dass die entzündungshemmenden und antioxidativen Aktivitäten einer Verbindung namens Apigenin für die Wundheilungsvorteile von Helichrysum verantwortlich sind.[852]

Ätherisches Öl von *Helichrysum italicum* enthält bis zu 5 % BCP.[853] Die Phytocannabinoide, die in Helichrysum gefunden werden, sind auch dafür bekannt, mit einigen der gleichen Rezeptoren wie CBD zu interagieren.[854] Diese Fakten schaffen eine interessante Möglichkeit, CBD mit Helichrysum zu kombinieren, um die Vorteile für die Gesundheit der Haut zu erforschen.

Schwarzer Pfeffer

Das ätherische Öl des schwarzen Pfeffers (*Piper nigrum*) enthält ca. 25 bis 35 % ß -Caryophyllen (BCP), 10 bis 15 % Limonen, ca. 10 % Pinene, bis zu 4 % Thujen, 3 % Myrcen, 2 % Humulen und 1 % Guaienen neben anderen Terpenen, Oxiden, Ketonen, Aldehyden, Carbonsäuren und Furanocumarinen.[855] Insgesamt ist schwarzer Pfeffer sehr reich an Terpenoiden mit 30 bis 70 % Monoterpenen und 33 bis 60 % Sesquiterpenen. Wie wir vorhin gesehen haben, bindet sich ß-Caryophyllen selektiv an CB2-Rezeptoren.

Studien legten nahe, dass das ätherische Öl des schwarzen Pfeffers ein guter therapeutischer Kandidat für eine Vielzahl von Gesundheitszuständen sein könnte, einschließlich Wundpflege und Stoffwechselkrankheiten,[856] Zeckenbefall,[857] oxidativer Stress,[858] Infektionen, Entzündungen, Schmerzen und sogar Krebs.[859] In einer Studie wurde bei 60 Patienten eine Schmerzcreme mit ätherischen Ölen aus schwarzem Pfeffer, Pfefferminze, Lavendel und Majoran aufgetragen. Diese Mischung erwies sich als besser als eine Placebo-Creme und zeigte die schmerzlindernde Wirkung eines oder aller dieser ätherischen Öle an.[860]

Eine Studie untersuchte eine ganz andere Verwendung des ätherischen Öls des schwarzen Pfeffers, nämlich seine topische Anwendung bei problematischen intravenösen Kathetereinführungen bei Patienten mit nicht sichtbaren oder schwer zu findenden Venen. Das ätherische Öl wurde mit den Standardverfahren der Krankenschwestern verglichen, wie das Auflegen von Heizkissen und die taktile Stimulation der Venen (Klopfen auf die Haut oberhalb der Venen). Die topische Anwendung von schwarzem Pfeffer war deutlich überlegen und führte zu einer doppelt so hohen Sichtbarkeit der Venen und nur halb so vielen Versuchen, die Venen erfolgreich zu punktieren.[861]

Piperin, ein Inhaltsstoff des schwarzen Pfeffers, verbessert die Absorption vieler Verbindungen erheblich und hemmt den Stoffwechsel der Phase I und II in der Leber, was zu einer höheren Bioverfügbarkeit der natürlichen Verbindungen führt. Einige Studien haben gezeigt, dass die Bioverfügbarkeit um ein

Vielfaches (bis zu sechsmal) erhöht wird, wenn man ein neues, nano-formuliertes Piperidin mit CBD und THC verwendet.[862,863]

Guineensin, ein weiterer Inhaltsstoff des schwarzen Pfeffers, wirkt, indem es die zelluläre Aufnahme des Endocannabinoids Anandamid hemmt. Allerdings geht Guineensin, wie auch Piperin, während des Destillationsprozesses größtenteils verloren. Daher könnte schwarzer Pfeffer in Form von ätherischem Öl keine gute Lösung sein, um die Bioverfügbarkeit von CBD zu verbessern. Trotzdem kann das ätherische Öl des schwarzen Pfeffers mit CBD kombiniert werden, um andere Bestandteile der ätherischen Öle wie BCP, Limonen, Pinen oder andere zu nutzen.

Salbei

Salbei (*Salvia officinalis*) ätherisches Öl enthält bis zu 33 % BCP. Das Öl kann auch bis zu 50 % Thujon enthalten (α-Thujon und ß-Thujon zusammen).[864] α-Thujone selbst ist ein GABA-A-Rezeptorantagonist, der Krämpfe und Tod verursachen kann, wenn er in großen Mengen verabreicht wird.[865]

Tatsächlich glaubte man, dass Thujon die Ursache für Absinthismus nach dem Konsum des populären französischen Wermutgeists Absinth war. Zu diesem mentalen Syndrom gehören Halluzinationen, Schlaflosigkeit und Krämpfe. Einige Autoren stellten die Verbindung zwischen diesem Getränk und dem berühmten Maler Vincent van Gogh sowie Künstlern und Schriftstellern der damaligen Zeit wie Henri de

Toulouse-Lautrec und Charles Baudelaire her, die alle dafür bekannt waren, instabile Emotionen zu haben.[866]

Während seiner letzten zwei Jahre erlebte van Gogh Anfälle mit Halluzinationen, die einer angeborenen Psychose zugeschrieben wurden. Aber es ist bekannt, dass der Maler in dieser Zeit ein starker Konsument von Kräuterschnäpsen war, darunter auch solche aus Wermut.[867] Der Autor dieses Artikels deutete sogar an, dass die seltsamen Verhaltensweisen van Goghs, wie das Essen von Farbe, ein Versuch gewesen sein könnten, die chemisch mit Thujon verbundenen Terpene auszugleichen. Eine Zeit lang wurde auch spekuliert, dass van Goghs Vorliebe für gelbe Farben auf den starken Konsum von Absinth zurückzuführen sei.[868]

Neuere Studien und Untersuchungen haben die Autoren daran zweifeln lassen, dass Thujon allein die wahre Ursache für diese psychischen Probleme ist.[869] Dies wurde durch eine weitere Studie bestätigt, die zeigt, dass Thujon in Absinth und Kräutermedizin schnell wirkt und leicht zu entgiften ist.[870]

Bei der Untersuchung der Metaboliten von α-Thujon wurde jedoch festgestellt, dass vor allem ein Metabolit, 7-Hydroxy-α-Thujon genannt, weniger giftig ist als α-thujon selbst. Aber es ist im Gehirn in Dosen vorhanden, die siebenmal höher sind als α-Thujon. Daher könnte 7-Hydroxy-α-Thujon, zusammen mit α-Thujon, die GABA-Rezeptoren negativ beeinflussen, was zu Neurotoxizität führen könnte, wenn Wermut oder ätherisches Öl von Salbei in größeren Mengen verwendet wird.

Es wurde nicht nur eine Affinität von Thujon zu den CB1- und CB2-Rezeptoren festgestellt, sondern auch dass Salbei bis zu 33 % BCP enthält. Es ist sicherlich ein interessantes ätherisches Öl, das man mit CBD kombinieren kann. Eine Gruppe von Wissenschaftlern meinte jedoch, dass Thujon allein nicht stark genug sei, um sinnvolle Reaktionen auf die CBD-Rezeptoren hervorzurufen.[871] Daher könnte dem CBD ätherisches Salbeiöl hinzugefügt werden, hauptsächlich um die Bindung von BCP an CBD-Rezeptoren zu verbessern. Es sollte auch nur in kleinen Mengen verwendet werden, da das Thujon und seine Metaboliten, wie oben erwähnt, negative Auswirkungen auf die GABA-Rezeptoren haben können.

Raute oder Ruta

Ruta, oder „Raute," ist eine Pflanze von medizinischer und kulinarischer Bedeutung, die in der Mittelmeerregion Südeuropas und Nordafrikas sowie auf dem Balkan heimisch ist. Zu den medizinischen Anwendungen gehören die Behandlung von Hautkrankheiten wie Psoriasis und Vitiligo, das Einsetzen als Beruhigungsmittel und die Bekämpfung von kutanen Lymphomen. Bestimmte Bestandteile dieser Pflanze haben die Fähigkeit, sich direkt an CB-Rezeptoren zu binden.[872] Die Verbindung Rutamarin zeigte selektive Affinität zum CB2-Rezeptor.[873]

Diese Tatsache macht die ätherischen Öle von Ruta zu einer interessanten Ergänzung zum CBD, wenn man beabsichtigt, den Stressabbau und ein gesundes Schlafmuster zu unterstützen und/oder Angstzustände zu reduzieren.

Kurz zusammengefasst:

- Bei der Wahl einer Firma für ätherische Öle kommt es auf Qualität an.
- Die Informationen in diesem Buch sind nicht als Ersatz für eine medizinische Beratung gedacht.
- Der Zusatz von ätherischen Ölen zum CBD ermöglicht es, den Entourage-Effekt wiederherzustellen.
- Sowohl Copaiba als auch Marihuana enthalten erhebliche Mengen an ß-Caryophyllen (BCP).
- BCP bindet sich selektiv an CB2-Rezeptoren.
- CBD bindet sich an einige der genau gleichen Rezeptoren wie Lavendel.
- Pfefferminze und CBD haben manchmal die gleiche Wirkung und bewirken manchmal das Gegenteil.
- Weihrauch enthält IA (Inzensol Acetat auch Weihrauchacetat genannt), das sich an die Rezeptoren des Transient Receptor Potential Vanillin (TRPV) bindet. CBD hat auch gezeigt, dass es sich an diese Rezeptoren bindet.
- CBD und Limonen aus ätherischen Ölen von Zitrusfrüchten beeinflussen sowohl die GABA-Rezeptoren als auch die 5-HT-Serotonin-Rezeptoren.
- Das ätherische Ylang Ylang-Öl enthält 13 bis 22 % BCP und kann sich daher an die CB-Rezeptoren binden. Es hat auch ähnliche Auswirkungen auf das Herz-Kreislauf-System wie CBD.
- Da sowohl Baldrian als auch CBD ähnliche Rezeptoren beeinflussen, könnten sie kombiniert

werden, um gesunde und wohltuende Schlaf-funktionen zu unterstützen.

- Die kardiovaskulären Effekte, hautschützende und wundheilungsfördernde Eigenschaften und die beruhigende Wirkung sind sowohl CBD als auch der römischen Kamille gemeinsam.
- CBD und Gewürznelke sind an der Schmerz-modulation beteiligt und haben starke anti-bakterielle Eigenschaften.
- Ätherisches Sandelholzöl und CBD unterstützen beide eine gesunde Haut.
- Die Phytocannabinoide, die in Helichrysum gefunden werden, sind dafür bekannt, mit einigen der gleichen Rezeptoren wie CBD zu interagieren. CBG ist ein Phytocannabinoid, das auch in Helichrysum gefunden wird.
- Ätherisches Salbeiöl könnte dem CBD haupt-sächlich zugesetzt werden, um die Bindung von BCP an CBD-Rezeptoren zu verbessern.
- Die Verbindung Rutamarin, die im ätherischen Öl Ruta enthalten ist, kann den Stressabbau und ein gesundes Schlafmuster unterstützen und/oder Angstzustände reduzieren.

Alles zusammensetzen

Du könntest also den Entourage-Effekt wiederherstellen, indem Du dem CBD-Isolat ätherische Öle oder andere Pflanzenstoffe hinzufügst. Das Schöne an diesem Konzept ist, dass wir eine Vielzahl von Mischungen herstellen können, die jeweils eine exakte Menge an CBD und ätherischen Ölen enthalten, wodurch bestimmte gesundheitsfördernde Effekte erzielt werden. Indem wir die Art und/oder Menge des/der ätherischen Öls/Öle verändern, können wir verschiedene Möglichkeiten schaffen, unseren Körper zu unterstützen.

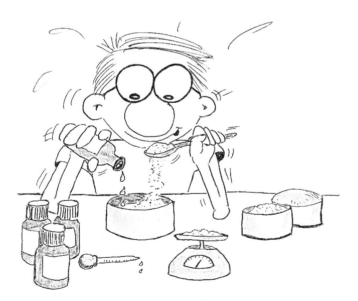

CBD mit ätherischen Ölen mischen

Die Auflistung meiner Kombinationen von CBD mit ätherischen Ölen ist genau das: eine Beschreibung meiner persönlichen Erfahrungen und der Verwendung von Mischungen. Verwechsle dies nicht mit einem ärztlichen Rezept zur Verwendung von CBD und/oder ätherischen Ölen bei medizinischen Erkrankungen. Zu diesem Zeitpunkt wäre es illegal für mich, Dir vorzuschlagen, dass Du irgendeine meiner persönlichen Mischungen verwenden darfst, um Deine Krankheit(en) zu behandeln.

Dieses Buch ist in keiner Weise als medizinischer Ratgeber oder Behandlungsvorschlag gedacht. Bitte wende Dich immer an Deinen Arzt und Therapeuten, wenn Du an einer Krankheit leidest. Verlass Dich nicht auf Bücher wie dieses oder auf eine Auswahl medizinischer Artikel wie die hier aufgeführten, da die voreingenommenen Meinungen der einzelnen Autoren, einschließlich meiner selbst, die Artikelauswahl und das Verständnis des Lesers für das Thema beeinflussen können. Die FDA oder andere ähnliche Behörden anderswo auf der Welt haben keine Aussagen in diesem Buch überprüft oder genehmigt.

CBD könnte mit einer Vielzahl von ätherischen Ölen kombiniert werden, um Produkte wie Lotionen, Cremes, Einreibungen, Shampoos, Haarseren, Tinkturen, Ess- und Trinkpräparate, Kapseln, Zäpfchen und vieles mehr herzustellen. Die Möglichkeiten sind wirklich endlos.

Formulierung und Bioverfügbarkeit

Ich habe schon erwähnt, dass oral verabreichtes CBD eine extrem schlechte Bioverfügbarkeit hat und dass bestimmte natürliche Substanzen seine Absorption erhöhen können, wodurch seine Bioverfügbarkeit potenziell erhöht wird. Zum Beispiel hat die Forschung gezeigt, dass die gemeinsame Verabreichung von Nahrungsfetten zusammen mit Marihuana das Potenzial hat, die Absorption von oral verabreichtem Marihuana und Marihuana basierenden Medikamenten erheblich zu erhöhen.[874]

Eine Studie hat ergeben, dass die orale Co-Verabreichung von CBD mit Lipiden ihren intestinalen Lymphtransport erheblich steigern kann.[875] Eine andere Studie zeigte, dass Piperin, Kurkuma und Resveratrol die Absorption eines CBD-basierten Produkts verbessern konnten.[876]

Deshalb habe ich versucht, eine Vielzahl von Produkten auf Lebensmittelbasis zu verwenden, um die Absorption zu verbessern. Da CBD fettlöslich ist und sich schlecht mit Wasser vermischt, benutze fette Öle, um das CBD-Isolat-Pulver aufzulösen. Außerdem mischen sich auch Öle wie Oliven-, Hanf-, Sesam-, Leinsamen- oder Avocadoöl gut mit ätherischen Ölen. Ätherische Öle allein sind auch ein gutes Medium, um das CBD-Isolat-Pulver aufzulösen. Es gibt jedoch keine wissenschaftliche Literatur darüber, ob ätherische Öle die Absorption von CBD verbessern.

Aber wieviel einer Mischung sollte hergestellt werden? Am Anfang habe ich mit 5 ml und 10 ml Fläschchen experimentiert, weil ich nicht wertvolles CBD und ätherische Öle für erfolglose Mischungen verschwenden wollte. Nur um es auszuprobieren, mischte ich etwas CBD-Isolat mit Wasser und wie erwartet, mischte sich das fettlösliche CBD bei keiner Temperatur mit Wasser. Das ist der Grund, warum mehrere Firmen an wasserlöslichen CBD-Formulierungen arbeiten oder diese bereits anbieten, um so die Absorption von CBD zu verbessern.

Dann habe ich versucht, CBD mit einem Alkohol wie Wodka, Tequila oder Rum zu mischen, da Alkohol ein gutes Lösungsmittel ist. Auch alkoholische CBD-Tinkturen haben eine lange Geschichte, und interessanterweise entwickeln sich CBD-angereicherte Cocktails in einigen Bars auf der ganzen Welt zu einem neuen Trend. Da Alkohol amphipathisch ist, was bedeutet, dass er polare und unpolare Enden enthält, kann er sich mit Wasser (das polar ist) und auch mit Öl (das unpolar ist) vermischen.

Zuerst sah es so aus, als würde es sich nie vermischen. Aber das Erhitzen des Fläschchens unter fließendem heißem Wasser erreichte eine gute Vermischung von Alkohol mit CBD. Ursprünglich sah es auch so aus, als würden sich die ätherischen Öle gut vermischen, aber nach einer Weile trennten sie sich immer und begannen, nach oben zu schwimmen.

Die Zugabe von Kurkuma half nur teilweise, die ätherischen Öle in der Mischung zu lösen. Tatsächlich setzte sich Kurkuma, egal ob als Pulver oder liposomal formulierte Flüssigkeit hinzugefügt, immer bis zu einem gewissen Grad am Boden ab. Ein Liposom ist eine kleine Blase, die im Labor mit mindestens einer doppelten Fettschicht an der Außenseite erzeugt wird, die die Bindung an die Fettzellmembranen erleichtert. Liposomen können als Vehikel für die Verabreichung von Nährstoffen und Arzneimitteln verwendet werden. Tatsächlich arbeiten die Firmen jetzt an liposomalen CBD-Formulierungen.

Dann habe ich angefangen, CBD und ätherische Öle mit Oliven- und Avocadoöl zu mischen. Ätherische Öle mischten sich schnell sowohl mit dem Oliven- als auch mit dem Avocadoöl, aber das CBD-Isolatpulver setzte sich bei der Verwendung von Olivenöl oft am Boden ab. Interessanterweise habe ich das bei Avocadoöl nicht gesehen. Heutzutage mische ich also das CBD-Isolat mit Avocadoöl und einer Vielzahl von ätherischen Ölen.

Dann füge ich ein paar Tropfen liposomales Curcumin (Kurkuma) hinzu, und all diese Verbindungen vermischen sich gut, sogar bei Zimmertemperatur, so dass man kein heißes fließendes Wasser zum Mischen verwenden muss. Nochmals, dies ist meine persönliche Erfahrung mit Mischungen, die nicht in einem spezialisierten Labor hergestellt werden. Ich bin sicher, dass ich mit Hilfe einer professionellen Ausrüstung bessere Ergebnisse erzielen könnte. Aber die meisten Leute haben auch keinen Zugang zu so einem Labor, also sind dies meine realistischen Vorschläge.

Meine persönlichen Blends zur Unterstützung gesunder Körperfunktionen

Ich habe ursprünglich mit Mischungen angefangen, die 10, 20 und dann 40 mg CBD enthielten. Ich habe mich hochgearbeitet, bis ich die Dosis gefunden habe, die für mich funktionierte. Normalerweise benutze ich nicht mehr als eine Mischung pro Tag, sonst würde sich die Menge an CBD und/oder ätherischen Ölen zu schnell addieren, was das Risiko einer Überdosierung erhöht. Obwohl sich CBD bis zu einer täglichen Dosis von 6.000 mg als sicher erwiesen hat, steigt das Risiko von Nebenwirkungen mit höheren Dosen.

Außerdem haben mehrere Studien erwähnt, dass CBD in moderaten Dosen besser funktioniert im Vergleich zu entweder einer niedrigen oder hohen Dosis, was wahrscheinlich die Tatsache hervorhebt, dass Extreme wahrscheinlich nicht optimal sind, um Homöostase zu erreichen. Mehr ist nicht immer besser.

Einen erholsamen Schlaf unterstützen

Wie viele andere auch, habe ich gelegentlich Probleme beim Einschlafen, besonders da ich viel reise und oft mehrere Zeitzonen durchquere. Übrigens trage ich nie CBD bei mir, wenn ich reise. Die Unsicherheit der Gesetze würde das zu riskant machen. Im Mai 2019 hat die TSA, die amerikanische Sicherheitsbehörde an den Flughäfen, auch Transportation Security Agency genannt, ihre Regeln geändert, nach denen Hanf- und Marihuanaprodukte sowohl im aufgegebenen als auch im Handgepäck die Sicherheitskontrolle passieren dürfen. Die Sprache auf der TSA-Website ist jedoch so unklar, dass ich im Moment vorschlage, dass Du ohne Hanf- und Marihuanaprodukte reist. Und wenn Du es trotzdem mitnimmst, stelle sicher, dass Du zumindest ein ärztliches Rezept dafür in Deinem Besitz hast.

Es gibt einfach zu viele Berichte von Reisenden, die verhaftet wurden, weil sie ein CBD-Produkt bei sich hatten. Denk daran, auch wenn Du CBD-Produkte einfach bestellen kannst, um sie Dir nach Hause zu liefern, kann das Reisen über die Staatsgrenzen immer noch illegal sein, abhängig davon, wie und wo das CBD hergestellt wurde und welche Staatsgrenzen Du überquerst.

Wie unterstütze ich also einen gesunden Schlaf? Ich kombiniere CBD mit Copaiba, Lavendel, Zedernholz, Baldrian, Ylang Ylang, römischer Kamille, Weihrauch und ätherischem Orangenöl.

Wenn ich diese Zutaten in einer 50 ml-Flasche mische, verwende ich 10 Gramm CBD-Isolat-Pulver, 5 ml ätherisches Copaiba-Öl (100 Tropfen), 5 ml ätherisches Lavendel-Öl, 2 ml ätherisches Zedernholz-Öl (40 Tropfen), 2 ml ätherisches Baldrian-Öl, 2 ml ätherisches Ylang-Ylang-Öl, 2 ml ätherisches Kamillen-Öl, 2 ml ätherisches Weihrauch-Öl und 2 ml ätherisches Orangen-Öl.

Der Rest der 50 ml Flasche wird dann mit Avocadoöl gefüllt. Zum Schluss gebe ich 5 Tropfen eines liposomalen Curcumin (Kurkuma) in die Mischung und schüttle sie gut durch. Jeder Milliliter der Mischung enthält dann 250 mg CBD, was die nächtliche Dosis ist, die ich als perfekt für mich empfunden habe. Denke daran, dass verschiedene Menschen unterschiedliche Mengen an CBD benötigen und die meisten Menschen weniger brauchen als was ich hier beschreibe. Ich verabreiche diese Dosis sublingual, behalte sie etwa 2 Minuten lang im Mund und schlucke sie dann.

Gesunde Muskeln und Gelenke unterstützen

Ich trainiere an den meisten Tagen der Woche und wie viele andere auch, spüre ich es manchmal in meinen Gelenken, Knochen und Muskeln. Also habe ich CBD mit Copaiba, Lavendel, Pfefferminze, Gewürznelken, schwarzem Pfeffer und Weihrauchölen gemischt. Wenn ich CBD benutze, um einen gesunden Bewegungsapparat zu unterstützen, benutze ich normalerweise sowohl innere als auch äußere Anwendungen. Für die Einnahme stelle ich eine Mischung her, die der zuvor erwähnten ähnlich ist (der Unterschied liegt im Wesentlichen in den verwendeten ätherischen Ölen). Die Menge an CBD pro Milliliter liegt zwischen 100 und 250 mg.

Aktuell benutze ich zusätzlich eine Schmerzcreme. Ich nehme 3 Gramm einer Schmerzcreme auf der Basis von natürlichen ätherischen Ölen, füge die oben erwähnten ätherischen Öle hinzu, plus Wintergrün ätherisches Öl (jeweils 3 Tropfen), mische diese mit dem CBD-Isolat und vermische sie dann mit der Creme. Pro drei Gramm Creme verwende ich etwa 100 mg CBD-Isolat und insgesamt etwa 1 ml ätherische Öle. Je mehr ich meine Knochen, Gelenke und Muskeln spüre, desto öfter trage ich die mit CBD angereicherte Creme auf, was die Menge des verabreichten CBD erhöht. Obwohl ich gute

Ergebnisse erfahren habe, hatte ich nicht die Möglichkeit, die Menge an CBD, die durch meine Haut aufgenommen wird, zu untersuchen.

Herz-Kreislauf unterstützen

Wie Du früher in diesem Buch gelesen hast, sind Herz-Kreislauf-Erkrankungen immer noch die häufigste Todesursache weltweit. Da ich mit einer defekten Herzklappe geboren wurde und Herz-Kreislauf-Probleme hatte, als ich fettleibig war, nehme ich jetzt regelmäßig natürliche Produkte zu mir, die meine Herz-Kreislauf-Gesundheit unterstützen. Da CBD die Kraft hat, ein gesundes Herz-Kreislauf-System (Herz und Blutgefäße) zu unterstützen, mische ich CBD gerne mit ätherischen Ölen, von denen bekannt ist, dass sie dasselbe unterstützen. Zu den Ölen, die ich zu diesem Zweck benutze, gehören Copaiba, Lavendel, Ylang Ylang, Zypresse, Helichrysum, römische Kamille, Rosmarin, Ocotea und Zimtrinde.

Für diese Herz-Kreislauf-Mischung verwende ich die doppelte Menge an ätherischen Ölen aus Copaiba, Lavendel, Ylang-Ylang und Zypresse im Vergleich zu den ätherischen Ölen aus Helichrysum, römischer Kamille, Rosmarin, Ocotea und Zimtrinde. Normalerweise bereite ich 10 ml auf einmal zu, was für etwa 10 Tage reicht.

Für den CBD-Aspekt dieser Mischung verwende ich normalerweise eine Dosis von 100 bis 300 mg pro ml. Warum nicht mehr? Ich habe einen ziemlich niedrigen Blutdruck und da CBD dafür bekannt ist, den Blutdruck zu senken, war ich mit der Dosis etwas vorsichtig. Die

Dosen, die ich brauche, sind ja eh schon 5 bis 10 mal höher als was die meisten von Euch brauchen werden. Das zeigt Dir nur, dass die Anwendung und Dosierung von CBD-Produkten individualisiert werden sollte. Also mische ich ein bis drei Gramm CBD-Isolat mit etwa fünf bis zehn Tropfen jedes der ätherischen Öle und benutze dann Avocadoöl, um das 10 ml Fläschchen aufzufüllen. Am Ende wird ein Tropfen liposomales Curcumin hinzugefügt.

Gesundes Gehirn und Nerven unterstützen

Um ein gesundes zentrales und peripheres Nerven-system zu erhalten, benutze ich ätherische Öle, die nachweislich die Kognition sowie eine gesunde Gehirndurchblutung unterstützen, wie Copaiba, Weihrauch, Helichrysum, Sandelholz, Zedernholz, Pfefferminze, Rosmarin und Zitrone. Man könnte im Grunde jedes ätherische Öl, das aus einem Gewürz hergestellt wurde, der Mischung hinzufügen, da die meisten dieser Öle nachweislich die gesunde Gehirnfunktion unterstützen.

Ähnlich wie bei der Herz-Kreislauf-Mischung stelle ich 10 ml-Chargen her und verwende sie innerhalb von 10 Tagen. Jeder Milliliter wird 100 bis 300 mg CBD enthalten. Häufig verwende ich nur 100 mg CBD in den kardiovaskulären oder neurologischen Mischungen, weil es bis heute keine guten Studien gibt, die den chronischen Gebrauch von CBD über mehrere Jahre analysieren. Und weil ich häufig reise, mache ich oft eine Pause vom CBD-Konsum, es sei denn, ich reise in ein Land, wo ich CBD-Isolate legal erhalten und konsumieren kann.

Was die Mischung betrifft, so benutze ich normalerweise ein bis drei Gramm CBD-Isolat in einem 10 ml Fläschchen. Dieses wird dann mit je 10 Tropfen von Copaiba, Weihrauch, Helichrysum, Sandelholz, Zedernholz, Pfefferminze, Rosmarin und Zitronenöl gemischt. Die Mischung wird durch Hinzufügen eines Tropfens liposomales Curcumin und dann Avocadoöl vervollständigt, um den verbleibenden Raum in der Flasche auszufüllen.

Einen gesunden Darm unterstützen

Ein gesunder Darm bedeutet auch ein gesundes Gehirn. Wenn ich irgendeine der genannten Mischungen mit einer täglichen CBD-Dosis von etwa 50 bis 300 mg benutze, bekomme ich auch Vorteile für mein Magen-Darm-System. Es wird auch mein Mikrobiom unterstützen, das wiederum so wichtig für die Gehirnfunktion und mein Immunsystem ist.

Die Unterstützung des Darms ist das Wichtigste, und deshalb nehme ich täglich Probiotika, Präbiotika sowie gesunde Fettsäuren wie Omega-3- und Omega-7-Fettsäuren zu mir. Mehrmals in der Woche nehme ich Hanfsamen oder Hanfherzen zu mir, die voller wunderbarer Fettsäuren und Proteine sind. Ich esse oder trinke sie zusammen mit meinem Einkorn-Müsli oder Schokoladen-Protein-Getränken. Und noch einmal möchte ich erwähnen, wie ein gesunder Lebensstil im Grunde jedes Organsystem im Körper unterstützen kann, einschließlich des Endocannabinoid-Systems.

Kombiniere das mit etwas CBD und ätherischen Ölen und die Unterstützung wird verstärkt.

Gesunde Haut unterstützen

Die Haut ist nicht nur wichtig für das Aussehen, sondern auch für ein gesundes Immunsystem, die Entgiftung und sogar für die Hormonproduktion. Die Tatsache, dass das ECS eine Rolle bei der Aufrechterhaltung einer gesunden Haut spielt, zeigt uns, dass eine gute Haut für die Aufrechterhaltung der Homöostase in unserem Körper von größter Bedeutung ist.

Das ECS sowie einige ätherische Öle haben gezeigt, dass sie eine gesunde Wundheilung auf angenehme Weise unterstützen. Die Tatsache, dass unsere Haut sowohl Geruchs- als auch Geschmacksrezeptoren hat, die durch Aromen aktiviert werden können, die in einigen ätherischen Ölen enthalten sind, führte mich zu dem Konzept, sie mit CBD in Form einer Creme zu mischen.

Eine meiner liebsten hautunterstützenden Pflanzen ist Sandelholz. Aus diesem Grund benutze ich eine Sandelholzcreme als Basis, um sie mit CBD und zusätzlichen ätherischen Ölen zu mischen. Ähnlich wie bei meiner Muskel/Gelenke-Creme benutze ich 100 mg CBD-Isolat gemischt mit einem Milliliter ätherischem Öl (etwa 3 Tropfen von jedem) pro drei Gramm Creme. Die ätherischen Öle, die ich für diese Hautcreme verwende, sind Copaiba, Sandelholz, Lavendel, Weihrauch, Zistrose, Helichrysum und Geranie.

Da ich nie einen der weißen Rückstände des CBD-Isolats auf meiner Haut gefunden habe, nehme ich an, dass das meiste davon absorbiert wird. Und da sowohl CBD als auch ätherische Öle auch starke antioxidative Eigenschaften haben, reichen die Vorteile von der Unterstützung gesunder Haut und gesunder Wundheilung bis hin zum Anti-Aging der Haut. Was könnte besser sein, als sich besser zu fühlen und gleichzeitig besser auszusehen?

Gesundes Immunsystem und Knochen unterstützen

Ursprünglich habe ich eine separate Mischung hergestellt, um mein Immunsystem zu unterstützen. Aber dann wurde mir klar, dass die Dinge kompliziert wurden und dass ich fast zu viele Wahlmöglichkeiten hatte. Jede der oben genannten Mischungen unterstützt automatisch ein gesundes Immunsystem, gesunde Knochen und gesunde Augen.

Meine am häufigsten verwendete Mischung ist meine schlaffördernde Mischung. Das in dieser Mischung enthaltene CBD, das von den Entourage-Effekten der verwendeten ätherischen Öle profitiert, wird höchstwahrscheinlich mein Ziel abdecken, wenn es um ein gesundes Immunsystem, gesunde Knochen und gesunde Augen geht. Mir ist auch aufgefallen, dass ich trotz häufiger Reisen in engen Räumen, wie Flugzeugen, Zügen oder Autos, nicht mehr krank werde. Das ist erstaunlich, da zwischen 20 und 70 % der Flugzeugpassagiere innerhalb von 10 Tagen nach der Reise grippeähnliche Symptome bekommen können.[877,878]

Die Punkte verbinden

Wie bereits erwähnt, ist die veröffentlichte Forschung über die Kombination von CBD mit ätherischen Ölen im Grunde genommen nicht existent. Ich denke, basierend auf dem aktuellen Stand der Wissenschaft, dass die Kombination von CBD mit einem oder mehreren ätherischen Ölen eine gute Idee sein könnte, weil sie ähnliche Eigenschaften und Effekte haben, und sich sogar an die gleiche Art von Rezeptoren binden.

Es kann jedoch nicht unbedingt der Schluss gezogen werden, dass ihre Vermischung entweder die Wirkung von CBD oder die Wirkung des ätherischen Öls verstärkt. Vielleicht konkurrieren CBD und ein bestimmtes ätherisches Öl tatsächlich um die Bindung an demselben Rezeptor, und das könnte zu einer verminderten Wirkung führen. Aber wir wissen, dass CBD nur eine schwache Bindungsaffinität zu den CB2-Rezeptoren hat, und einige der ätherischen Öle binden recht gut daran. Deshalb mache ich mir diesbezüglich keine Sorgen.

Dies, kombiniert mit dem Wissen, dass CBD höchstwahrscheinlich durch die Beeinflussung der verfügbaren Mengen unseres körpereigenen Endocannabinoids Anandamid wirkt, führt mich zu der Annahme, dass die Kombination von CBD mit ätherischen Ölen eine gute Idee ist, bis das Gegenteil durch die Wissenschaft und/oder persönliche Erfahrung bewiesen ist. Wenn ich mir den aktuellen Stand der veröffentlichten Literatur ansehe, denke ich immer noch, dass wir den Entourage-Effekt für Phytocannabinoide nachbilden können, der verloren geht, wenn CBD-Isolate frei von jeglichen Terpenen oder Terpenoiden verwendet werden. Dieser Weg ist auch sicher für diejenigen, die gefährdet sind, auf THC getestet zu werden.

Ich möchte auch noch einmal erwähnen, dass viele ätherische Öle als Nahrungsergänzungsmittel eingestuft wurden. Die FDA überwacht die Behauptungen, die mit diesen Verbindungen aufgestellt werden können. Dasselbe würde auch für CBD gelten. Aber während ich dieses Buch schreibe, ist CBD immer noch offiziell von der FDA als Medikament klassifiziert. Weder CBD (mit Ausnahme aller von der FDA zugelassenen CBD-Medikamente) noch ätherische Öle sind von der FDA zur Diagnose, Vorbeugung, Behandlung oder Heilung von Krankheiten zugelassen worden. Also warum sollte ich all diese Referenzen bezüglich CBD und ätherischen Ölen zitieren?

Während die FDA darauf hingewiesen hat, dass CBD irgendwann in der Zukunft als Nahrungsergänzungsmittel eingestuft werden könnte, nimmt die Forschung an dieser wunderbaren Substanz mit beschleunigter Geschwindigkeit zu. Bis heute deuten alle Schlussfolgerungen darauf hin, dass CBD sicher in der Anwendung ist und dass es bei einer Vielzahl von Erkrankungen eingesetzt werden kann, da das Endocannabinoid-System in unserem Körper für das Gleichgewicht unserer Organsysteme verantwortlich ist.

Dieses Buch ist keiner bestimmten Marke von CBD oder ätherischen Ölen gewidmet. Es sollte auch angemerkt werden, dass die Studien und ihre wissenschaftlichen Schlussfolgerungen, die in diesem Buch beschrieben werden, nicht unter Verwendung bestimmter spezifischer Marken von CBD oder ätherischen Ölen durchgeführt wurden. Tatsächlich verwenden viele Studien nur Fraktionen oder sogar synthetische Gegenstücke von natürlichen Pflanzen. Ich erwähne dies alles, weil das Wort Compliance eine große Bedeutung hat, besonders in der Welt der Aufklärung über ätherische Öle. Die Welt der CBD ist noch neu, und Gesetze und Vorschriften werden geschaffen, während Du dieses Buch liest.

Meine Absicht ist es, die aktuellen wissenschaftlichen Erkenntnisse über CBD und die Möglichkeiten der Mischung von CBD-Isolatpulver mit bestimmten ätherischen Ölen zusammenzufassen. Mein Ziel ist es, Dir den notwendigen wissenschaftlichen Hintergrund zu geben, damit Du entscheiden kannst, ob Du anfangen willst CBD und/oder ätherische Öle zu brauchen/konsumieren und dadurch eine gesunde Homöostase Deines Körpers unterstützen möchtest.

Ich möchte noch einmal betonen, dass die Mischungen, die in diesem Buch erwähnt werden, rein zur Unterstützung meiner eigenen Gesundheit gemischt wurden und nicht dazu gedacht sind, Dir präzise Rezepte oder Empfehlungen zu geben, was Du tun könntest oder solltest. Ich teile einfach meine persönliche Erfahrung mit Dir, damit Du sehen kannst, was ich zusammengestellt habe und warum.

Während ich mehrere Jahre lang die medizinische Literatur recherchiert habe, um endlich dieses Buch zu schreiben, hatte ich viele „Aha-Momente."

Zum Beispiel sagte mir vor Jahren ein sehr guter, kluger Freund, dass ich ätherische Öle verwenden könnte, auch wenn ich den genauen Mechanismus, durch den sie funktionieren, nicht kenne. Er erwähnte, dass der Körper wissen wird, was er mit dem ätherischen Öl tun soll. Das war für mich anfangs ein völliges Rätsel. Wie konnte mein Körper einfach wissen, was er damit tun sollte? Mein wissenschaftliches Gehirn konnte diese Aussage nicht sehr gut verarbeiten.

Aber unser Körper wurde geschaffen, um mit Pflanzen zusammenzuarbeiten. Pflanzen sind nicht nur schöne Blumen zum Anschauen oder gesunde Nahrungsmittel wie Gemüse oder Früchte. Sie dienen uns auch auf eine ganz andere Art und Weise. Pflanzen und Menschen wurden erschaffen, um zusammenzuarbeiten, um Homöostase im menschlichen Körper zu erreichen. Wir sind mit einem ganzen System beschenkt worden, das unsere Gesundheit, unser Wohlbefinden und unsere Schönheit unterstützen soll.

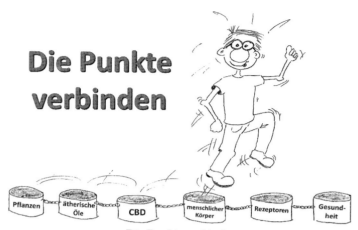

Die Punkte verbinden

Die Punkte verbinden

Es ist Zeit, die Punkte zu verbinden. Pflanzen und ihre Extrakte enthalten Verbindungen, die sich an bestimmte Rezeptoren im menschlichen (und tierischen) Körper anlagern können. Auf diese Weise helfen sie uns entweder direkt oder indirekt, in der Homöostase zu sein. Und wenn wir uns in der Homöostase befinden, sind wir gesund.

Mein Freund hatte absolut Recht. Man muss nicht alles wissen, damit etwas funktioniert.

Mein Wunsch für Dich

Zuerst hoffe ich, dass Dir die Lektüre dieses Buches gefallen hat. Über ein Thema aufgeklärt zu sein, gibt Dir Macht. Die Fähigkeit, selbst etwas darüber zu wissen. Kraft, andere zu informieren. Die Fähigkeit, die richtigen Produkte auszuwählen, wenn es um CBD geht. Das Wissen, CBD korrekt zu konsumieren. Die Fähigkeit zu wissen, welche positiven Effekte man genießen kann, wenn man CBD allein oder in Kombination mit ätherischen Ölen konsumiert. Die Fähigkeit erhöht das Selbstvertrauen, und das Selbstvertrauen ist ermächtigend. Es ist ein positiver Kreislauf, in dem man sich befindet.

Zweitens hoffe ich, dass sich die politische und rechtliche Lage weiterhin in eine Richtung bewegt, die Dich befähigt, Dein neu erworbenes Wissen ohne Angst legal zu nutzen. Ich möchte, dass Du befähigt wirst, in jede Apotheke zu gehen oder auf jede Webseite zu schauen und zu wissen, was Du siehst. Ich möchte, dass Du ermächtigt bist, zu wissen, worauf Du achten musst, wenn es um diejenigen geht, die CBD und CBD-bezogene Produkte verkaufen oder vertreiben. Ich möchte, dass Du befähigt wirst, mehr über die Vorteile von CBD zu erfahren.

Drittens möchte ich Dich ermutigen, mit CBD in Verbindung mit bestimmten Pflanzen oder ätherischen Ölen, die aus diesen Pflanzen gewonnen werden, zu experimentieren. Ausgerüstet mit diesem Wissen wirst Du in der Lage sein, die Absorption, Bioverfügbarkeit und die vorteilhaften Effekte, die CBD auf Deinen Körper haben kann, zu erhöhen. Für einige von Euch ist die Welt von Hanf und CBD neu, und für andere ist die Welt der ätherischen Öle neu. Und für einige könnte dies Euer erster Kontakt mit einem der beiden sein.

Beide Welten sind faszinierend, und wenn Du in einer von beiden mehr Wissen erlangst, wirst Du sehen, wie Du und Deine Familie, Deine Haustiere und Deine Umgebung von diesen neu erworbenen Fähigkeiten profitieren können.

Ich möchte auch, dass Du Dir bewusst bist, dass die medizinische und wissenschaftliche Literatur noch nicht viele Informationen über die Kombination von CBD und ätherischen Ölen enthält. Es scheint, dass bisher noch niemand diese Lücke auf wissenschaftlicher Ebene überbrückt hat. Ich wünschte, ich könnte Dir mehr wissenschaftliche Beweise liefern, wenn es um die Kombination von Hanf- und Marihuanaprodukten mit ätherischen Ölen geht. Allerdings muss dieser Bereich in den kommenden Jahren erst noch entwickelt werden.

Ich fühle mich geehrt, dass ein sehr guter Freund von mir, der diese Welt viel zu früh verlassen hat, mir etwas von seinem hochspezialisierten Wissen über ätherische Öle beigebracht hat. Dieses spezielle Wissen ermöglichte es mir, in den letzten Jahren mit der Kombination von CBD und ätherischen Ölen zu experimentieren. Er beobachtete mich beim Mischen und Vermengen und trug immer dann bei, wenn er eine Gelegenheit zur Verbesserung oder sogar eine Chance sah, etwas Neues auszuprobieren. Ich bin ewig dankbar für diese Freundschaft.

Schlussendlich, wenn Du noch nie die Welt der ätherischen Öle erlebt hast und gerne in diese faszinierenden Naturschätze eingeführt werden möchtest, die Gott uns anvertraut hat, kannst Du mein Team und mich für weitere Informationen kontaktieren. Wir würden uns freuen, Dir zu helfen, indem wir unsere Vision, unser Wissen und unsere persönlich bevorzugten Marken von CBD und ätherischen Ölen mit Dir teilen. Wenn Du mich auf dieser Reise begleiten möchtest, benutze bitte die Kontaktinformationen auf der nächsten Seite.

Mach bei unserem Team mit!

Hast Du noch nie CBD oder ätherische Öle gebraucht? Möchtest Du nur das Beste für Deinen Körper, Deine Familie, und Dein Haus brauchen?

Kontaktiere uns unter cbd@doctoroli.com!

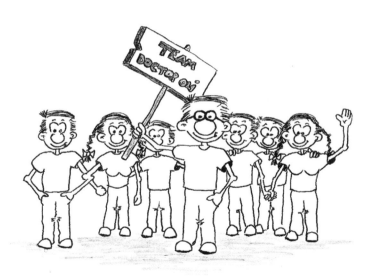

Andere Lehrmittel von

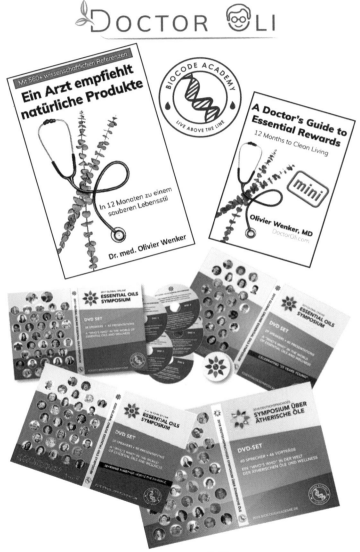

www.DoctorOli.com

Referenzen:

[1] Watts G: Cannabis confusions. BMJ. 2006 Jan 21; 332(7534): 175–176. doi: 10.1136/bmj.332.7534.175. PMID: 16424501.

[2] ABC News: DNS research uncovers new cannabis strain. www.abc.net.au/news/2005-09-16/DNS-research-uncovers-new-cannabis-strain/2104694.

[3] Small E. Evolution and classification of Cannabis sativa (marijuana, hemp) in relation to human utilization. Bot. Rev. 2015;81:189–294.

[4] Piomelli D, Russo EB. The Cannabis sativa Versus Cannabis indica Debate: An Interview with Ethan Russo, MD. Cannabis Cannabinoid Res. 2016;1(1):44-46. doi:10.1089/can.2015.29003.ebr.

[5] Flora of North America: Cannabis sativa. www.efloras.org/florataxon.aspx?flora_id=1&taxon_id=200006342.

[6] Pollio A: The Name of Cannabis: A Short Guide for Nonbotanists. Cannabis Cannabinoid Res. 2016; 1(1): 234–238. doi: 10.1089/can.2016.0027. PMID: 28861494.

[7] Sawler J, Stout JM, Gardner KM, Hudson D, Vidmar J, Butler L, Page JE, Myles S: The Genetic Structure of Marijuana and Hemp. PLoS One. 2015 Aug 26;10(8):e0133292. doi: 10.1371/journal.pone.0133292. PMID: 26308334.

[8] Government of the District of Columbia. Department of Health. History of Medical Cannabis. doh.dc.gov/sites/default/files/dc/sites/doh/publication/attachments/Medical%20Cannabis%20An%20Introduction%20to%20the%20Biochemistry%20and%20Pharmacology.pdf.

[9] Advanced holistic Health. 10,000-year History of Marijuana use in the World. www.advancedholistichealth.org/history.html.

[10] The antique Cannabis Book. Medical Cannabis: A Short Graphical History of Greece & Rome. antiquecannabisbook.com/chap2B/Greco_Roman/Greek-Roman.htm.

[11] Ryz NR, Remillard DJ, Russo EB. Cannabis Roots: A Traditional Therapy with Future Potential for Treating Inflammation and Pain. Cannabis Cannabinoid Res. 2017;2(1):210-216. doi:10.1089/can. 2017. 0028.

[12] Wikipedia. De Materia Medica.

[13] Ancient World Review. Cannabis In Ancient Greece: The Smoke Of The Oracles? www.ancientworldreview.com/2017/03/cannabis-in-ancient-greece-the-smoke-of-the-oracles.html.

[14] The antique Cannabis Book. Claudius Galen (130 – 200 AD). antiquecannabisbook.com/chap2B/Greco_Roman/Greek-Roman.htm.

[15] Butrica J: The Medical Use of Cannabis Among the Greeks and Romans. Journal of Cannabis Therapeutics, Vol. 2(2) 2002.

[16] Frazzetto G. Does marijuana have a future in pharmacopoeia?. EMBO Rep. 2003;4(7):651-3. doi: 10.1038/sj.embor.embor893.

[17] Massachusetts Institute of Technology MIT. The People's History. The Thistle. Volume 13, Number 2: Sept./Oct., 2000. www.mit.edu/~thistle/v13/2/history.html.

[18] Encyclopedia Britannica: Hemp Plant. www.britannica.com/plant/hemp.

[19] World History: Hemp and Our Founding Fathers. worldhistory.us/american-history/hemp-and-our-founding-fathers. php.

[20] National Constitution Center. Busting some myths about the Founding Fathers and marijuana. Constitution Daily. constitutioncenter.org/blog/busting-some-myths-about-the-founding-fathers-and-marijuana.

[21] Nightingale P: A Brief History of Marijuana in the United States and a Case for Legalization in Pennsylvania. PCRG.org: www.pcrg.org/wp-content/uploads/2008/07/SNN-NORML-Presentation.pdf.

[22] Wikipedia. William Brooke O'Shaughnessy. en.wikipedia.org/wiki/William_Brooke_O%27Shaughnessy.

[23] Wikipedia: Pure Food and Drug Act. en.wikipedia.org/wiki/Pure_Food_and_Drug_Act.

[24] Halperin A: Marijuana: is it time to stop using a word with racist roots? The Guardian. Jan 2018. theguardian.com/society/2018/jan/29/marijuana-name-cannabis-racism

[25] Foundation for Economic Education: The Racist Roots of Marijuana Prohibition. fee.org/articles/the-racist-roots-of-marijuana-prohibition.

[26] US Legal: Marijuana Tax Act Law and Legal Definition. definitions.uslegal.com/m/marijuana-tax-act%20.

[27] Aggarwal SK, Carter GT, Sullivan MD, ZumBrunnen C, Morrill R, Mayer JD: Medicinal use of cannabis in the United States: historical perspectives, current trends, and future directions. J Opioid Manag. 2009 May-Jun;5(3):153-68. PMID: 19662925.

[28] Justicia, U.S. Supreme Court: Leary v. United States, 395 U.S. 6 (1969). supreme.justia.com/cases/federal/us/395/6.

[29] Department of Justice. Drug Enforcement Agency (DEA): Controlled Substance Schedules. www.deadiversion. usdoj.gov/schedules.

[30] The U.S. Drug Enforcement Agency DEA: Establishment of a New Drug Code for Marihuana Extract. www.federalregister.gov/documents/2016/12/14/2016-29941/establishment-of-a-new-drug-code-for-marihuana-extract.

[31] Hilderbrand RL. Hemp & Cannabidiol: What is a Medicine?. Mo Med. 2018;115(4):306-309. PMID: 30228748.

[32] The U.S. Food and Drug Administration FDA: FDA approves first drug comprised of an active ingredient derived from marijuana to treat rare, severe forms of epilepsy. www.fda.gov/newsevents/newsroom/pressannouncements/ucm611046.htm.

[33] The U.S. Drug Enforcement Agency DEA: FDA-approved drug Epidiolex placed in schedule V of Controlled Substance Act. www. dea.gov/press-releases/2018/09/27/fda-approved-drug-epidiolex-placed-schedule-v-controlled-substance-act.

[34] U.S. Food and Drug Administration. Statement from FDA Commissioner. www.fda.gov/NewsEvents/Newsroom/PressAnnouncements/ucm628988.htm?fbclid=IwAR3y5y1aWS5N6fVAq280-d4yL44ewv-F0K7y-74EqDFFuyNtrSrqiDiPlt8.

[35] Chu W, Michail N, Tay C: CBD regulation: Global clampdown or treading a careful path to acceptance? www.nutraingredients-usa.com/Article/2019/03/04/CBD-regulation-Global-clampdown-or-treading-a-careful-path-to-acceptance?utm_source=copyright&utm_medium=OnSite&utm_campaign=copyright.

[36] Baron EP: Comprehensive Review of Medicinal Marijuana, Cannabinoids, and Therapeutic Implications in Medicine and Headache: What a Long Strange Trip It's Been …. Headache. 2015 Jun;55(6):885-916. doi: 10.1111/head.12570.

[37] Matador Network: No, CBD is not legal in all 50 States. matadornetwork.com/read/cbd-laws-united-states.

[38] Green Roads: Is CBD Legal in 2019? The Legal Status Of CBD In 50 States. www.greenroadsworld.com/pages/is-cbd-legal.

[39] Hemp Basics: General Hemp Information, Uses, Facts. www.hempbasics.com/shop/general-hemp-information.

[40] Yonavjak L: Industrial Hemp: A Win-Win For The Economy And The Environment. Forbes Online: www.forbes.com/sites/ashoka/2013/05/29/industrial-hemp-a-win-win-for-the-economy-and-the-environment/#3b3d93b289b1.

[41] Yang Y, Lewis MM, Bello AM, Wasilewski E, Clarke HA, Kotra LP: Cannabis sativa (Hemp) Seeds, Δ9-Tetrahydrocannabinol, and Potential Overdose. Cannabis Cannabinoid Res. 2017 Oct 1;2(1):274-281. doi: 10.1089/can.2017.0040. PMID: 29098190.

[42] U.S. National Library of Medicine. Amino acids. medlineplus.gov/ency/article/002222.htm.

[43] Alvares TS, Conte CA, Paschoalin VM, Silva JT, Meirelles Cde M, Bhambhani YN, Gomes PS: Acute l-arginine supplementation increases muscle blood volume but not strength performance. Appl Physiol Nutr Metab. 2012 Feb;37(1):115-26. doi: 10.1139/h11-144.

[44] Bode-Böger SM, Böger RH, Galland A, Tsikas D, Frölich JC: L-arginine-induced vasodilation in healthy humans: pharmacokinetic–pharmacodynamic relationship. Br J Clin Pharmacol. 1998 Nov; 46(5): 489–497. doi: 10.1046/j.1365-2125.1998.00803.x.

[45] Vasdev S, Gill V: The antihypertensive effect of arginine. Int J Angiol. 2008 Spring; 17(1): 7–22. PMID: 22477366.

[46] Pahlavani N, Jafari M, Sadeghi O, Rezaei M, Rasad H, Rahdar HA, Entezari MH: L-arginine supplementation and risk factors of cardiovascular diseases in healthy men: a double-blind randomized clinical trial. F1000Res. 2017;3:306. doi:10.12688/f1000research.5877.2.

[47] Young SN: L-Tyrosine to alleviate the effects of stress? J Psychiatry Neurosci. 2007 May; 32(3): 224. PMID: 17476368.

[48] Callaway JC: Hempseed as a nutritional resource: An overview. Euphytica (2004) 140: 65. Doi: 10.1007/s10681-004-4811-6.

[49] Luo Q, Yan X, Bobrovskaya L, Ji M, Yuan H, Lou H, Fan P: Anti-neuroinflammatory effects of grossamide from hemp seed via suppression of TLR-4-mediated NF-κB signaling pathways in lipopolysaccharide-stimulated BV2 microglial cells. Mol Cell Biochem. 2017 Apr;428(1-2):129-137. doi: 10.1007/s11010-016-2923-7.

[50] The U.S. Food And Drug Administration FDA. FDA Statement: Statement from FDA Commissioner Scott Gottlieb, M.D., on signing of the Agriculture Improvement Act and the agency's regulation of products containing cannabis and cannabis-derived compounds. www.fda.gov/NewsEvents/Newsroom/PressAnnouncements/ucm628988.htm.

[51] Merriam-Webster Dictionary: Definition of dioecious. www.merriam-webster.com/dictionary/dioecious.

[52] Huchelmann A, Boutry M, Hachez C. Plant Glandular Trichomes: Natural Cell Factories of High Biotechnological Interest. Plant Physiol. 2017;175(1):6-22. doi: 10.1104/pp.17.00727.

[53] Dhifi W, Bellili S, Jazi S, Bahloul N, Mnif W: Essential Oils' Chemical Characterization and Investigation of Some Biological Activities: A Critical Review. Medicines (Basel). 2016;3(4):25. doi:10.3390/medicines3040025.

[54] Gilbert AN, DiVerdi JA: Consumer perceptions of strain differences in Cannabis aroma. PLoS One. 2018;13(2):e0192247. doi:10.1371/journal.pone.0192247.

[55] Substance Abuse Center for Behavioral Health Statistics and Quality. Results from the 2015 National Survey on Drug Use and Health: Detailed Tables. SAMHSA. www.samhsa.gov/data/sites/default/files/NSDUH-DetTabs-2015/NSDUH-DetTabs-2015/NSDUH-DetTabs-2015.pdf.

[56] Bridgeman MB, Abazia DT. Medicinal Cannabis: History, Pharmacology, And Implications for the Acute Care Setting. P T. 2017;42(3):180-188. PMID: 28250701.

[57] Turner AR, Agrawal S: StatPerls; Marijuana Toxicity. 2018. www.ncbi.nlm.nih.gov/books/NBK430823.

[58] Eaton DK, Kann L, Kinchen S, Shanklin S, Ross J, Hawkins J, Harris WA, Lowry R, McManus T, Chyen D, Lim C, Whittle L, Brener ND, Wechsler H; Centers for Disease Control and Prevention (CDC): Youth risk behavior surveillance - United States, 2009. MMWR Surveill Summ. 2010 Jun 4;59(5):1-142. PMID: 20520591.

[59] Pizzorno J. What Should We Tell Our Patients About Marijuana (Cannabis indica and Cannabis sativa)?. Integr Med (Encinitas). 2016;15(6):8-12. PMID: 28223891.

[60] Gallop. One in eight U.S. adults say they smoke marijuana. www.gallop.com/poll/194195/.

[61] van Nuijs AL, Castiglioni S, Tarcomnicu I, Postigo C, Lopez de Alda M, Neels H, Zuccato E, Barcelo D, Covaci A: Illicit drug consumption estimations derived from wastewater analysis: a critical review. Sci Total Environ. 2011 Sep 1;409(19):3564-77. doi: 10.1016/j.scitotenv.2010.05.030.

[62] Thomas KV, Bijlsma L, Castiglioni S, Covaci A, Emke E, Grabic R, et al.: Comparing illicit drug use in 19 European cities through sewage analysis. Sci Total Environ. 2012 Aug 15;432:432-9. doi: 10.1016/j.scitotenv.2012.06.069.

[63] Steinmetz K: 420 Day: Why There Are So Many Different Names for Weed. Time: time.com/4747501/420-day-weed-marijuana-pot-slang.

[64] Wikipedia: Etymology of cannabis. en.wikipedia.org/wiki/Etymology_of_cannabis.

[65] Russo E: History of Cannabis and Its Preparations in Saga, Science, and Sobriquet. Chemistry & Biodiversity. 2007 Nov. 4(8):1614-48. doi:10.1002/cbdv.200790144.

[66] Civilized: Why is Weed called Weed? www.civilized. life/articles/why-is-weed-called-weed.

[67] Dictionary.com: Why is Marijuana also called pot? www.dictionary.com/e/pot-marijuana.

[68] Borgelt LM, Franson KL, Nussbaum AM, Wang GS: The pharmacologic and clinical effects of medical cannabis. Pharmacotherapy. 2013 Feb;33(2):195-209. doi: 10.1002/phar.1187.

[69] Schrot RJ, Hubbard JR: Cannabinoids: Medical implications. Ann Med. 2016;48(3):128-41. doi: 10.3109/07853890.2016.1145794.

[70] Kramer JL: Medical marijuana for cancer. CA Cancer J Clin. 2015 Mar;65(2):109-22. doi: 10.3322/caac.21260.

[71] Parmar JR, Forrest BD, Freeman RA: Medical marijuana patient counseling points for health care professionals based on trends in the medical uses, efficacy, and adverse effects of cannabis-based pharmaceutical drugs. Res Social Adm Pharm. 2016 Jul-Aug;12(4):638-54. doi: 10.1016/j.sapharm.2015.09.002.

[72] Kim PS, Fishman MA: Cannabis for Pain and Headaches: Primer. Curr Pain Headache Rep. 2017 Apr;21(4):19. doi:10.1007/s11916-017-0619-7.

[73] Baron EP: Comprehensive Review of Medicinal Marijuana, Cannabinoids, and Therapeutic Implications in Medicine and Headache: What a Long Strange Trip It's Been. Headache. 2015 Jun;55(6):885-916. doi: 10.1111/head.12570.

[74] Clark P, Dubensky J, Evans A, Bhatt H, Ayala A, Umapathy S: The Ethics of Medical Marijuana: Government Restrictions vs. Medical Necessity (An Update). The Internet Journal of Law, Healthcare, and Ethics IJLHE 2019. ispub.com/IJLHE.

[75] Grotenhermen F: Pharmacokinetics and pharmacodynamics of cannabinoids. Clin Pharmacokinet. 2003;42(4):327-60. doi: 10.2165/00003088-200342040-00003.

[76] Freeman D, Dunn G, Murray RM, et al: How cannabis causes paranoia: using the intravenous administration of Ω9-tetrahydrocannabinol (THC) to identify key cognitive mechanisms leading to paranoia. Schizophr Bull. 2014;41(2):391-9. doi: 10.1093/schbul/sbu098.

[77] Li MC, Brady JE, DiMaggio CJ, Lusardi AR, Tzong KY, Li G: Marijuana use and motor vehicle crashes. Epidemiol Rev. 2012;34:65-72. doi: 10.1093/epirev/mxr017.

[78] Asbridge M, Hayden JA, Cartwright JL: Acute cannabis consumption and motor vehicle collision risk: systematic review of observational studies and meta-analysis. BMJ. 2012 Feb 9;344:e536. doi: 10.1136/bmj.e536.

[79] Bédard M, Dubois S, Weaver B: The impact of cannabis on driving. Can J Public Health. 2007 Jan-Feb;98(1):6-11. PMID: 17278669.

[80] Janowsky DS, Meacham MP, Blaine JD, Schoor M, Bozzetti LP: Marijuana effects on simulated flying ability. Am J Psychiatry. 1976 Apr;133(4):384-8. doi: 10.1176/ajp.133.4.384.

[81] Leirer VO, Yesavage JA, Morrow DG: Marijuana carry-over effects on aircraft pilot performance. Send toAviat Space Environ Med. 1991 Mar; 62(3):221-7. PMID: 1849400.

[82] Vaidya JG, Block RI, O'Leary DS, Ponto LB, Ghoneim MM, Bechara A: Effects of chronic marijuana use on brain activity during monetary decision-making. Neuropsychopharmacology. 2012 Feb;37(3):618-29. doi: 10.1038/npp.2011.227.

[83] Bolla KI, Eldreth DA, Matochik JA, Cadet JL: Neural substrates of faulty decision-making in abstinent marijuana users. Neuroimage. 2005 Jun;26(2):480-92. doi: 10.1016/j.neuroimage.2005.02.012.

[84] Ashton H: Adverse effects of cannabis. Adverse Drug Reaction Bulletin: October 2002 - Volume - Issue 216 - p 827–830.

[85] The National Institute on Drug Abuse: What are marijuana's long-term effects on the brain? www.drugabuse.gov/publications/research-reports/marijuana/what-are-marijuanas-long-term-effects-brain.

[86] Batalla A, Bhattacharyya S, Yücel M, Fusar-Poli P, Crippa JA, Nogué S, Torrens M, Pujol J, Farré M, Martin-Santos R.: Structural and functional imaging studies in chronic cannabis users: a systematic review of adolescent and adult findings. PLoS One. 2013;8(2):e55821. doi: 10.1371/journal.pone.0055821.

[87] Prestifilippo JP, Fernández-Solari J, de la Cal C, Iribarne M, Suburo AM, Rettori V, McCann SM, Elverdin JC: Inhibition of salivary secretion by activation of cannabinoid receptors. Exp Biol Med (Maywood). 2006 Sep;231(8):1421-9. PMID: 16946411.

[88] Fernandez-Solari J, Prestifilippo JP, Vissio P, Ehrhart-Bornstein M, Bornstein SR, Rettori V, Elverdin JC: Anandamide injected into the lateral ventricle of the brain inhibits submandibular salivary secretion by attenuating parasympathetic neurotransmission. Braz J Med Biol Res. 2009 Jun;42(6):537-44. PMID: 19448903.

[89] Agrawal A, Lynskey MT: The genetic epidemiology of cannabis use, abuse and dependence. Addiction. 2006 Jun;101(6):801-12. doi: 10.1111/j.1360-0443.2006.01399.x

[90] Olthuis JV, Darredeau C, Barrett SP: Substance use initiation: the role of simultaneous polysubstance use. Drug Alcohol Rev. 2013 Jan;32(1):67-71. doi: 10.1111/j.1465-3362.2012.00470.x.

[91] Sartor CE, Agrawal A, Lynskey MT, Duncan AE, Grant JD, Nelson EC, Madden PA, Heath AC, Bucholz KK: Cannabis or alcohol first? Differences by ethnicity and in risk for rapid progression to cannabis-related problems in women. Psychol Med. 2013 Apr;43(4):813-23. doi: 10.1017/S0033291712001493.

[92] Barrett SP, Darredeau C, Pihl RO: Patterns of simultaneous polysubstance use in drug using university students. Hum Psychopharmacol. 2006 Jun;21(4):255-63. doi: 10.1002/hup.766.

[93] Secades-Villa R, Garcia-Rodríguez O, Jin CJ, Wang S, Blanco C. Probability and predictors of the cannabis gateway effect: a national study. Int J Drug Policy. 2014;26(2):135-42. doi: 10.1016/j.drugpo.2014.07.011.

[94] The National Institute on Drug Abuse: Is marijuana a gateway drug? www.drugabuse.gov/publications/research-reports/marijuana/marijuana-gateway-drug.

[95] Stolberg SG: Government Study Of Marijuana Sees Medical Benefits. The New York Times. 2018.www.nytimes.com/1999/03/18/us/government-study-of-marijuana-sees-medical-benefits.html.

[96] van Ours JC: Is cannabis a stepping-stone for cocaine? J Health Econ. 2003 Jul;22(4):539-54. doi: 10.1016/S0167-6296(03)00005-5

[97] Centers for disease Control and Prevention Understanding the Epidemic. Record Overdose Deaths. www.cdc.gov/drugoverdose/epidemic/index.html.

[98] Sidney S, Beck JE, Tekawa IS, Quesenberry CP, Friedman GD. Marijuana use and mortality. Am J Public Health. 1997;87(4):585-90. PMID: 9146436.

[99] Fischer B, Imtiaz S, Rudzinski K, Rehm J. Crude estimates of cannabis-attributable mortality and morbidity in Canada-implications for public health focused intervention priorities. J Public Health (Oxf). 2015;38(1):183-8. doi: 10.1093/pubmed/fdv005.

[100] Harris R: NPR Public Health. (2018). Opioid Use Lower In States That Eased Marijuana Laws. www.npr.org/sections/health-shots/2018/04/02/598787768/opioid-use-lower-in-states-that-eased-marijuana-laws.

[101] Bradford AC, Bradford WD, Abraham A, Bagwell Adams G: Association Between US State Medical Cannabis Laws and Opioid Prescribing in the Medicare Part D Population. JAMA Intern Med. 2018;178(5):667–672. doi:10.1001/jamainternmed.2018.0266.

[102] Grinspoon P: Cannabidiol (CBD) -what we know and what we don't. Harvard Medical School Health Blog. www.health.harvard.edu/blog/cannabidiol-cbd-what-we-know-and-what-we-dont-2018082414476.

[103] Thomas A, Baillie GL, Phillips AM, Razdan RK, Ross RA, Pertwee RG: Cannabidiol displays unexpectedly high potency as an antagonist of CB1 and CB2 receptor agonists in vitro. Br J Pharmacol. 2007 Mar; 150(5):613-23. doi: 10.1038/sj.bjp.0707133.

[104] Pertwee RG: The diverse CB1 and CB2 receptor pharmacology of three plant cannabinoids: delta9-tetrahydrocannabinol, cannabidiol and delta9-tetrahydrocannabivarin. Br J Pharmacol. 2008 Jan;153(2):199-215. doi: 10.1038/sj.bjp.0707442.

[105] Niesink RJ, van Laar MW. Does Cannabidiol Protect Against Adverse Psychological Effects of THC?. Front Psychiatry. 2013;4:130. doi:10.3389/fpsyt.2013.00130.

[106] Englund A, et al: Cannabidiol inhibits THC-elicited paranoid symptoms and hippocampal-dependent memory impairment. J Psychopharmacol. 2013 Jan;27(1):19-27.doi:10.1177/0269881112460109.

[107] Wright MJ Jr, Vandewater SA, Taffe MA: Cannabidiol attenuates deficits of visuospatial associative memory induced by Δ(9) tetrahydrocannabinol. Br J Pharmacol. 2013 Dec;170(7):1365-73. doi: 10.1111/bph.12199.

[108] Boggs DL, Nguyen JD, Morgenson D, Taffe MA, Ranganathan M: Clinical and Preclinical Evidence for Functional Interactions of Cannabidiol and Δ9-Tetrahydrocannabinol. Neuropsychopharmacology. 2018 Jan;43(1):142-154. doi: 10.1038/npp.2017.209.

[109] Todd SM, Zhou C, Clarke DJ, Chohan TW, Bahceci D, Arnold JC: Interactions between cannabidiol and Δ9-THC following acute and repeated dosing: Rebound hyperactivity, sensorimotor gating and epigenetic and neuroadaptive changes in the mesolimbic pathway. Eur Neuropsychopharmacol. 2017 Feb;27(2):132-145. doi: 10.1016/j.euroneuro.2016.12.004.

[110] Merrick J, Lane B, Sebree T, et al. Identification of psychoactive degradants of cannabidiol in simulated gastric and physiological fluid. Cannabis Cannabinoid Res. 2016;1:102–112. doi: 10.1089/can.2015.0004.

[111] Nahler G, Grotenhermen F, Zuardi AW, Crippa JAS: A Conversion of Oral Cannabidiol to Delta9-Tetrahydrocannabinol Seems Not to Occur in Humans. Cannabis Cannabinoid Res. 2017;2(1):81–86. doi:10.1089/can.2017.0009.

[112] Bergamaschi MM, Queiroz RH, Zuardi AW, Crippa JA: Safety and side effects of cannabidiol, a Cannabis sativa constituent. Curr Drug Saf. 2011 Sep 1;6(4):237-49. PMID: 22129319.

[113] Hampson AJ, Grimaldi M, Axelrod J, Wink D. Cannabidiol and (-)Delta9-tetrahydrocannabinol are neuroprotective antioxidants. Proc Natl Acad Sci U S A. 1998;95(14):8268–8273.

[114] McPartland JM, Duncan M, Di Marzo V, Pertwee RG. Are cannabidiol and Δ(9) -tetrahydrocannabivarin negative modulators of the endocannabinoid system? A systematic review. Br J Pharmacol. 2015;172(3):737–753. doi:10.1111/bph.12944.

[115] Schwilke EW, Schwope DM, Karschner EL, et al. Delta9-tetrahydrocannabinol (THC), 11-hydroxy-THC, and 11-nor-9-carboxy-THC plasma pharmacokinetics during and after continuous high-dose oral THC. Clin Chem. 2009;55(12):2180–2189. doi:10.1373/clinchem.2008. 122119.

[116] Lemberger L, Crabtree RE, Rowe HM: 11-hydroxy- 9 -tetrahydrocannabinol: pharmacology, disposition, and metabolism of a major metabolite of marihuana in man. Science. 1972 Jul 7;177(4043):62-4. PMID: 5041775.

[117] Sharma P, Murthy P, Bharath MM. Chemistry, metabolism, and toxicology of cannabis: clinical implications. Iran J Psychiatry. 2012;7(4):149–156. PMID: 23408483.

[118] Volkow ND, Baler RD, Compton WM, Weiss SR. Adverse health effects of marijuana use. N Engl J Med. 2014;370(23):2219–2227. doi:10.1056/NEJMra1402309.

[119] Webb CW, Webb SM. Therapeutic benefits of cannabis: a patient survey. Hawaii J Med Public Health. 2014;73(4):109–111.

[120] Grant I, Atkinson JH, Gouaux B, Wilsey B. Medical marijuana: clearing away the smoke. Open Neurol J. 2012;6:18–25. doi:10.2174/1874205X01206010018.

[121] Bar-Lev Schleider L, Mechoulam R, Lederman V, Hilou M, Lencovsky O, Betzalel O, Shbiro L, Novack V: Prospective analysis of safety and efficacy of medical cannabis in large unselected population of patients with cancer. Eur J Intern Med. 2018 Mar;49:37-43. doi: 10.1016/j.ejim.2018.01.023.

[122] Lim K, See YM, Lee J. A Systematic Review of the Effectiveness of Medical Cannabis for Psychiatric, Movement and Neurodegenerative Disorders. Clin Psychopharmacol Neurosci. 2017;15(4):301–312. doi:10.9758/cpn.2017.15.4.301.

[123] Bornheim LM, Grillo MP: Characterization of cytochrome P450 3A inactivation by cannabidiol: possible involvement of cannabidiol-hydroxyquinone as a P450 inactivator. Chem Res Toxicol. 1998 Oct;11(10):1209-16. doi: 10.1021/tx9800598.

[124] Marcu JP, et al: Cannabidiol enhances the inhibitory effects of delta9-tetrahydrocannabinol on human glioblastoma cell proliferation and survival. Mol Cancer Ther. 2010 Jan;9(1):180-9. doi: 10.1158/1535-7163.MCT-09-0407.

[125] Russo E, Guy GW: A tale of two cannabinoids: the therapeutic rationale for combining tetrahydrocannabinol and cannabidiol. Med Hypotheses. 2006;66(2):234-46. doi: 10.1016/j.mehy.2005.08.026.

[126] Khan, B. A., Warner, P., Wang, H. (2014). Antibacterial properties of hemp and other natural fibre plants: A review. Bio Res. 9(2),3642-3659.

[127] Andre CM, Hausman JF, Guerriero G: Front. Plant Sci., 04 February 2016. doi.org/10.3389/fpls.2016.0001.

[128] Appendino G, Gibbons S, Giana A, Pagani A, Grassi G, Stavri M, Smith E, Rahman MM: Antibacterial Cannabinoids from Cannabis sativa: A Structure–Activity Study. J. Nat. Prod., 2008, 71 (8), pp 1427–1430 doi: 10.1021/np8002673.

[129] Hao XM, Yang Y, An LX, Wang, JM, Han L: Study on antibacterial mechanism of hemp fiber. Adv. Mat. Res. (2014). 887–888, 610–613. doi: 10.4028/www.scientific.net/AMR.887-888.610.

[130] Martyny JW, Serrano KA, Schaeffer JW, Van Dyke MV: Potential exposures associated with indoor marijuana growing operations. J Occup Environ Hyg. 2013;10(11):622-39. doi: 10.1080/15459624.2013.831986.

[131] Thomas BF, Pollard GT: Preparation and Distribution of Cannabis and Cannabis-Derived Dosage Formulations for Investigational and Therapeutic Use in the United States. Front Pharmacol. 2016;7:285. doi:10.3389/fphar.2016.00285.

[132] StoneD: Cannabis, pesticides and conflicting laws: the dilemma for legalized States and implications for public health. Regul Toxicol Pharmacol. 2014 Aug;69(3):284-8. doi: 10.1016/j.yrtph.2014.05.015.

[133] Subritzky T, Pettigrew S, Lenton S: Into the void: Regulating pesticide use in Colorado's commercial cannabis markets. Int J Drug Policy. 2017 Apr;42:86-96. doi: 10.1016/j.drugpo.2017.01.014.

[134] Pizzorno J. What Should We Tell Our Patients About Marijuana (Cannabis indica and Cannabis sativa)? Integr Med (Encinitas). 2016;15(6):8-12. PMID: 28223891.

[135] Busse F, Omidi L, Timper K, Leichtle A, Windgassen M, Kluge E, Stumvoll M: Lead poisoning due to adulterated marijuana. N Engl J Med. 2008 Apr 10;358(15):1641-2. doi: 10.1056/NEJMc0707784.

[136] Russo EB: Current Therapeutic Cannabis Controversies and Clinical Trial Design Issues. Front Pharmacol. 2016;7:309. doi:10.3389/fphar.2016.00309.

[137] Raber JC, Elzinga S, Kaplan C: Understanding dabs: contamination concerns of cannabis concentrates and cannabinoid transfer during the act of dabbing. J Toxicol Sci. 2015 Dec;40(6):797-803. doi: 10.2131/jts.40.797.

[138] Sullivan N, Elzinga S, Raber JC: Determination of pesticide residues in cannabis smoke. J Toxicol.2013;2013:378168.doi:10.1155/2013/378168.

[139] Russo E. B: Pesticide contamination of cannabis in the legal market, 26th Annual Conference on the Cannabinoids, International Cannabinoid Research Society (Bukovina:), 66.

[140] Wikipedia: Supercritical carbon dioxide. en.wikipedia.org/wiki/Supercritical_carbon_dioxide

[141] Marijuana Break: The Complete Guide to CBD Extractions (CO_2 Cannabis Extraction, Olive Oil and Solvents). www.marijuanabreak.com/cbd-cannabis-extraction

[142] BigSkyBotanicals: How is CBD Oil Made: A Beginners Guide to Hemp Extraction. bigskybotanicals.com/education/how-is-cbd-oil-made.

[143] Romano L, Hazekamp A: Cannabis oil: Chemical evaluation of an upcoming cannabis based medicine. Cannabinoids. 2013;1(1):1–11.

[144] Casiraghi A, Roda G, Casagni E, Cristina C, Musazzi UM, Franzè S, Rocco P, Giuliani C, Fico G, Minghetti P, Gambaro V: Extraction Method and Analysis of Cannabinoids in Cannabis Olive Oil Preparations. Planta Med. 2018 Mar;84(4):242-249. doi: 10.1055/s-0043-123074.

[145] Hazekamp A: Evaluating the Effects of Gamma-Irradiation for Decontamination of Medicinal Cannabis. Front Pharmacol. 2016 Apr 27;7:108. doi: 10.3389/fphar.2016.00108.

[146] Gertsch J, Leonti M, Raduner S, Racz I, Chen JZ, Xie XQ, Altmann KH, Karsak M, Zimmer A: Beta-caryophyllene is a dietary cannabinoid. Proc Natl Acad Sci U S A. 2008 Jul 1;105(26):9099-104. doi: 10.1073/pnas.0803601105.

[147] Raber JC, Elzinga S, Kaplan C: Understanding dabs: contamination concerns of cannabis concentrates and cannabinoid transfer during the act of dabbing. J Toxicol Sci. 2015 Dec;40(6):797-803. doi: 10.2131/jts.40.797.

[148] Malfitano AM, Basu S, Maresz K, Bifulco M, Dittel BN: What we know and do not know about the cannabinoid receptor 2 (CB2). Semin Immunol. 2014 Oct;26(5):369-79. doi: 10.1016/j.smim.2014.04.002.

[149] Di Marzo V: 'Endocannabinoids' and other fatty acid derivatives with cannabimimetic properties: biochemistry and possible physiopathological relevance. Biochim Biophys Acta. 1998 Jun 15;1392(2-3):153-75. PMID: 9630590.

[150] Wong BS, Camilleri M, Eckert D, Carlson P, Ryks M, Burton D, Zinsmeister AR: Randomized pharmacodynamic and pharmacogenetic trial of dronabinol effects on colon transit in irritable bowel syndrome-diarrhea. Neurogastroenterol Motil. 2012 Apr;24(4):358-e169. doi: 10.1111/j.1365-2982.2011.01874.x.

[151] Russo EB: Clinical Endocannabinoid Deficiency Reconsidered: Current Research Supports the Theory in Migraine, Fibromyalgia, Irritable Bowel, and Other Treatment-Resistant Syndromes. Cannabis Cannabinoid Res. 2016;1(1):154-165. Published 2016 Jul 1. doi:10.1089/can.2016.0009.

[152] Sarchielli P, Pini LA, Coppola F, Rossi C, Baldi A, Mancini ML, Calabresi P: Endocannabinoids in chronic migraine: CSF findings suggest a system failure. Neuropsychopharmacology. 2007 Jun;32(6):1384-90. doi: 10.1038/sj.npp.1301246.

[153] Giuffrida A, Leweke FM, Gerth CW, Schreiber D, Koethe D, Faulhaber J, Klosterkötter J, Piomelli D: Cerebrospinal anandamide levels are elevated in acute schizophrenia and are inversely correlated with psychotic symptoms. Neuropsychopharmacology. 2004 Nov;29(11):2108-14. doi: 10.1038/sj.npp.1300558.

[154] Pisani V, Moschella V, Bari M, Fezza F, Galati S, Bernardi G, Stanzione P, Pisani A, Maccarrone M: Dynamic changes of anandamide in the cerebrospinal fluid of Parkinson's disease patients. Mov Disord. 2010 May 15;25(7):920-4. doi: 10.1002/mds.23014.

[155] Allen KL, Waldvogel HJ, Glass M, Faull RL: Cannabinoid (CB(1)), GABA(A) and GABA(B) receptor subunit changes in the globus pallidus in Huntington's disease. J Chem Neuroanat. 2009 Jul;37(4):266-81. doi: 10.1016/j.jchemneu.2009.02.001.

[156] Choukèr A, Kaufmann I, Kreth S, Hauer D, Feuerecker M, Thieme D, Vogeser M, Thiel M, Schelling G: Motion sickness, stress and the endocannabinoid system. PLoS One. 2010 May 21;5(5):e10752. doi: 10.1371/journal.pone.0010752.

[157] Gérard N, Pieters G, Goffin K, Bormans G, Van Laere K: Brain type 1 cannabinoid receptor availability in patients with anorexia and bulimia nervosa. Biol Psychiatry. 2011 Oct 15;70(8):777-84. doi: 10.1016/j.biopsych.2011.05.010.

[158] Engeli S: Dysregulation of the endocannabinoid system in obesity. J Neuroendocrinol. 2008 May;20 Suppl 1:110-5. doi: 10.1111/j.1365-2826.2008.01683.x.

[159] Russo EB: Clinical endocannabinoid deficiency (CECD): can this concept explain therapeutic benefits of cannabis in migraine, fibromyalgia, irritable bowel syndrome and other treatment-resistant conditions? Neuro Endocrinol Lett. 2004 Feb-Apr;25(1-2):31-9. PMID: 15159679.

[160] Maroon J, Bost J. Review of the neurological benefits of phytocannabinoids. Surg Neurol Int. 2018;9:91. Published 2018 Apr 26. doi:10.4103/sni.sni_45_18.

[161] Mechoulam R, Hanus L.: A historical overview of chemical research on cannabinoids. Chem Phys Lipids. 2000 Nov;108(1-2):1-13. PMID: 11106779.

[162] Pertwee RG. Cannabinoid pharmacology: the first 66 years. Br J Pharmacol. 2006;147 Suppl 1(Suppl 1):S163-71. doi: 10.1038/sj.bjp.0706406.

[163] Wollner HJ, Matchett JR, Levine J, Loewe S: Isolation of a Physiologically Active Tetrahydrocannabinol from Cannabis Sativa Resin. J. Am. Chem. Soc., 1942, 64 (1), pp 26–29. doi: 10.1021/ja01253a008.

[164] Mechoulam R, Shvo Y: Hashish. I. The structure of cannabidiol. Tetrahedron. 1963 Dec;19(12):2073-8. PMID: 5879214.

[165] Matsuda LA, Lolait SJ, Brownstein MJ, Young AC, Bonner TI: Structure of a cannabinoid receptor and functional expression of the cloned cDNS. Nature. 1990 Aug 9;346(6284):561-4. doi: 10.1038/346561a0.

[166] Zuardi AW: Cannabidiol: from an inactive cannabinoid to a drug with wide spectrum of action. Braz J Psychiatry. 2008 Sep;30(3):271-80. PMID: 18833429.

[167] Pertwee RG: Pharmacology of cannabinoid CB1 and CB2 receptors. Pharmacol Ther. 1997;74(2):129-80. PMID: 9336020.

[168] Nature Education: G-protein-coupled receptors (GPCRs). www.nature.com/scitable/topicpage/gpcr-14047471.

[169] Glass M, Dragunow M, Faull RL: Cannabinoid receptors in the human brain: a detailed anatomical and quantitative autoradiographic study in the fetal, neonatal and adult human brain. Neuroscience. 1997 Mar;77(2):299-318. PMID: 9472392.

[170] Galiègue S, Mary S, Marchand J, Dussossoy D, Carrière D, Carayon P, Bouaboula M, Shire D, Le Fur G, Casellas P: Expression of central and peripheral cannabinoid receptors in human immune tissues and leukocyte subpopulations. Eur J Biochem. 1995 Aug 15;232(1):54-61. PMID: 7556170.

[171] Bouaboula M, Rinaldi M, Carayon P, Carillon C, Delpech B, Shire D, Le Fur G, Casellas P: Cannabinoid-receptor expression in human leukocytes. Eur J Biochem. 1993 May 15;214(1):173-80. PMID: 8508790.

[172] Núñez E, Benito C, Pazos MR, Barbachano A, Fajardo O, González S, Tolón RM, Romero J: Cannabinoid CB2 receptors are expressed by perivascular microglial cells in the human brain: an immunohistochemical study. Synapse. 2004 Sep 15;53(4):208-13. doi: 10.1002/syn.20050.

[173] Jane E. Lauckner, Jill B. Jensen, Huei-Ying Chen, Hui-Chen Lu, Bertil Hille, Ken Mackie: GPR55 is a cannabinoid receptor that increases intracellular calcium and inhibits M current. Proceedings of the National Academy of Sciences 2008, 105 (7) 2699-2704; doi: 10.1073/pnas.0711278105.

[174] Moriconi A, Cerbara I, Maccarrone M, Topai A: GPR55: Current knowledge and future perspectives of a purported "Type-3" cannabinoid receptor. Curr Med Chem. 2010;17(14):1411-29. PMID: 20166924.

[175] Yang H, Zhou J, Lehmann C: GPR55 - a putative "type 3" cannabinoid receptor in inflammation. J Basic Clin Physiol Pharmacol. 2016 May 1;27(3):297-302. doi: 10.1515/jbcpp-2015-0080.

[176] Ryberg E, Larsson N, Sjögren S, et al. The orphan receptor GPR55 is a novel cannabinoid receptor. Br J Pharmacol. 2007;152(7):1092-101. doi: 10.1038/sj.bjp.0707460.

[177] Nevalainen T, Irving AJ: GPR55, a lysophosphatidylinositol receptor with cannabinoid sensitivity? Curr Top Med Chem. 2010;10(8):799-813. PMID: 20370712.

[178] Yin H, Chu A, Li W, et al: Lipid G protein-coupled receptor ligand identification using beta-arrestin PathHunter assay. J Biol Chem. 2009;284(18):12328-38. doi: 10.1074/jbc.M806516200.

[179] Wikipedia. GPR55: en.wikipedia.org/wiki/GPR55.

[180] Bab I, Ofek O, Tam J, Rehnelt J, Zimmer A: Endocannabinoids and the regulation of bone metabolism. J Neuroendocrinol. 2008 May;20 Suppl 1:69-74. doi: 10.1111/j.1365-2826.2008.01675.x.

[181] Idris AI, Ralston SH: Cannabinoids and bone: friend or foe? Calcif Tissue Int. 2010 Oct;87(4):285-97. doi: 10.1007/s00223-010-9378-8.

[182] Tam J, Trembovler V, Di Marzo V, Petrosino S, Leo G, Alexandrovich A, Regev E, Casap N, Shteyer A, Ledent C, Karsak M, Zimmer A, Mechoulam R, Yirmiya R, Shohami E, Bab I: The cannabinoid CB1 receptor regulates bone formation by modulating adrenergic signaling. FASEB J. 2008 Jan;22(1):285-94. doi: 10.1096/fj.06-7957com.

[183] Idris AI, Ralston SH: Role of cannabinoids in the regulation of bone remodeling. Front Endocrinol (Lausanne). 2012;3:136. doi:10.3389/fendo.2012.00136 .

[184] Wikipedia: G protein-coupled receptor. en.wikipedia.org/wiki/G_protein-coupled_receptor.

[185] Weiss N: The N-Type Voltage-Gated Calcium Channel: When a Neuron Reads a Map. J Neuroscience 2008, 28 (22) 5621-5622; doi 10.1523/JNEUROSCI.1538-08.2008.

[186] Maccarrone M, Bab I, Bíró T, Cabral GA, Dey SK, Di Marzo V, Konje JC, Kunos G, Mechoulam R, Pacher P, Sharkey KA, Zimmer A: Endocannabinoid signaling at the periphery: 50 years after THC. Trends Pharmacol Sci. 2015 May;36(5):277-96. doi: 10.1016/j.tips.2015.02.008.

[187] Cancer Centers of America: What's the Difference? B-cells and T-cells. www.cancercenter.com/discussions/blog/whats-the-difference-b-cells-and-t-cells.

[188] Cano RLE, Lopera HDE: Autoimmunity: From Bench to Bedside, Introduction to T and B lymphocytes. El Rosario University Press; 2013 Jul 18. Chapter 5. www.ncbi.nlm.nih.gov/books/NBK459471.

[189] Jan TR, Su ST, Wu HY, Liao MH: Suppressive effects of cannabidiol on antigen-specific antibody production and functional activity of splenocytes in ovalbumin-sensitized BALB/c mice. Int Immunopharmacol. 2007 Jun;7(6):773-80. doi: 10.1016/j.intimp.2007.01.015.

[190] Kaplan BL, Springs AE, Kaminski NE: The profile of immune modulation by cannabidiol (CBD) involves deregulation of nuclear factor of activated T cells (NFAT). Biochem Pharmacol. 2008;76(6):726-37. doi: 10.1016/j.bcp.2008.06.022.

[191] Cabral GA, Griffin-Thomas L: Emerging role of the cannabinoid receptor CB2 in immune regulation: therapeutic prospects for neuroinflammation. Expert Rev Mol Med. 2009 Jan 20;11:e3. doi: 10.1017/S1462399409000957.

[192] Basu S, Dittel BN: Unraveling the complexities of cannabinoid receptor 2 (CB2) immune regulation in health and disease. Immunol Res. 2011 Oct;51(1):26-38. doi: 10.1007/s12026-011-8210-5.

[193] Basavarajappa BS. Neuropharmacology of the endocannabinoid signaling system-molecular mechanisms, biological actions and synaptic plasticity. Curr Neuropharmacol. 2007;5(2):81-97. PMID: 18084639.

[194] Wikipedia: Cannabinoid. en.wikipedia.org/wiki/Cannabinoid.

[195] Malfitano AM, Basu S, Maresz K, Bifulco M, Dittel BN: What we know and do not know about the cannabinoid receptor 2 (CB2). Semin Immunol. 2014;26(5):369-79. doi: 10.1016/j.smim.2014.04.002.

[196] Devane WA, Hanus L, Breuer A, Pertwee RG, Stevenson LA, Griffin G, Gibson D, Mandelbaum A, Etinger A, Mechoulam R: Isolation and structure of a brain constituent that binds to the cannabinoid receptor. Science. 1992 Dec 18;258(5090):1946-9. PMID: 1470919.

[197] Mechoulam R, Ben-Shabat S, Hanus L, Ligumsky M, Kaminski NE, Schatz AR, Gopher A, Almog S, Martin BR, Compton DR, et al: Identification of an endogenous 2-monoglyceride, present in canine gut, that binds to cannabinoid receptors. Biochem Pharmacol. 1995 Jun 29;50(1):83-90. PMID: 7605349.

[198] UCI News. 'Love hormone' helps produce 'bliss molecules' to boost pleasure of social interactions. news.uci.edu/2015/10/26/love-hormone-helps-produce-bliss-molecules-to-boost-pleasure-of-social-interactions.

[199] Di Marzo V, De Petrocellis L: Why do cannabinoid receptors have more than one endogenous ligand? Philos Trans R Soc Lond B Biol Sci. 2012 Dec 5;367(1607):3216-28. doi: 10.1098/rstb.2011.0382.

[200] Manseau MW, Goff DC. Cannabinoids and Schizophrenia: Risks and Therapeutic Potential. Neurotherapeutics. 2015;12(4):816–824. doi:10.1007/s13311-015-0382-6.

[201] Giuffrida A, Leweke FM, Gerth CW, Schreiber D, Koethe D, Faulhaber J, Klosterkötter J, Piomelli D: Cerebrospinal anandamide levels are elevated in acute schizophrenia and are inversely correlated with psychotic symptoms. Neuropsychopharmacology. 2004 Nov;29(11):2108-14. doi: 10.1038/sj.npp.1300558.

[202] Deutsch DG. A Personal Retrospective: Elevating Anandamide (AEA) by Targeting Fatty Acid Amide Hydrolase (FAAH) and the Fatty Acid Binding Proteins (FABPs). Front Pharmacol. 2016;7:370. doi:10.3389/fphar.2016.00370.

[203] Bisogno T, Hanus L, De Petrocellis L, Tchilibon S, Ponde DE, Brandi I, Moriello AS, Davis JB, Mechoulam R, Di Marzo V: Molecular targets for cannabidiol and its synthetic analogues: effect on vanilloid VR1 receptors and on the cellular uptake and enzymatic hydrolysis of anandamide. Br J Pharmacol. 2001 Oct;134(4):845-52. doi: 10.1038/sj.bjp.0704327.

[204] Elmes MW, Kaczocha M, Berger WT, Leung K, Ralph BP, Wang L, Sweeney JM, Miyauchi JT, Tsirka SE, Ojima I, Deutsch DG: Fatty acid-binding proteins (FABPs) are intracellular carriers for Δ9-tetrahydrocannabinol (THC) and cannabidiol (CBD). J Biol Chem. 2015 Apr 3;290(14):8711-21. doi: 10.1074/jbc.M114.618447.

[205] van der Stelt M, Veldhuis WB, van Haaften GW, Fezza F, Bisogno T, Bar PR, Veldink GA, Vliegenthart JF, Di Marzo V, Nicolay K: Exogenous anandamide protects rat brain against acute neuronal injury in vivo. J Neurosci. 2001 Nov 15;21(22):8765-71. PMID: 11698588.

[206] Martín Giménez VM, Noriega SE, Kassuha DE, Fuentes LB, Manucha W: Anandamide and endocannabinoid system: an attractive therapeutic approach for cardiovascular disease. Ther Adv Cardiovasc Dis. 2018 Jul;12(7):177-190. doi: 10.1177/1753944718773690.

[207] De Petrocellis L, Melck D, Palmisano A, Bisogno T, Laezza C, Bifulco M, Di Marzo V: The endogenous cannabinoid anandamide inhibits human breast cancer cell proliferation. Proc Natl Acad Sci U S A. 1998 Jul 7;95(14):8375-80. PMID: 9653194.

[208] Schwarz H, Blanco FJ, Lotz M: Anadamide, an endogenous cannabinoid receptor agonist inhibits lymphocyte proliferation and induces apoptosis. J Neuroimmunol. 1994 Nov;55(1):107-15. PMID: 7962480.

[209] Chiurchiù V, Rapino C, Talamonti E, Leuti A, Lanuti M, Gueniche A, Jourdain R, Breton L, Maccarone M: Anandamide Suppresses Proinflammatory T Cell Responses In Vitro through Type-1 Cannabinoid Receptor-Mediated mTOR Inhibition in Human Keratinocytes. J Immunol. 2016 Nov 1;197(9):3545-3553. doi: 10.4049/jimmunol.1500546.

[210] Sharkey KA, Wiley JW. The Role of the Endocannabinoid System in the Brain-Gut Axis. Gastroenterology. 2016;151(2):252–266. doi:10.1053/j.gastro.2016.04.015.

[211] DiPatrizio NV. Endocannabinoids in the Gut. Cannabis Cannabinoid Res. 2016;1(1):67–77. doi:10.1089/can.2016.0001.

[212] Khasabova IA, Khasabov SG, Harding-Rose C, Coicou LG, Seybold BA, Lindberg AE, Steevens CD, Simone DA, Seybold VS: A decrease in anandamide signaling contributes to the maintenance of cutaneous mechanical hyperalgesia in a model of bone cancer pain. J Neurosci. 2008 Oct 29;28(44):11141-52. doi: 10.1523/JNEUROSCI.2847-08.2008.

[213] Schmid PC, Paria BC, Krebsbach RJ, Schmid HH, Dey SK. Changes in anandamide levels in mouse uterus are associated with uterine receptivity for embryo implantation. Proc Natl Acad Sci U S A. 1997;94(8): 4188–4192. PMID: 9108127.

[214] Pertwee RG, Fernando SR, Nash JE, Coutts AA: Further evidence for the presence of cannabinoid CB1 receptors in guinea-pig small intestine. Br J Pharmacol. 1996 Aug;118(8):2199-205. PMID: 8864562.

[215] Di Marzo V, Piscitelli F: Gut feelings about the endocannabinoid system. Neurogastroenterol Motil. 2011 May;23(5):391-8. doi: 10.1111/j.1365-2982.2011.01689.x.

[216] Ofek O, Karsak M, Leclerc N, Fogel M, Frenkel B, Wright K, Tam J, Attar-Namdar M, Kram V, Shohami E, Mechoulam R, Zimmer A, Bab I: Peripheral cannabinoid receptor,

CB2, regulates bone mass. Proc Natl Acad Sci U S A. 2006 Jan 17;103(3):696-701. doi: 10.1073/pnas.0504187103.

[217] Chen J, Matias I, Dinh T, Lu T, Venezia S, Nieves A, Woodward DF, Di Marzo V: Finding of endocannabinoids in human eye tissues: implications for glaucoma. Biochem Biophys Res Commun. 2005 May 20;330(4):1062-7. doi: 10.1016/j.bbrc.2005.03.095.

[218] Sugiura T, Kishimoto S, Oka S, Gokoh M: Biochemistry, pharmacology and physiology of 2-arachidonoylglycerol, an endogenous cannabinoid receptor ligand. Prog Lipid Res. 2006 Sep;45(5):405-46. doi: 10.1016/j.plipres.2006.03.003.

[219] Flores A, Maldonado R, Berrendero F: Cannabinoid-hypocretin cross-talk in the central nervous system: what we know so far. Front Neurosci. 2013 Dec 20;7:256. doi: 10.3389/fnins.2013.00256.

[220] Cristino L, Busetto G, Imperatore R, Ferrandino I, Palomba L, Silvestri C, Petrosino S, Orlando P, Bentivoglio M, Mackie K, Di Marzo V: Obesity-driven synaptic remodeling affects endocannabinoid control of orexinergic neurons. Proc Natl Acad Sci U S A. 2013 Jun 11;110(24): E2229-38. doi: 10.1073/pnas.1219485110.

[221] Manduca A, Morena M, Campolongo P, Servadio M, Palmery M, Trabace L, Hill MN, Vanderschuren LJ, Cuomo V, Trezza V: Distinct roles of the endocannabinoids anandamide and 2-arachidonoylglycerol in social behavior and emotionality at different developmental ages in rats. Eur Neuropsychopharmacol. 2015 Aug;25(8):1362-74. doi: 10.1016/j.euroneuro.2015.04.005.

[222] Degn M, Lambertsen KL, Petersen G, Meldgaard M, Artmann A, Clausen BH, Hansen SH, Finsen B, Hansen HS, Lund TM: Changes in brain levels of N-acylethanolamines and 2-arachidonoylglycerol in focal cerebral ischemia in mice. J Neurochem. 2007 Dec;103(5):1907-16. doi: 10.1111/j.1471-4159.2007.04892.x.

[223] Di Marzo V, Hill MP, Bisogno T, Crossman AR, Brotchie JM: Enhanced levels of endogenous cannabinoids in the globus pallidus are associated with a reduction in movement in an animal model of Parkinson's disease. FASEB J. 2000 Jul;14(10):1432-8. PMID: 10877836.

[224] Baker D, Pryce G, Croxford JL, Brown P, Pertwee RG, Makriyannis A, Khanolkar A, Layward L, Fezza F, Bisogno T, Di Marzo V: Endocannabinoids control spasticity in a multiple sclerosis model. FASEB J. 2001 Feb;15(2):300-2. doi: 10.1096/fj.00-0399fje.

[225] Brose SA, Golovko SA, Golovko MY. Brain 2-Arachidonoylglycerol Levels Are Dramatically and Rapidly Increased Under Acute Ischemia-Injury Which Is Prevented by Microwave Irradiation. Lipids. 2016;51(4):487–495. doi:10.1007/s11745-016-4144-y.

[226] Stella N, Schweitzer P, Piomelli D: A second endogenous cannabinoid that modulates long-term potentiation. Nature. 1997 Aug 21;388(6644): 773-8. doi: 10.1038/42510.

[227] Rea K, Roche M, Finn DP: Supraspinal modulation of pain by cannabinoids: the role of GABA and glutamate. Br J Pharmacol. 2007 Nov;152(5):633-48. doi: 10.1038/sj.bjp.0707440.

[228] Blankman JL, Simon GM, Cravatt BF: A comprehensive profile of brain enzymes that hydrolyze the endocannabinoid 2-arachidonoylglycerol. Chem Biol. 2007 Dec;14(12):1347-56. doi: 10.1016/j.chembiol. 2007.11.006.

[229] Wenzel JM, Cheer JF: Endocannabinoid-dependent modulation of phasic dopamine signaling encodes external and internal reward-predictive cues. Front Psychiatry. 2014 Sep 1;5:118. doi: 10.3389/fpsyt.2014.00118.

[230] Morales P, Reggio PH, Jagerovic N. An Overview on Medicinal Chemistry of Synthetic and Natural Derivatives of Cannabidiol. Front Pharmacol. 2017;8:422. doi:10.3389/fphar.2017.00422.

[231] Bisogno T, Hanus L, De Petrocellis L, et al. Molecular targets for cannabidiol and its synthetic analogues: effect on vanilloid VR1 receptors and on the cellular uptake and enzymatic hydrolysis of anandamide. Br J Pharmacol. 2001;134(4):845–852. doi:10.1038/sj.bjp.0704327.

[232] Nagarkatti P, Pandey R, Rieder SA, Hegde VL, Nagarkatti M. Cannabinoids as novel anti-inflammatory drugs. Future Med Chem. 2009;1(7):1333–1349. doi:10.4155/fmc.09.93.

[233] Elmes MW, Kaczocha M, Berger WT, et al. Fatty acid-binding proteins (FABPs) are intracellular carriers for Δ9-tetrahydrocannabinol (THC) and cannabidiol (CBD). J Biol Chem. 2015;290(14):8711–8721. doi:10.1074/jbc.M114.618447.

[234] McPartland JM, Duncan M, Di Marzo V, Pertwee RG: Are cannabidiol and Δ(9) - tetrahydrocannabivarin negative modulators of the endocannabinoid system? A systematic review. Br J Pharmacol. 2015 Feb;172(3):737-53. doi: 10.1111/bph.12944.

[235] Thomas A, Baillie GL, Phillips AM, Razdan RK, Ross RA, Pertwee RG: Cannabidiol displays unexpectedly high potency as an antagonist of CB1 and CB2 receptor agonists in vitro. Br J Pharmacol. 2007 Mar;150(5): 613-23. doi: 10.1038/sj.bjp.0707133.

[236] Rollinger JM, Schuster D, Danzl B, et al. In silico target fishing for rationalized ligand discovery exemplified on constituents of Ruta graveolens. Planta Med. 2008;75(3):195-204. doi: 10.1055/s-0028-1088397.

[237] Yin H, Chu A, Li W, et al. Lipid G protein-coupled receptor ligand identification using beta-arrestin PathHunter assay. J Biol Chem. 2009;284(18):12328-38. doi: 10.1074/jbc.M806516200.

[238] Vardakou I, Pistos C, Spiliopoulou CH: Spice drugs as a new trend: Mode of action, identification and legislation. Toxicology Letters. Volume 197, Issue 3, 1 September 2010, Pages 157-162. doi.org/10.1016/j.toxlet.2010.06.002.

[239] Basavarajappa BS, Subbanna S. Potential Mechanisms Underlying the Deleterious Effects of Synthetic Cannabinoids Found in Spice/K2 Products. Brain Sci. 2019;9(1):14. doi:10.3390/brainsci9010014.

[240] Trecki J, Gerona RR, Schwartz MD: Synthetic Cannabinoid-Related Illnesses and Deaths. N Engl J Med. 2015 Jul 9;373(2):103-7. doi: 10.1056/NEJMp1505328.

[241] Adamowicz P, Meissner E, Maślanka M: Fatal intoxication with new synthetic cannabinoids AMB-FUBINACA and EMB-FUBINACA. Clin Toxicol (Phila). 2019 Feb 26:1-6. doi: 10.1080/15563650.2019.1580371.

[242] Sweeney B, Talebi S, Toro D, Gonzalez K, Menoscal JP, Shaw R, Hassen GW: Hyperthermia and severe rhabdomyolysis from synthetic cannabinoids. Am J Emerg Med. 2016 Jan;34(1):121.e1-2. doi: 10.1016/j.ajem.2015.05.052.

[243] Durand D, Delgado LL, de la Parra-Pellot DM, Nichols-Vinueza D: Psychosis and severe rhabdomyolysis associated with synthetic cannabinoid use: A case report. Clin Schizophr Relat Psychoses. 2015 Jan;8(4):205-8. doi: 10.3371/CSRP.DUDE.031513.

[244] Varlet V. Drug Vaping: From the Dangers of Misuse to New Therapeutic Devices. Toxics. 2016;4(4):29. doi:10.3390/toxics4040029.

[245] Besli GE, Ikiz MA, Yildirim S, Saltik S: Synthetic Cannabinoid Abuse in Adolescents: A Case Series. J Emerg Med. 2015 Nov;49(5):644-50. doi: 10.1016/j.jemermed.2015.06.053.

[246] Okamoto Y, Morishita J, Tsuboi K, Tonai T, Ueda N: Molecular characterization of a phospholipase D generating anandamide and its congeners. J Biol Chem. 2004 Feb 13;279(7):5298-305. doi: 10.1074/jbc.M306642200.

[247] Murataeva N, Straiker A, Mackie K. Parsing the players: 2-arachidonoylglycerol synthesis and degradation in the CNS. Br J Pharmacol. 2014;171(6):1379–1391. doi:10.1111/bph.12411.

[248] Thors L, Alajakku K, Fowler CJ: The 'specific' tyrosine kinase inhibitor genistein inhibits the enzymic hydrolysis of anandamide: implications for anandamide uptake. Br J Pharmacol. 2007 Apr;150(7):951-60. doi: 10.1038/sj.bjp.0707172.

[249] Thors L, Belghiti M, Fowler CJ: Inhibition of fatty acid amide hydrolase by kaempferol and related naturally occurring flavonoids. Br J Pharmacol. 2008 Sep;155(2):244-52. doi: 10.1038/bjp.2008.237.

[250] Petrosino S, Di Marzo V: FAAH and MAGL inhibitors: therapeutic opportunities from regulating endocannabinoid levels. Curr Opin Investig Drugs. 2010 Jan;11(1):51-62. PMID: 20047159.

[251] Di Pasquale E, Chahinian H, Sanchez P, Fantini J. The insertion and transport of anandamide in synthetic lipid membranes are both cholesterol-dependent. PLoS One. 2009;4(3):e4989. doi: 10.1371/journal.pone.0004989.

[252] Stanley CP, O'Sullivan SE. Cyclooxygenase metabolism mediates vasorelaxation to 2-arachidonoylglycerol (2-AG) in human mesenteric arteries. Pharmacol Res. 2014;81(100):74–82. doi:10.1016/j.phrs.2014.02.001.

[253] Fowler CJ: Transport of endocannabinoids across the plasma membrane and within the cell. FEBS J. 2013 May;280(9):1895-904. doi: 10.1111/febs.12212.

[254] Quistad GB, Nomura DK, Sparks SE, Segall Y, Casida JE: Cannabinoid CB1 receptor as a target for chlorpyrifos oxon and other organophosphorus pesticides. Toxicol Lett. 2002 Sep 5;135(1-2):89-93. PMID: 12243867.

[255] Segall Y, Quistad GB, Sparks SE, Nomura DK, Casida JE: Toxicological and structural features of organophosphorus and organosulfur cannabinoid CB1 receptor ligands. Toxicol Sci. 2003 Nov;76(1):131-7. doi: 10.1093/toxsci/kfg216.

[256] Khan MZ, He L: The role of polyunsaturated fatty acids and GPR40 receptor in brain. Neuropharmacology. 2017 Feb;113(Pt B):639-651. doi: 10.1016/j.neuropharm.2015.05.013.

[257] Riediger ND, Othman RA, Suh M, Moghadasian MH: A systemic review of the roles of n-3 fatty acids in health and disease. J Am Diet Assoc. 2009 Apr;109(4):668-79. doi: 10.1016/j.jada.2008.12.022.

[258] Simopoulos AP: The importance of the ratio of omega-6/omega-3 essential fatty acids. Biomed Pharmacother. 2002 Oct;56(8):365-79. PMID: 12442909.

[259] Simopoulos AP: Evolutionary aspects of diet, the omega-6/omega-3 ratio and genetic variation: nutritional implications for chronic diseases. Biomed Pharmacother. 2006 Nov;60(9):502-7. doi: 10.1016/j.biopha.2006.07.080.

[260] Simopoulos AP. An Increase in the Omega-6/Omega-3 Fatty Acid Ratio Increases the Risk for Obesity. Nutrients. 2016;8(3):128. doi:10.3390/nu8030128.

[261] Alvheim AR, Malde MK, Osei-Hyiaman D, Lin YH, Pawlosky RJ, Madsen L, Kristiansen K, Frøyland L, Hibbeln JR: Dietary linoleic acid elevates endogenous 2-AG and anandamide and induces obesity. Obesity (Silver Spring). 2012 Oct;20(10):1984-94. doi: 10.1038/oby.2012.38.

[262] Hutchins-Wiese HL, Li Y, Hannon K, Watkins BA: Hind limb suspension and long-chain omega-3 PUFA increase mRNA endocannabinoid system levels in skeletal muscle. J Nutr Biochem. 2012 Aug;23(8):986-93. doi: 10.1016/j.jnutbio.2011.05.005.

[263] Piscitelli F, Carta G, Bisogno T, Murru E, Cordeddu L, Berge K, Tandy S, Cohn JS, Griinari M, Banni S, Di Marzo V: Effect of dietary krill oil supplementation on the endocannabinoidome of metabolically relevant tissues from high-fat-fed mice. Nutr Metab (Lond). 2011 Jul 13;8(1):51. doi: 10.1186/1743-7075-8-51.

[264] Lafourcade M, Larrieu T, Mato S, Duffaud A, Sepers M, Matias I, De Smedt-Peyrusse V, Labrousse VF, Bretillon L, Matute C, Rodríguez-Puertas R, Layé S, Manzoni OJ: Nutritional omega-3 deficiency abolishes endocannabinoid-mediated neuronal functions. Nat Neurosci. 2011 Mar;14(3):345-50. doi: 10.1038/nn.2736.

[265] McDougle DR, Watson JE, Abdeen AA, Adili R, Caputo MP, Krapf JE, Johnson RW, Kilian KA, Holinstat M, Das A: Anti-inflammatory ω-3 endocannabinoid epoxides. Proceedings of the National Academy of Sciences Jul 2017, 114 (30) E6034-E6043; doi: 10.1073/pnas.1610325114.

[266] Gavel NT, Edel AL, Bassett CM, Weber AM, Merchant M, Rodriguez-Leyva D, Pierce GN: The effect of dietary hempseed on atherogenesis and contractile function in aortae from hypercholesterolemic rabbits. Acta Physiol Hung. 2011 Sep;98(3):273-83. doi: 10.1556/APhysiol.98.2011.3.4.

[267] Prociuk MA, Edel AL, Richard MN, Gavel NT, Ander BP, Dupasquier CM, Pierce GN: Cholesterol-induced stimulation of platelet aggregation is prevented by a hempseed-enriched diet. Can J Physiol Pharmacol. 2008 Apr;86(4):153-9. doi: 10.1139/Y08-011.

[268] James JS: Marijuana and chocolate. AIDS Treat News. 1996 Oct 18;(No 257):3-4. PMID: 11363932.

[269] di Tomaso E, Beltramo M, Piomelli D: Brain cannabinoids in chocolate. Nature. 1996 Aug 22;382(6593):677-8. doi: 10.1038/382677a0.

[270] Thors L, Burston JJ, Alter BJ, et al. Biochanin A, a naturally occurring inhibitor of fatty acid amide hydrolase. Br J Pharmacol. 2010;160(3):549–560. doi:10.1111/j.1476-5381.2010.00716.x.

[271] Korte G, Dreiseitel A, Schreier P, Oehme A, Locher S, Geiger S, Heilmann J, Sand PG: Tea catechins' affinity for human cannabinoid receptors. Phytomedicine. 2010 Jan;17(1):19-22. doi: 10.1016/j.phymed.2009.10.001.

[272] Rossi S, De Chiara V, Musella A, Mataluni G, Sacchetti L, Siracusano A, Bernardi G, Usiello A, Centonze D: Caffeine drinking potentiates cannabinoid transmission in the striatum: interaction with stress effects. Neuropharmacology. 2009 Mar;56(3):590-7. doi: 10.1016/j.neuropharm.2008.10.013.

[273] Leonti M, Casu L, Raduner S, Cottiglia F, Floris C, Altmann KH, Gertsch J: Falcarinol is a covalent cannabinoid CB1 receptor antagonist and induces pro-allergic effects in skin. Biochem Pharmacol. 2010 Jun 15;79(12):1815-26. doi: 10.1016/j.bcp.2010.02.015.

[274] Leonti M, Casu L, Raduner S, Cottiglia F, Floris C, Altmann KH, Gertsch J: Falcarinol is a covalent cannabinoid CB1 receptor antagonist and induces pro-allergic effects in skin. Biochem Pharmacol. 2010 Jun 15;79(12):1815-26. doi: 10.1016/j.bcp.2010.02.015.

[275] Purup S, Larsen E, Christensen LP. Differential effects of falcarinol and related aliphatic C(17)-polyacetylenes on intestinal cell proliferation. J Agric Food Chem. 2009;57(18):8290-6. doi: 10.1021/jf901503a.

[276] Zaini RG, Brandt K, Clench MR, Le Maitre CL: Effects of bioactive compounds from carrots (Daucus carota L.), polyacetylenes, beta-carotene and lutein on human lymphoid leukaemia cells. Anticancer Agents Med Chem. 2012 Jul;12(6):640-52. PMID: 22263789.

[277] Metzger BT, Barnes DM, Reed JD: Purple carrot (Daucus carota L.) polyacetylenes decrease lipopolysaccharide-induced expression of inflammatory proteins in macrophage and endothelial cells. J Agric Food Chem. 2008 May 28;56(10):3554-60. doi: 10.1021/jf073494t.

[278] Ligresti A, Villano R, Allarà M, Ujváry I, Di Marzo V: Kavalactones and the endocannabinoid system: the plant-derived yangonin is a novel CB₁ receptor ligand. Pharmacol Res. 2012 Aug;66(2):163-9. doi: 10.1016/j.phrs.2012.04.003.

[279] Ligresti A, Villano R, Allarà M, Ujváry I, Di Marzo V: Kavalactones and the endocannabinoid system: the plant-derived yangonin is a novel CB₁ receptor ligand. Pharmacol Res. 2012 Aug;66(2):163-9. doi: 10.1016/j.phrs.2012.04.003.

[280] Hassanzadeh P, Hassanzadeh A: The CB₁ receptor-mediated endocannabinoid signaling and NGF: the novel targets of curcumin. Neurochem Res. 2012 May;37(5):1112-20. doi: 10.1007/s11064-012-0716-2.

[281] Quezada SM, Cross RK: Cannabis and Turmeric as Complementary Treatments for IBD and Other Digestive Diseases. Curr Gastroenterol Rep. 2019 Jan 11;21(2):2. doi: 10.1007/s11894-019-0670-0.

[282] Cherniakov I, Izgelov D, Domb AJ, Hoffman A: The effect of Pro NanoLipospheres (PNL) formulation containing natural absorption enhancers on the oral bioavailability of delta-9-tetrahydrocannabinol (THC) and cannabidiol (CBD) in a rat model. Eur J Pharm Sci. 2017 Nov 15;109:21-30. doi: 10.1016/j.ejps.2017.07.003.

[283] Bruni N, Della Pepa C, Oliaro-Bosso S, Pessione E, Gastaldi D, Dosio F. Cannabinoid Delivery Systems for Pain and Inflammation Treatment. Molecules. 2018;23(10):2478. doi:10.3390/molecules23102478.

[284] Hewlings SJ, Kalman DS. Curcumin: A Review of Its' Effects on Human Health. Foods. 2017;6(10):92. Published 2017 Oct 22. doi:10.3390/foods6100092.

[285] Olson R: Absinthe and γ-aminobutyric acid receptors. Proceedings of the National Academy of Sciences Apr 2000, 97 (9) 4417-4418; doi: 10.1073/pnas.97.9.4417.

[286] Lachenmeier DW: Wormwood (Artemisia absinthium L.)--a curious plant with both neurotoxic and neuroprotective properties? J Ethnopharmacol. 2010 Aug 19;131(1):224-7. doi: 10.1016/j.jep.2010.05.062.

[287] Abu-Darwish MS, Cabral C, Ferreira IV, et al. Essential oil of common sage (Salvia officinalis L.) from Jordan: assessment of safety in mammalian cells and its antifungal

and anti-inflammatory potential. Biomed Res Int. 2013;2013:538940. doi: 10.1155/2013/538940.

[288] Lachenmeier DW, Uebelacker M: Risk assessment of thujone in foods and medicines containing sage and wormwood--evidence for a need of regulatory changes? Regul Toxicol Pharmacol. 2010 Dec;58(3):437-43. doi: 10.1016/j.yrtph.2010.08.012.

[289] del Castillo J, Anderson M, Rubottom GM: Marijuana, absinthe and the central nervous system. Nature. 1975 Jan 31;253(5490):365-6. PMID: 1110781.

[290] Höld KM, Sirisoma NS, Ikeda T, Narahashi T, Casida JE: Alpha-thujone (the active component of absinthe): gamma-aminobutyric acid type A receptor modulation and metabolic detoxification. Proc Natl Acad Sci U S A. 2000;97(8):3826-31. doi: 10.1073/pnas.070042397.

[291] Meschler JP, Howlett AC: Thujone exhibits low affinity for cannabinoid receptors but fails to evoke cannabimimetic responses. Pharmacol Biochem Behav. 1999 Mar;62(3):473-80. PMID: 10080239.

[292] Fernandes ES, Passos GF, Medeiros R, da Cunha FM, Ferreira J, Campos MM, Pianowski LF, Calixto JB: Anti-inflammatory effects of compounds alpha-humulene and (-)-trans-caryophyllene isolated from the essential oil of Cordia verbenacea. Eur J Pharmacol. 2007 Aug 27;569(3):228-36. doi: 10.1016/j.ejphar.2007.04.059.

[293] Schapowal, A, Klein, P, Johnston, SL: Echinacea reduces the risk of recurrent respiratory tract infections and complications: A meta-analysis of randomized controlled trials. Advances in Therapy. 32 (3): 187–200. doi:10.1007/s12325-015-0194-4.

[294] Gertsch J, Pertwee RG, Di Marzo V: Phytocannabinoids beyond the Cannabis plant - do they exist?. Br J Pharmacol. 2010;160(3):523-9. doi: 10.1111/j.1476-5381.2010.00745.x.

[295] Chicca A, Raduner S, Pellati F, Strompen T, Altmann KH, Schoop R, Gertsch J: Synergistic immunomopharmacological effects of N-alkylamides in Echinacea purpurea herbal extracts. Int Immunopharmacol. 2009 Jul; 9(7-8):850-8. doi: 10.1016/j.intimp.2009.03.006.

[296] Raduner S, Majewska A, Chen JZ, Xie XQ, Hamon J, Faller B, Altmann KH, Gertsch J: Alkylamides from Echinacea are a new class of cannabinomimetics. Cannabinoid type 2 receptor-dependent and -independent immunomodulatory effects. J Biol Chem. 2006 May 19;281(20):14192-206. doi: 10.1074/jbc.M601074200.

[297] Gertsch J, Schoop R, Kuenzle U, Suter A: Echinacea alkylamides modulate TNF-alpha gene expression via cannabinoid receptor CB2 and multiple signal transduction pathways. FEBS Lett. 2004 Nov 19;577(3):563-9. doi: 10.1016/j.febslet.2004.10.064.

[298] Nicolussi S, Viveros-Paredes JM, Gachet MS, Rau M, Flores-Soto ME, Blunder M, Gertsch J: Guineensine is a novel inhibitor of endocannabinoid uptake showing cannabimimetic behavioral effects in BALB/c mice. Pharmacol Res. 2014 Feb;80:52-65. doi: 10.1016/j.phrs.2013.12.010.

[299] Reynoso-Moreno I, Najar-Guerrero I, Escareño N, Flores-Soto ME, Gertsch J, Viveros-Paredes JM: An Endocannabinoid Uptake Inhibitor from Black Pepper Exerts Pronounced Anti-Inflammatory Effects in Mice. J Agric Food Chem. 2017 Nov 1;65(43):9435-9442. doi: 10.1021/acs.jafc.7b02979.

[300] Han HK: The effects of black pepper on the intestinal absorption and hepatic metabolism of drugs. Expert Opin Drug Metab Toxicol. 2011 Jun;7(6):721-9. doi: 10.1517/17425255.2011.570332.

[301] Prakash UN, Srinivasan K: Beneficial influence of dietary spices on the ultrastructure and fluidity of the intestinal brush border in rats. Br J Nutr. 2010 Jul;104(1):31-9. doi: 10.1017/S0007114510000334.

[302] Khajuria A, Thusu N, Zutshi U: Piperine modulates permeability characteristics of intestine by inducing alterations in membrane dynamics: influence on brush border membrane fluidity, ultrastructure and enzyme kinetics. Phytomedicine. 2002 Apr;9(3):224-31. doi: 10.1078/0944-7113-00114.

[303] McNamara FN, Randall A, Gunthorpe MJ: Effects of piperine, the pungent component of black pepper, at the human vanilloid receptor (TRPV1). Br J Pharmacol. 2005 Mar;144(6):781-90. doi: 10.1038/sj.bjp.0706040.

[304] Majdalawieh AF, Carr RI: In vitro investigation of the potential immunomodulatory and anti-cancer activities of black pepper (Piper nigrum) and cardamom (Elettaria cardamomum). J Med Food. 2010 Apr;13(2):371-81. doi: 10.1089/jmf.2009.1131.

[305] Aravindaram K, Yang NS: Anti-inflammatory plant natural products for cancer therapy. Planta Med. 2010 Aug;76(11):1103-17. doi: 10.1055/s-0030-1249859.

[306] Butt MS, Pasha I, Sultan MT, Randhawa MA, Saeed F, Ahmed W: Black pepper and health claims: a comprehensive treatise. Crit Rev Food Sci Nutr. 2013;53(9):875-86. doi: 10.1080/10408398.2011.571799.

[307] Chavarria D, Silva T, Magalhães e Silva D, Remião F, Borges F: Lessons from black pepper: piperine and derivatives thereof. Expert Opin Ther Pat. 2016;26(2):245-64. doi: 10.1517/13543776.2016.1118057.

[308] Meghwal M, Goswami TK: Piper nigrum and piperine: an update. Phytother Res. 2013 Aug;27(8):1121-30. doi: 10.1002/ptr.4972.

[309] Bober Z, Stępień A, Aebisher D, Ożog L, Bartusik-Aebisher D: Medicinal benefits from the use of Black pepper, Curcuma and Ginger. Eur J Clin Exp Med 2018; 16 (2): 133–145. doi: 10.15584/ejcem.2018. 2.9.

[310] Barbaro B, Toietta G, Maggio R, et al: Effects of the olive-derived polyphenol oleuropein on human health. Int J Mol Sci. 2014;15(10): 18508-24. doi:10.3390/ijms151018508.

[311] Di Francesco A, Falconi A, Di Germanio C, Micioni Di Bonaventura MV, Costa A, Caramuta S, Del Carlo, Compagnone D, Dainese E, Cifani C, Maccarrone M, D'Addario C: Extravirgin olive oil up-regulates CB1 tumor suppressor gene in human colon cancer cells and in rat colon via epigenetic mechanisms. J Nutr Biochem. 2015 Mar;26(3):250-8. doi: 10.1016/j.jnutbio.2014.10.013.

[312] Rigacci S, Stefani M: Nutraceutical Properties of Olive Oil Polyphenols. An Itinerary from Cultured Cells through Animal Models to Humans. Int J Mol Sci. 2016 May 31;17(6). pii: E843. doi: 10.3390/ijms17060843.

[313] Seely KA, Levi MS, Prather PL: The dietary polyphenols trans-resveratrol and curcumin selectively bind human CB1 cannabinoid receptors with nanomolar affinities and function as antagonists/inverse agonists. J Pharmacol Exp Ther. 2009 Jul;330(1):31-9. doi: 10.1124/jpet.109.151654.

[314] Thors L, Alajakku K, Fowler CJ: The 'specific' tyrosine kinase inhibitor genistein inhibits the enzymic hydrolysis of anandamide: implications for anandamide uptake. Br J Pharmacol. 2007;150(7):951-60. doi: 10.1038/sj.bjp.0707172.

[315] Thors L, Eriksson J, Fowler CJ: Inhibition of the cellular uptake of anandamide by genistein and its analogue daidzein in cells with different levels of fatty acid amide hydrolase-driven uptake. Br J Pharmacol. 2007 Nov;152(5):744-50. doi: 10.1038/sj.bjp.0707401.

[316] Thors L, Burston JJ, Alter BJ, McKinney MK, Cravatt BF, Ross RA, Pertwee RG, Gereau RW 4th, Wiley JL, Fowler CJ: Biochanin A, a naturally occurring inhibitor of fatty acid amide hydrolase. Br J Pharmacol. 2010 Jun;160(3):549-60. doi: 10.1111/j.1476-5381.2010.00716.x.

[317] McPartland JM, Guy GW, Di Marzo V: Care and feeding of the endocannabinoid system: a systematic review of potential clinical interventions that upregulate the endocannabinoid system. PLoS One. 2014 Mar 12;9(3):e89566.doi:10.1371/journal.pone.0089566. eCollection 2014.

[318] Dzhambazova E, Landzhov B, Malinova L, Kartelov Y, Abarova S: Increase In The Number Of Cb1 Immunopositive Neurons In The Amygdaloid Body After Acute Cold Stress Exposure. 106 Trakia Journal of Sciences, Vol. 12, Suppl. 1, 2014 Trakia Journal of Sciences, Vol. 12, Suppl. 1, pp 106-109, 2014.

[319] Krott LM, Piscitelli F, Heine M, Borrino S, Scheja L, Silvestri C, Heeren J, Di Marzo V: Endocannabinoid regulation in white and brown adipose tissue following thermogenic activation. J Lipid Res. 2016 Mar;57(3):464-73. doi: 10.1194/jlr.M065227.

CBD und ätherische Öle

[320] Rawls SM, Benamar K. Effects of opioids, cannabinoids, and vanilloids on body temperature. Front Biosci (Schol Ed). 2011;3:822–845. PMID: 21622235.

[321] Zhornitsky S, Potvin S. Cannabidiol in humans-the quest for therapeutic targets. Pharmaceuticals (Basel). 2012;5(5):529-52. doi:10.3390/ph5050529.

[322] McDonnell AM, Dang CH. Basic review of the cytochrome p450 system. J Adv Pract Oncol. 2013;4(4):263-8. PMID: 25032007.

[323] Bornheim LM, Grillo MP: Characterization of cytochrome P450 3A inactivation by cannabidiol: possible involvement of cannabidiol-hydroxyquinone as a P450 inactivator. Chem Res Toxicol. 1998 Oct;11(10):1209-16. doi: 10.1021/tx9800598.

[324] Yamaori S, Ebisawa J, Okushima Y, Yamamoto I, Watanabe K: Potent inhibition of human cytochrome P450 3A isoforms by cannabidiol: role of phenolic hydroxyl groups in the resorcinol moiety. Life Sci. 2011 Apr 11;88(15-16):730-6. doi: 10.1016/j.lfs.2011.02.017.

[325] Yamaori S, Kushihara M, Yamamoto I, Watanabe K: Characterization of major phytocannabinoids, cannabidiol and cannabinol, as isoform-selective and potent inhibitors of human CYP1 enzymes. Biochem Pharmacol. 2010 Jun 1;79(11):1691-8. doi: 10.1016/j.bcp.2010.01.028.

[326] Yamaori S, Okamoto Y, Yamamoto I, Watanabe K: Cannabidiol, a major phytocannabinoid, as a potent atypical inhibitor for CYP2D6. Drug Metab Dispos. 2011 Nov;39(11):2049-56. doi: 10.1124/dmd.111.041384.

[327] Yamaori S, Koeda K, Kushihara M, Hada Y, Yamamoto I, Watanabe K: Comparison in the in vitro inhibitory effects of major phytocannabinoids and polycyclic aromatic hydrocarbons contained in marijuana smoke on cytochrome P450 2C9 activity. Drug Metab Pharmacokinet. 2012;27(3):294-300. PMID: 22166891.

[328] Ohlsson A, Lindgren JE, Andersson S, Agurell S, Gillespie H, Hollister LE: Single-dose kinetics of deuterium-labelled cannabidiol in man after smoking and intravenous administration. Biomed Environ Mass Spectrom. 1986 Feb;13(2):77-83. PMID: 2937482.

[329] Huestis MA. Human cannabinoid pharmacokinetics. Chem Biodivers. 2007;4(8):1770-804. doi: 10.1002/cbdv.200790152.

[330] Ohlsson A, Lindgren JE, Wahlen A, Agurell S, Hollister LE, Gillespie HK: Plasma delta-9 tetrahydrocannabinol concentrations and clinical effects after oral and intravenous administration and smoking. Clin Pharmacol Ther. 1980 Sep;28(3):409-16. PMID: 6250760.

[331] Agurell S, Carlsson S, Lindgren JE, Ohlsson A, Gillespie H, Hollister L: Interactions of delta 1-tetrahydrocannabinol with cannabinol and cannabidiol following oral administration in man. Assay of cannabinol and cannabidiol by mass fragmentography. Experientia. 1981 Oct 15;37(10):1090-2. PMID: 6273208.

[332] Gronewold A, Skopp G: A preliminary investigation on the distribution of cannabinoids in man. Forensic Sci Int. 2011 Jul 15;210(1-3):e7-e11. doi: 10.1016/j.forsciint.2011.04.010..

[333] Alozie SO, Martin BR, Harris LS, Dewey WL: 3H-delta 9-Tetrahydrocannabinol, 3H-cannabinol and 3H-cannabidiol: penetration and regional distribution in rat brain. Pharmacol Biochem Behav. 1980 Feb;12(2):217-21. PMID: 6246544.

[334] Ujváry I, Hanuš L. Human Metabolites of Cannabidiol: A Review on Their Formation, Biological Activity, and Relevance in Therapy. Cannabis Cannabinoid Res. 2016;1(1):90–101. doi:10.1089/can.2015.0012.

[335] Harvey DJ, Samara E, Mechoulam R: Urinary metabolites of cannabidiol in dog, rat and man and their identification by gas chromatography-mass spectrometry. J Chromatogr. 1991 Jan 2;562(1-2):299-322. PMID: 2026700.

[336] Consroe P, Kennedy K, Schram K: Assay of plasma cannabidiol by capillary gas chromatography/ion trap mass spectroscopy following high-dose repeated daily oral administration in humans. Pharmacol Biochem Behav. 1991 Nov;40(3):517-22. PMID: 1666917.

[337] Devinsky O, Cilio MR, Cross H, Fernandez-Ruiz J, French J, Hill C, Katz R, Di Marzo V, Jutras-Aswad D, Notcutt WG, Martinez-Orgado J, Robson PJ, Rohrback BG, Thiele E, Whalley B, Friedman D. Cannabidiol: Pharmacology and potential therapeutic role

in epilepsy and other neuropsychiatric disorders. Epilepsia. 2014; 55: 791–802. doi: 10.1111/epi.12631.

[338] Agurell S, Halldin M, Lindgren JE, Ohlsson A, Widman M, Gillespie H, Hollister L: Pharmacokinetics and metabolism of delta 1-tetrahydrocannabinol and other cannabinoids with emphasis on man. Pharmacol Rev. 1986 Mar;38(1):21-43. PMID: 3012605.

[339] Ohlsson A, Lindgren JE, Andersson S, Agurell S, Gillespie H, Hollister LE: Single-dose kinetics of deuterium-labelled cannabidiol in man after smoking and intravenous administration. Biomed Environ Mass Spectrom. 1986 Feb;13(2):77-83. PMID: 2937482.

[340] Wikipedia: Glia. en.wikipedia.org/wiki/Glia.

[341] Kozela E, Juknat A, Vogel Z. Modulation of Astrocyte Activity by Cannabidiol, a Nonpsychoactive Cannabinoid. Int J Mol Sci. 2017;18(8):1669. doi:10.3390/ijms18081669.

[342] Hind WH, England TJ, O'Sullivan SE: Cannabidiol protects an in vitro model of the blood-brain barrier from oxygen-glucose deprivation via PPARγ and 5-HT1A receptors. Br J Pharmacol. 2016 Mar;173(5):815-25. doi: 10.1111/bph.13368.

[343] Hind WH, Tufarelli C, Neophytou M, Anderson SI, England TJ, O'Sullivan SE: Endocannabinoids modulate human blood-brain barrier permeability in vitro. Br J Pharmacol. 2015 Jun;172(12):3015-27. doi: 10.1111/bph.13106.

[344] Campos AC, Fogaça MV, Sonego AB, Guimarães FS: Cannabidiol, neuroprotection and neuropsychiatric disorders. Pharmacol Res. 2016 Oct;112:119-127. doi: 10.1016/j.phrs.2016.01.033.

[345] Viveros MP, Marco EM, Llorente R, López-Gallardo M: Endocannabinoid system and synaptic plasticity: implications for emotional responses. Neural Plast. 2007;2007:52908. doi: 10.1155/2007/52908.

[346] Takeuchi T, Duszkiewicz AJ, Morris RG. The synaptic plasticity and memory hypothesis: encoding, storage and persistence. Philos Trans R Soc Lond B Biol Sci. 2014;369(1633):20130288. doi:10.1098/rstb.2013.0288.

[347] Martin SJ, Grimwood PD, Morris RG: Synaptic plasticity and memory: an evaluation of the hypothesis. Annu Rev Neurosci. 2000;23:649-711. doi: 10.1146/annurev.neuro.23.1.649.

[348] Love S, Plaha P, Patel NK, Hotton GR, BrooksDJ, Gill SS: Glial cell line–derived neurotrophic factor induces neuronal sprouting in human brain. Nature Medicine volume 11, pages 703–704 (2005). doi.org/10.1038/nm0705-703.

[349] Ben Achour S, Pascual O: Glia: the many ways to modulate synaptic plasticity. Neurochem Int. 2010 Nov;57(4):440-5. doi: 10.1016/j.neuint.2010.02.013.

[350] Mori MA, Meyer E, Soares LM, Milani H, Guimarães FS, de Oliveira RMW: Cannabidiol reduces neuroinflammation and promotes neuroplasticity and functional recovery after brain ischemia. Prog Neuropsychopharmacol Biol Psychiatry. 2017 Apr 3;75:94-105. doi: 10.1016/j.pnpbp.2016.11.005..

[351] Maren S, Baudry M: Properties and mechanisms of long-term synaptic plasticity in the mammalian brain: relationships to learning and memory. Neurobiol Learn Mem. 1995 Jan;63(1):1-18. doi: 10.1006/nlme.1995.1001

[352] Lee JLC, Bertoglio LJ, Guimarães FS, Stevenson CW. Cannabidiol regulation of emotion and emotional memory processing: relevance for treating anxiety-related and substance abuse disorders. Br J Pharmacol. 2017;174(19):3242-3256. doi: 10.1111/bph.13724.

[353] Viveros MP, Marco EM, File SE: Endocannabinoid system and stress and anxiety responses. Pharmacol Biochem Behav. 2005 Jun;81(2):331-42. doi: 10.1016/j.pbb.2005.01.029.

[354] Jurkus R, Day HL, Guimarães FS, Lee JL, Bertoglio LJ, Stevenson CW: Cannabidiol Regulation of Learned Fear: Implications for Treating Anxiety-Related Disorders. Front Pharmacol. 2016 Nov 24;7:454 . doi: 10.3389/fphar.2016.00454.

[355] Marco EM, Viveros MP: Functional role of the endocannabinoid system in emotional homeostasis. Rev Neurol. 2009 Jan 1-15;48(1):20-6. PMID: 19145562.

[356] Defining the Human Microbiome. Nutr Rev. 2012 Aug; 70(Suppl 1): S38–S44. doi: 10.1111/j.1753-4887.2012.00493.x.

[357] The human microbiome project. Nature. 2007 Oct 18;449(7164):804-10. doi: 10.1038/nature06244.

[358] Microbial co-occurrence relationships in the human microbiome. PLoS Comput Biol. 2012;8(7):e1002606. doi: 10.1371/journal.pcbi.1002606.

[359] The microbiome as a human organ. Clin Microbiol Infect. 2012 Jul;18 Suppl 4:2-4. doi: 10.1111/j.1469-0691.2012.03916.x.

[360] NIH Human Microbiome Project defines normal bacterial makeup of the body. www.nih.gov/news-events/news-releases/nih-human-microbiome-project-defines-normal-bacterial-makeup-body.

[361] Metagenomic Analysis of the Human Distal Gut Microbiome. Science. 2006 Jun 2; 312(5778): 1355–1359. doi: 10.1126/science.1124234.

[362] A human gut microbial gene catalogue established by metagenomic sequencing. Nature volume 464, 2010: pages 59–65.

[363] Finishing the euchromatic sequence of the human genome. Nature. 2004 Oct 21;431(7011):931-45. doi: 10.1038/nature03001.

[364] Defining the Human Microbiome. Nutr Rev. 2012 Aug; 70(Suppl 1): S38–S44. doi: 10.1111/j.1753-4887.2012.00493.x.

[365] Ochoa-Cortes F, Turco F, Linan-Rico A, et al. Enteric Glial Cells: A New Frontier in Neurogastroenterology and Clinical Target for Inflammatory Bowel Diseases. Inflamm Bowel Dis. 2015;22(2):433-49. doi: 10.1097/MIB.0000000000000667.

[366] Izzo AA: Cannabinoids and intestinal motility: welcome to CB2 receptors. Br J Pharmacol. 2004 Aug;142(8):1201-2. doi: 10.1038/sj.bjp.0705890.

[367] Coutts AA, Izzo AA: The gastrointestinal pharmacology of cannabinoids: an update. Curr Opin Pharmacol. 2004 Dec;4(6):572-9. doi: 10.1016/j.coph.2004.05.007.

[368] Duncan M, Mouihate A, Mackie K, et al. Cannabinoid CB2 receptors in the enteric nervous system modulate gastrointestinal contractility in lipopolysaccharide-treated rats. Am J Physiol Gastrointest Liver Physiol. 2008;295(1):G78-G87. doi: 10.1152/ajpgi.90285.2008.

[369] Izzo AA: The cannabinoid CB(2) receptor: a good friend in the gut. Neurogastroenterol Motil. 2007 Sep;19(9):704-8. doi: 10.1111/j.1365-2982.2007.00977.x.

[370] Cani PD, Plovier H, Van Hul M, Geurts L, Delzenne NM, Druart C, Everard A: Endocannabinoids--at the crossroads between the gut microbiota and host metabolism. Nat Rev Endocrinol. 2016 Mar;12(3) :133-43. doi: 10.1038/nrendo.2015.211.

[371] Singh RK, Chang HW, Yan D, et al. Influence of diet on the gut microbiome and implications for human health. J Transl Med. 2017;15(1):73. doi:10.1186/s12967-017-1175-y.

[372] Duda-Chodak A, Tarko T, Satora P, Sroka P: Interaction of dietary compounds, especially polyphenols, with the intestinal microbiota: a review. Eur J Nutr. 2015 Apr;54(3):325-41. doi: 10.1007/s00394-015-0852-y.

[373] Muccioli GG, Naslain D, Bäckhed F, Reigstad CS, Lambert DM, Delzenne NM, Cani PD: The endocannabinoid system links gut microbiota to adipogenesis. Mol Syst Biol. 2010 Jul;6:392. doi: 10.1038/msb.2010.46.

[374] DiPatrizio NV. Endocannabinoids in the Gut. Cannabis Cannabinoid Res. 2016;1(1):67-77. doi: 10.1089/can.2016.0001.

[375] Wright KL, Duncan M, Sharkey KA. Cannabinoid CB2 receptors in the gastrointestinal tract: a regulatory system in states of inflammation. Br J Pharmacol. 2007;153(2):263-70. doi: 10.1038/sj.bjp.0707486.

[376] e Filippis D, Esposito G, Cirillo C, Cipriano M, De Winter BY, Scuderi C, Sarnelli G, Cuomo R, Steardo L, De Man JG, Iuvone T: Cannabidiol reduces intestinal inflammation through the control of neuroimmune axis. PLoS One. 2011;6(12):e28159. doi: 10.1371/journal.pone.0028159.

[377] Ahmed W, Katz S. Therapeutic Use of Cannabis in Inflammatory Bowel Disease. Gastroenterol Hepatol (N Y). 2016;12(11):668-679. PMID: 28035196.

[378] Esposito G, Filippis DD, Cirillo C, Iuvone T, Capoccia E, Scuderi C, Steardo A, Cuomo R, Steardo L: Cannabidiol in inflammatory bowel diseases: a brief overview. Phytother Res. 2013 May;27(5):633-6. doi: 10.1002/ptr.4781.

[379] Sharkey KA, Darmani NA, Parker LA: Regulation of nausea and vomiting by cannabinoids and the endocannabinoid system. Eur J Pharmacol. 2014 Jan 5;722:134-46. doi: 10.1016/j.ejphar.2013.09.068.

[380] Sticht MA, Rock EM, Limebeer CL, Parker LA: Endocannabinoid Mechanisms Influencing Nausea. Int Rev Neurobiol. 2015;125:127-62. doi: 10.1016/bs.irn.2015.09.001.

[381] Sharkey KA, Wiley JW. The Role of the Endocannabinoid System in the Brain-Gut Axis. Gastroenterology. 2016;151(2):252-66. doi: 10.1053/j.gastro.2016.04.015.

[382] Sticht MA, Limebeer CL, Rafla BR, Parker LA: Intra-visceral insular cortex 2-arachidonoylglycerol, but not N-arachidonoylethanolamide, suppresses acute nausea-induced conditioned gaping in rats. Neuroscience. 2015 Feb 12;286:338-44. doi: 10.1016/j.neuroscience.2014.11.058.

[383] Sampson TR, Debelius JW, Thron T, Janssen S, Shastri GG, Ilhan ZE, Challis C, Schretter CE, Rocha S, Gradinaru V, Chesselet MF, Keshavarzian A, Shannon KM, Krajmalnik-Brown R, Wittung-Stafshede P, Knight R, Mazmanian SK: Gut Microbiota Regulate Motor Deficits and Neuroinflammation in a Model of Parkinson's Disease. Cell. 2016 Dec 1;167(6):1469-1480.e12. doi: 10.1016/j.cell.2016.11.018.

[384] He M, Shi B: Gut microbiota as a potential target of metabolic syndrome: the role of probiotics and prebiotics. Cell Biosci. 2017 Oct 25;7:54. doi: 10.1186/s13578-017-0183-1. doi: 10.1186/s13578-017-0183-1.

[385] Palermo FA, Mosconi G, Avella MA, Carnevali O, Verdenelli MC, Cecchini C, Polzonetti-Magni AM: Modulation of cortisol levels, endocannabinoid receptor 1A, proopiomelanocortin and thyroid hormone receptor alpha mRNA expressions by probiotics during sole (Solea solea) larval development. Gen Comp Endocrinol. 2011 May 1;171(3):293-300. doi: 10.1016/j.ygcen.2011.02.009.

[386] Zuardi AW, Guimarães FS, Moreira AC: Effect of cannabidiol on plasma prolactin, growth hormone and cortisol in human volunteers. Braz J Med Biol Res. 1993 Feb;26(2):213-7. PMID: 8257923.

[387] Watanabe K, Motoya E, Matsuzawa N, Funahashi T, Kimura T, Matsunaga T, Arizono K, Yamamoto I: Marijuana extracts possess the effects like the endocrine disrupting chemicals. Toxicology. 2005 Jan 31;206(3):471-8. doi: 10.1016/j.tox.2004.08.005.

[388] Rosenkrantz H, Esber HJ: Cannabinoid-induced hormone changes in monkeys and rats. J Toxicol Environ Health. 1980 Mar;6(2):297-313. doi: 10.1080/15287398009529853.

[389] List A, Nazar B, Nyquist S, Harclerode J: The effects of delta9-tetrahydrocannabinol and cannabidiol on the metabolism of gonadal steroids in the rat. Drug Metab Dispos. 1977 May-Jun;5(3):268-72. PMID: 17525.

[390] Gruden G, Barutta F, Kunos G, Pacher P. Role of the endocannabinoid system in diabetes and diabetic complications. Br J Pharmacol. 2015;173(7):1116-27. doi: 10.1111/bph.13226.

[391] Jadoon KA, Ratcliffe SH, Barrett DA, Thomas EL, Stott C, Bell JD, O'Sullivan SE, Tan GD: Efficacy and Safety of Cannabidiol and Tetrahydrocannabivarin on Glycemic and Lipid Parameters in Patients With Type 2 Diabetes: A Randomized, Double-Blind, Placebo-Controlled, Parallel Group Pilot Study. Diabetes Care. 2016 Oct;39(10):1777-86. doi: 10.2337/dc16-0650.

[392] Jamaluddin MS, Weakley SM, Yao Q, Chen C. Resistin: functional roles and therapeutic considerations for cardiovascular disease. Br J Pharmacol. 2012;165(3):622-32. doi:10.1111/j.1476-5381.2011.01369.x.

[393] Brellenthin AG, Crombie KM, Hillard CJ, Koltyn KF: Endocannabinoid and Mood Responses to Exercise in Adults with Varying Activity Levels. Med Sci Sports Exerc. 2017 Aug;49(8):1688-1696. doi: 10.1249/MSS.0000000000001276.

[394] Ware MA, Jensen D, Barrette A, Vernec A, Derman W. Cannabis and the Health and Performance of the Elite Athlete. Clin J Sport Med. 2018; 28(5):480–484. doi:10.1097/JSM.0000000000000650.

[395] Kennedy MC: Cannabis: Exercise performance and sport. A systematic review. J Sci Med Sport. 2017 Sep;20(9):825-829. doi: 10.1016/j.jsams.2017.03.012.

[396] Raichlen DA, Foster AD, Gerdeman GL, Seillier A, Giuffrida A: Wired to run: exercise-induced endocannabinoid signaling in humans and cursorial mammals with implications for the 'runner's high'. J Exp Biol. 2012 Apr 15;215(Pt 8):1331-6. doi: 10.1242/jeb.063677.

[397] Raichlen DA, Foster AD, Seillier A, Giuffrida A, Gerdeman GL: Exercise-induced endocannabinoid signaling is modulated by intensity. Eur J Appl Physiol. 2013 Apr;113(4):869-75. doi: 10.1007/s00421-012-2495-5.

[398] Meyer JD, Crombie KM, Cook DB Hillard CJ, Koltyn KF: Serum Endocannabinoid and Mood Changes after Exercise in Major Depressive Disorder. Med Sci Sports Exerc. 2019 Apr 8. doi: 10.1249/MSS.0000000000002006.

[399] de Mello Schier AR, de Oliveira Ribeiro NP, Coutinho DS, Machado S, Arias-Carrión O, Crippa JA, Zuardi AW, Nardi AE, Silva AC: Antidepressant-like and anxiolytic-like effects of cannabidiol: a chemical compound of Cannabis sativa. CNS Neurol Disord Drug Targets. 2014;13(6):953-60. PMID: 24923339.

[400] Schier AR, Ribeiro NP, Silva AC, Hallak JE, Crippa JA, Nardi AE, Zuardi AW: Cannabidiol, a Cannabis sativa constituent, as an anxiolytic drug. Braz J Psychiatry. 2012 Jun;34 Suppl 1:S104-10. PMID: 22729452.

[401] Gomes da Silva S, Araujo BH, Cossa AC, Scorza FA, Cavalheiro EA, Naffah-Mazzacoratti Mda G, Arida RM: Physical exercise in adolescence changes CB1 cannabinoid receptor expression in the rat brain. Neurochem Int. 2010 Nov;57(5):492-6. doi: 10.1016/j.neuint.2010.07.001.

[402] Yan ZC, Liu DY, Zhang LL, Shen CY, Ma QL, Cao TB, Wang LJ, Nie H, Zidek W, Tepel M, Zhu ZM: Exercise reduces adipose tissue via cannabinoid receptor type 1 which is regulated by peroxisome proliferator-activated receptor-delta. Biochem Biophys Res Commun. 2007 Mar 9;354(2):427-33. doi: 10.1016/j.bbrc.2006.12.213.

[403] James PT: Obesity: the worldwide epidemic. Clin Dermatol. 2004 Jul-Aug;22(4):276-80. doi: 10.1016/j.clindermatol.2004.01.010.

[404] James PT, Leach R, Kalamara E, Shayeghi M: The worldwide obesity epidemic. Obes Res. 2001 Nov;9 Suppl 4:228S-233S. doi: 10.1038/oby.2001.123.

[405] Hruby A, Hu FB: The Epidemiology of Obesity: A Big Picture. Pharmacoeconomics. 2015;33(7):673-89. doi: 10.1007/s40273-014-0243-x.

[406] National Institute of health NIH: What is Prevalence? www.nimh.nih.gov/health/statistics/what-is-prevalence.shtml.

[407] Flegal KM, Carroll MD, Ogden CL, Johnson CL: Prevalence and trends in obesity among US adults, 1999-2000. JAMA 2002;288:1723-1727. PMID: 12365955.

[408] Stevens GA, Singh GM, Lu Y, Danaei G, Lin JK, Finucane MM, Bahalim AN, McIntire RK, Gutierrez HR, Cowan M, Paciorek CJ, Farzadfar F, Riley L, Ezzati M, Global Burden of Metabolic Risk Factors of Chronic Diseases Collaborating Group (Body Mass Index): National, regional, and global trends in adult overweight and obesity prevalences. Popul Health Metr. 2012 Nov 20;10(1):22. doi: 10.1186/1478-7954-10-22.

[409] Wang Y, Beydoun MA, Liang L, Caballero B, Kumanyika SK: Will all Americans become overweight or obese? estimating the progression and cost of the US obesity epidemic. Obesity (Silver Spring). 2008 Oct;16(10):2323-30. doi: 10.1038/oby.2008.351.

[410] Ogden CL, Carroll MD1, Kit BK2, Flegal KM1: Prevalence of childhood and adult obesity in the United States, 2011-2012. JAMA. 2014 Feb 26;311(8):806-14. doi: 10.1001/jama.2014.732.

[411] Olshansky SJ, Passaro DJ, Hershow RC, Layden J, Carnes BA, Brody J, Hayflick L, Butler RN, Allison DB, Ludwig DS: A potential decline in life expectancy in the United States in the 21st century. N Engl J Med. 2005 Mar 17;352(11):1138-45. doi: 10.1056/NEJMsr043743.

[412] Horn H, Böhme B, Dietrich L, Koch M: Endocannabinoids in Body Weight Control. Pharmaceuticals (Basel). 2018 May 30;11(2). pii: E55. doi: 10.3390/ph11020055.

[413] Fride E, Ginzburg Y, Breuer A, Bisogno T, Di Marzo V, Mechoulam R: Critical role of the endogenous cannabinoid system in mouse pup suckling and growth. Eur J Pharmacol. 2001 May 11;419(2-3):207-14. PMID: 11426843.

[414] Aguirre CA, Castillo VA, Llanos MN: Excess of the endocannabinoid anandamide during lactation induces overweight, fat accumulation and insulin resistance in adult mice. Diabetol Metab Syndr. 2012 Jul 23;4(1):35. doi: 10.1186/1758-5996-4-35.

[415] Aguirre CA, Castillo VA, Llanos MN: The endocannabinoid anandamide during lactation increases body fat content and CB1 receptor levels in mice adipose tissue. Nutr Diabetes. 2015 Jun 22;5:e167. doi: 10.1038/nutd.2015.17.

[416] Di Marzo V, Piscitelli F, Mechoulam R: Cannabinoids and endocannabinoids in metabolic disorders with focus on diabetes. Handb Exp Pharmacol. 2011;(203):75-104. doi: 10.1007/978-3-642-17214-4_4.

[417] Giralt M, Villarroya F: White, brown, beige/brite: different adipose cells for different functions? Endocrinology. 2013 Sep;154(9):2992-3000. doi: 10.1210/en.2013-1403.

[418] Park A, Kim WK, Bae KH: Distinction of white, beige and brown adipocytes derived from mesenchymal stem cells. World J Stem Cells. 2014 Jan 26;6(1):33-42. doi: 10.4252/wjsc.v6.i1.33.

[419] Cereijo R, Giralt M, Villarroya F: Thermogenic brown and beige/brite adipogenesis in humans. Ann Med. 2015 Mar;47(2):169-77. doi: 10.3109/07853890.2014.952328.

[420] McMillan AC, White MD: Induction of thermogenesis in brown and beige adipose tissues: molecular markers, mild cold exposure and novel therapies. Curr Opin Endocrinol Diabetes Obes. 2015 Oct;22(5):347-52. doi: 10.1097/MED.0000000000000191.

[421] Krott LM, Piscitelli F, Heine M, Borrino S, Scheja L, Silvestri C, Heeren J, Di Marzo V: Endocannabinoid regulation in white and brown adipose tissue following thermogenic activation. J Lipid Res. 2016 Mar;57(3):464-73. doi: 10.1194/jlr.M065227.

[422] Parray HA, Yun JW: Cannabidiol promotes browning in 3T3-L1 adipocytes. Mol Cell Biochem. 2016 May;416(1-2):131-9. doi: 10.1007/s11010-016-2702-5.

[423] Kim SH, Plutzky J: Brown Fat and Browning for the Treatment of Obesity and Related Metabolic Disorders. Diabetes Metab J. 2016 Feb;40(1):12-21. doi: 10.4093/dmj.2016.40.1.12.

[424] Corroon J, Phillips JA. A Cross-Sectional Study of Cannabidiol Users. Cannabis Cannabinoid Res. 2018;3(1):152–161. Published 2018 Jul 1. doi:10.1089/can.2018.0006.

[425] Brochstein A: Study Shows CBD is Replacing Traditional Pharmaceuticals. New Cannabis Ventures 2017. www.newcannabisventures.com/study-shows-cbd-is-replacing-traditional-pharmaceuticals.

[426] The world health report 2002 - reducing risks, promoting healthy life. World Health Organization WHO.

[427] World Health Organization WHO. Fact Sheets. Mental disorders. www.who.int/news-room/fact-sheets/detail/mental-disorders.

[428] FDA News Release:FDA approves first drug comprised of an active ingredient derived from marijuana to treat rare, severe forms of epilepsy. fda.gov/newsevents/newsroom/pressannouncements/ucm611046.htm.

[429] Reithmeier D, Tang-Wai R, Seifert B, Lyon AW, Alcorn J, Acton B, Corley S, Prosser-Loose E, Mousseau DD, Lim HJ, Tellez-Zenteno J, Huh L, Leung E, Carmant L, Huntsman RJ: The protocol for the Cannabidiol in children with refractory epileptic encephalopathy (CARE-E) study: a phase 1 dosage escalation study. BMC Pediatr. 2018 Jul 7;18(1):221. doi: 10.1186/s12887-018-1191-y.

[430] Devinsky O, Cilio MR, Cross H, Fernandez-Ruiz J, French J, Hill C, Katz R, Di Marzo V, Jutras-Aswad D, Notcutt WG, Martinez-Orgado J, Robson PJ, Rohrback BG, Thiele E, Whalley B, Friedman D: Cannabidiol: pharmacology and potential therapeutic role in epilepsy and other neuropsychiatric disorders. Epilepsia. 2014 Jun;55(6):791-802. doi: 10.1111/epi.12631.

[431] Campos AC, Moreira FA, Gomes FV, Del Bel EA, Guimarães FS: Multiple mechanisms involved in the large-spectrum therapeutic potential of cannabidiol in psychiatric disorders. Philos Trans R Soc Lond B Biol Sci. 2012 Dec 5;367(1607):3364-78. doi: 10.1098/rstb.2011.0389.

[432] Hayakawa K, Mishima K, Fujiwara M. Therapeutic Potential of Non-Psychotropic Cannabidiol in Ischemic Stroke. Pharmaceuticals (Basel). 2010;3(7):2197–2212. doi:10.3390/ph3072197.

[433] Zuardi AW, Crippa JA, Hallak JE, Moreira FA, Guimarães FS: Cannabidiol, a Cannabis sativa constituent, as an antipsychotic drug. Braz J Med Biol Res. 2006 Apr;39(4):421-9. doi: /S0100-879X2006000400001.

[434] Deiana S: Medical use of cannabis. Cannabidiol: a new light for schizophrenia? Drug Test Anal. 2013 Jan;5(1):46-51. doi: 10.1002/dta.1425.

[435] Watt G, Karl T. In vivo Evidence for Therapeutic Properties of Cannabidiol (CBD) for Alzheimer's Disease. Front Pharmacol. 2017;8:20. doi:10.3389/fphar.2017.00020.

[436] Dementia Care Central: Using CBD (Cannabidiol) to Treat the Symptoms of Alzheimer's & Other Dementias. www.dementiacarecentral.com/aboutdementia/treating/cbd.

[437] Karl T, Cheng D, Garner B, Arnold JC: The therapeutic potential of the endocannabinoid system for Alzheimer's disease. Expert Opinion on Therapeutic Targets. Volume 16, 2012 - Issue 4. doi.org/10.1517/14728222.2012.671812.

[438] Karl T, Garner B, Cheng D: The therapeutic potential of the phytocannabinoid cannabidiol for Alzheimer's disease. Behav Pharmacol. 2017 Apr;28(2 and 3-Spec Issue):142-160. doi: 10.1097/FBP.0000000000000247.

[439] Kyle SD, Morgan K, Espie CA: Insomnia and health-related quality of life. Sleep Med Rev. 2010 Feb;14(1):69-82. doi: 10.1016/j.smrv.2009.07.004.

[440] Hossain JL, Shapiro CM: The prevalence, cost implications, and management of sleep disorders: an overview. Sleep Breath. 2002 Jun;6(2):85-102. doi: 10.1007/s11325-002-0085-1.

[441] Ferrie JE, Kumari M, Salo P, Singh-Manoux A, Kivimäki M. Sleep epidemiology--a rapidly growing field. Int J Epidemiol. 2011;40(6):1431–1437. doi:10.1093/ije/dyr203.

[442] Pava MJ, Makriyannis A2, Lovinger DM: Endocannabinoid Signaling Regulates Sleep Stability. PLoS One. 2016 Mar 31;11(3):e0152473. doi: 10.1371/journal.pone.0152473.

[443] Shannon S, Lewis N, Lee H, Hughes S: Cannabidiol in Anxiety and Sleep: A Large Case Series. Perm J. 2019;23:18–041. doi:10.7812/TPP/18-041.

[444] Babson KA, Sottile J, Morabito D: Cannabis, Cannabinoids, and Sleep: a Review of the Literature. Curr Psychiatry Rep. 2017 Apr;19(4):23. doi: 10.1007/s11920-017-0775-9.

[445] Chagas MH, Crippa JA, Zuardi AW, Hallak JE, Machado-de-Sousa JP, Hirotsu C, Maia L, Tufik S, Andersen ML: Effects of acute systemic administration of cannabidiol on sleep-wake cycle in rats. J Psychopharmacol. 2013 Mar;27(3):312-6. doi: 10.1177/0269881112474524.

[446] Shannon S, Opila-Lehman J: Effectiveness of Cannabidiol Oil for Pediatric Anxiety and Insomnia as Part of Posttraumatic Stress Disorder: A Case Report. Perm J. 2016 Fall;20(4):16-005. doi: 10.7812/TPP/16-005.

[447] Linares IMP, Guimaraes FS, Eckeli A, et al. No Acute Effects of Cannabidiol on the Sleep-Wake Cycle of Healthy Subjects: A Randomized, Double-Blind, Placebo-Controlled, Crossover Study. Front Pharmacol. 2018;9:315. doi:10.3389/fphar.2018.00315.

[448] Murillo-Rodríguez E, Millán-Aldaco D, Palomero-Rivero M, Mechoulam R, Drucker-Colín R: Cannabidiol, a constituent of Cannabis sativa, modulates sleep in rats. FEBS Lett. 2006 Aug 7;580(18):4337-45. doi: 10.1016/j.febslet.2006.04.102.

[449] Carlini EA, Cunha JM: Hypnotic and antiepileptic effects of cannabidiol. J Clin Pharmacol.1981 Aug-Sep;21(S1):417S-427S.PMID:7028792.

[450] Babson KA, Sottile J, Morabito D: Cannabis, Cannabinoids, and Sleep: a Review of the Literature. Curr Psychiatry Rep (2017) 19: 23. doi.org/10.1007/s11920-017-0775-9.

[451] Bandelow B, Michaelis S. Epidemiology of anxiety disorders in the 21st century. Dialogues Clin Neurosci. 2015;17(3):327–335.

[452] Kessler RC, Ruscio AM, Shear K, Wittchen HU. Epidemiology of anxiety disorders. Curr Top Behav Neurosci. 2010;2:21-35. PMID: 21309104.

[453] Schier AR, Ribeiro NP, Silva AC, Hallak JE, Crippa JA, Nardi AE, Zuardi AW: Cannabidiol, a Cannabis sativa constituent, as an anxiolytic drug. Braz J Psychiatry. 2012 Jun;34 Suppl 1:S104-10. PMID: 22729452.

[454] Soares VP, Campos AC. Evidences for the Anti-panic Actions of Cannabidiol. Curr Neuropharmacol. 2017;15(2):291–299. doi:10.2174/1570159X14666160509123955.

[455] Crippa JA, Derenusson GN, Ferrari TB, Wichert-Ana L, Duran FL, Martin-Santos R, Simões MV, Bhattacharyya S, Fusar-Poli P, Atakan Z, Santos Filho A, Freitas-Ferrari MC, McGuire PK, Zuardi AW, Busatto GF, Hallak JE: Neural basis of anxiolytic effects of cannabidiol (CBD) in generalized social anxiety disorder: a preliminary report. J Psychopharmacol. 2011 Jan;25(1):121-30. doi: 10.1177/0269881110379283.

[456] Blessing EM, Steenkamp MM, Manzanares J, Marmar CR: Cannabidiol as a Potential Treatment for Anxiety Disorders. Neurotherapeutics. 2015 Oct;12(4):825-36. doi: 10.1007/s13311-015-0387-1.

[457] de Mello Schier AR, de Oliveira Ribeiro NP, Coutinho DS, Machado S, Arias-Carrión O, Crippa JA, Zuardi AW, Nardi AE, Silva AC: Antidepressant-like and anxiolytic-like effects of cannabidiol: a chemical compound of Cannabis sativa. CNS Neurol Disord Drug Targets. 2014;13(6):953-60. PMID: 24923339.

[458] Gomes FV, Resstel LB, Guimarães FS: The anxiolytic-like effects of cannabidiol injected into the bed nucleus of the stria terminalis are mediated by 5-HT1A receptors. Psychopharmacology (Berl). 2011 Feb;213(2-3):465-73. doi: 10.1007/s00213-010-2036-z.

[459] Lee JLC, Bertoglio LJ, Guimarães FS, Stevenson CW: Cannabidiol regulation of emotion and emotional memory processing: relevance for treating anxiety-related and substance abuse disorders. Br J Pharmacol. 2017 Oct;174(19):3242-3256. doi: 10.1111/bph.13724.

[460] Jurkus R, Day HL, Guimarães FS, Lee JL, Bertoglio LJ, Stevenson CW: Cannabidiol Regulation of Learned Fear: Implications for Treating Anxiety-Related Disorders. Front Pharmacol. 2016 Nov 24;7:454. eCollection 2016. doi: 10.3389/fphar.2016.00454.

[461] Lee JLC, Bertoglio LJ, Guimarães FS, Stevenson CW: Cannabidiol regulation of emotion and emotional memory processing: relevance for treating anxiety-related and substance abuse disorders. Br J Pharmacol. 2017 Oct;174(19):3242-3256. doi: 10.1111/bph.13724.

[462] Zuardi AW, Cosme RA, Graeff FG, Guimarães FS: Effects of ipsapirone and cannabidiol on human experimental anxiety. J Psychopharmacol. 1993 Jan;7(1 Suppl):82-8. doi: 10.1177/026988119300700112.

[463] Bergamaschi MM, Queiroz RH, Chagas MH, de Oliveira DC, De Martinis BS, Kapczinski F, Quevedo J, Roesler R, Schröder N, Nardi AE, Martín-Santos R, Hallak JE, Zuardi AW, Crippa JA: Cannabidiol reduces the anxiety induced by simulated public speaking in treatment-naïve social phobia patients. Neuropsychopharmacology. 2011 May;36(6):1219-26. doi: 10.1038/npp.2011.6.

[464] St Sauver JL, Warner DO, Yawn BP, et al. Why patients visit their doctors: assessing the most prevalent conditions in a defined American population. Mayo Clin Proc. 2013;88(1):56–67. doi:10.1016/j.mayocp.2012.08.020.

[465] Deyo RA, Mirza SK, Martin BI: Back pain prevalence and visit rates: estimates from U.S. national surveys, 2002. Spine (Phila Pa 1976). 2006 Nov 1;31(23):2724-7. doi: 10.1097/01.brs.0000244618.06877.cd.

[466] Nahin RL: Estimates of pain prevalence and severity in adults: United States, 2012. J Pain. 2015 Aug;16(8):769-80. doi: 10.1016/j.jpain.2015.05.002.

[467] Russo EB. Cannabinoids in the management of difficult to treat pain. Ther Clin Risk Manag. 2008;4(1):245–259. PMID: 18728714.

[468] Britch SC, Wiley JL, Yu Z, Clowers BH, Craft RM: Cannabidiol-Δ9-tetrahydrocannabinol interactions on acute pain and locomotor activity. Drug Alcohol Depend. 2017 Jun 1;175:187-197. doi: 10.1016/j.drugalcdep.2017.01.046.

[469] Rahn EJ, Makriyannis A, Hohmann AG: Activation of cannabinoid CB1 and CB2 receptors suppresses neuropathic nociception evoked by the chemotherapeutic agent vincristine in rats. Br J Pharmacol. 2007 Nov;152(5):765-77. doi: 10.1038/sj.bjp.0707333.

[470] Costa B, Giagnoni G, Franke C, Trovato AE, Colleoni M: Vanilloid TRPV1 receptor mediates the antihyperalgesic effect of the nonpsychoactive cannabinoid, cannabidiol, in a rat model of acute inflammation. Br J Pharmacol. 2004 Sep;143(2):247-50. doi: 10.1038/sj.bjp.0705920.

[471] Miller RJ, Miller RE: Is cannabis an effective treatment for joint pain? Clin Exp Rheumatol. 2017 Sep-Oct;35 Suppl 107(5):59-67.

[472] Manzanares J, Julian M, Carrascosa A. Role of the cannabinoid system in pain control and therapeutic implications for the management of acute and chronic pain episodes. Curr Neuropharmacol. 2006;4(3):239–257.

[473] Xiong W, Cui T, Cheng K, et al. Cannabinoids suppress inflammatory and neuropathic pain by targeting α3 glycine receptors. J Exp Med. 2012;209(6):1121–1134. doi:10.1084/jem.20120242.

[474] Mücke M, Phillips T, Radbruch L, Petzke F, Häuser W: Cannabis-based medicines for chronic neuropathic pain in adults. Cochrane Database Syst Rev. 2018 Mar 7;3:CD012182. doi: 10.1002/14651858.CD012182.pub2.

[475] Hammell DC, Zhang LP, Ma F, et al. Transdermal cannabidiol reduces inflammation and pain-related behaviours in a rat model of arthritis. Eur J Pain. 2015;20(6):936–948. doi:10.1002/ejp.818.

[476] Wade DT, Robson P, House H, Makela P, Aram J: A preliminary controlled study to determine whether whole-plant cannabis extracts can improve intractable neurogenic symptoms. Clin Rehabil. 2003 Feb;17(1):21-9. doi: 10.1191/0269215503cr581oa.

[477] Liput DJ, Hammell DC, Stinchcomb AL, Nixon K: Transdermal delivery of cannabidiol attenuates binge alcohol-induced neurodegeneration in a rodent model of an alcohol use disorder. Pharmacol Biochem Behav. 2013 Oct;111:120-7. doi: 10.1016/j.pbb.2013.08.013.

[478] Hammell DC, Zhang LP, Ma F, Abshire SM, McIlwrath SL, Stinchcomb AL, Westlund KN: Transdermal cannabidiol reduces inflammation and pain-related behaviours in a rat model of arthritis. Eur J Pain. 2016 Jul;20(6):936-48. doi: 10.1002/ejp.818.

[479] Malfait AM, Gallily R, Sumariwalla PF, Malik AS, Andreakos E, Mechoulam R, Feldmann M: The nonpsychoactive cannabis constituent cannabidiol is an oral anti-arthritic therapeutic in murine collagen-induced arthritis. Proc Natl Acad Sci U S A. 2000 Aug 15;97(17):9561-6. doi: 10.1073/pnas.160105897.

[480] Ward SJ, McAllister SD, Kawamura R, Murase R, Neelakantan H, Walker EA: Cannabidiol inhibits paclitaxel-induced neuropathic pain through 5-HT(1A) receptors without diminishing nervous system function or chemotherapy efficacy. Br J Pharmacol. 2014 Feb;171(3):636-45. doi: 10.1111/bph.12439.

[481] Chuong CM, Nickoloff BJ, Elias PM, Goldsmith LA, Macher E, Maderson PA, Sundberg JP, Tagami H, Plonka PM, Thestrup-Pederson K, Bernard BA, Schröder JM, Dotto P, Chang CM, Williams ML, Feingold KR, King LE, Kligman AM, Rees JL, Christophers E: What is the 'true' function of skin? Exp Dermatol. 2002 Apr;11(2):159-87. PMID: 11994143.

[482] Neill US. Skin care in the aging female: myths and truths. J Clin Invest. 2012;122(2):473–477. doi:10.1172/JCI61978.

[483] Ganceviciene R, Liakou AI, Theodoridis A, Makrantonaki E, Zouboulis CC. Skin anti-aging strategies. Dermatoendocrinol. 2012;4(3):308–319. doi:10.4161/derm.22804.

[484] Facial symmetry and judgements of apparent health: support for a 'good genes' explanation of the attractiveness–symmetry relationship. Evol. Hum. Behav. 22, 417–42910.1016/S1090-5138(01)00083-6. doi:10.1016/S1090-5138(01)00083-6.

[485] Bíró T, Tóth BI, Haskó G, Paus R, Pacher P. The endocannabinoid system of the skin in health and disease: novel perspectives and therapeutic opportunities. Trends Pharmacol Sci. 2009;30(8):411–420. doi:10.1016/j.tips.2009.05.004.

[486] Roosterman D, Goerge T, Schneider SW, Bunnett NW, Steinhoff M: Neuronal control of skin function: the skin as a neuroimmunoendocrine organ. Physiol Rev. 2006 Oct;86(4):1309-79. doi: 10.1152/physrev.00026.2005

[487] Lotti T, Hautmann G, Panconesi E: Neuropeptides in skin. J Am Acad Dermatol. 1995 Sep;33(3):482-96. PMID: 7657872

[488] Tóth KF, Ádám D, Bíró T, Oláh A. Cannabinoid Signaling in the Skin: Therapeutic Potential of the "C(ut)annabinoid" System. Molecules. 2019;24(5):918. doi:10.3390/molecules24050918

[489] Sánchez-Carpintero I, España-Alonso A: Role of neuropeptides in dermatology. Rev Neurol. 1997 Sep;25 Suppl 3:S222-31. PMID: 9273166.

[490] Denda M: Newly discovered olfactory receptors in epidermal keratinocytes are associated with proliferation, migration, and re-epithelialization of keratinocytes. J Invest Dermatol. 2014 Nov;134(11):2677-2679. doi: 10.1038/jid.2014.229.

[491] Shaw L, Mansfield C, Colquitt L, Lin C, Ferreira J, Emmetsberger J, Reed DR: Personalized expression of bitter 'taste' receptors in human skin. PLoS One. 2018 Oct 17;13(10):e0205322. doi: 10.1371/journal.pone.0205322.

[492] Gilca M, Dragos D. Extraoral Taste Receptor Discovery: New Light on Ayurvedic Pharmacology. Evid Based Complement Alternat Med. 2017;2017:5435831. doi:10.1155/2017/5435831.

[493] Zheng JL, Yu TS, Li XN, Fan YY, Ma WX, Du Y, Zhao R, Guan D: Cannabinoid receptor type 2 is time-dependently expressed during skin wound healing in mice. Int J Legal Med. 2012 Sep;126(5):807-14. doi: 10.1007/s00414-012-0741-3.

[494] Russo EB. Taming THC: potential cannabis synergy and phytocannabinoid-terpenoid entourage effects. Br J Pharmacol. 2011;163(7):1344-64. doi: 10.1111/j.1476-5381.2011.01238.x.

[495] Oláh A, Tóth BI, Borbíró I, Sugawara K, Szöllősi AG, Czifra G, Pál B, Ambrus L, Kloepper J, Camera E, Ludovici M, Picardo M, Voets T, Zouboulis CC, Paus R, Bíró T: Cannabidiol exerts sebostatic and antiinflammatory effects on human sebocytes. J Clin Invest. 2014 Sep;124(9):3713-24. doi: 10.1172/JCI64628.

[496] Namdar D, Koltai H: Medical Cannabis for the Treatment of Inflammation. Natural Product Information 2018. Volume: 13 issue: 3. doi.org/10.1177/1934578X1801300304.

[497] Wilkinson JD, Williamson E: Cannabinoids inhibit human keratinocyte proliferation through a non-CB1/CB2 mechanism and have a potential therapeutic value in the treatment of psoriasis. J Dermatol Sci. 2007 Feb;45(2):87-92. 10.1016/j.jdermsci.2006.10.009.

[498] Oláh A, Markovics A, Szabó-Papp J, Szabó PT, Stott C, Zouboulis CC, Bíró T: Differential effectiveness of selected non-psychotropic phytocannabinoids on human sebocyte functions implicates their introduction in dry/seborrhoeic skin and acne treatment. Exp Dermatol. 2016 Sep;25(9):701-7. doi: 10.1111/exd.13042.

[499] Paul R, Williams R, Hodson V, Peake C. Detection of cannabinoids in hair after cosmetic application of hemp oil. Sci Rep. 2019;9(1):2582. Published 2019 Feb 22. doi:10.1038/s41598-019-39609-0.

[500] Mercati F, Dall'Aglio C, Pascucci L, Boiti C, Ceccarelli P: Identification of cannabinoid type 1 receptor in dog hair follicles. Acta Histochem. 2012 Jan;114(1):68-71. doi: 10.1016/j.acthis.2011.01.003.

[501] Telek A, Bíró T, Bodó E, Tóth BI, Borbíró I, Kunos G, Paus R: FASEB J. 2007 Nov;21(13):3534-41. doi: 10.1096/fj.06-7689com.

[502] Bodó E, Bíró T, Telek A, Czifra G, Griger Z, Tóth BI, Mescalchin A, Ito T, Bettermann A, Kovács L, Paus R: A hot new twist to hair biology: involvement of vanilloid receptor-1 (VR1/TRPV1) signaling in human hair growth control. Am J Pathol. 2005 Apr;166(4):985-98. doi: 10.1016/S0002-9440(10)62320-6.

[503] Borbíró I, Lisztes E, Tóth BI, Czifra G, Oláh A, Szöllosi AG, Szentandrássy N, Nánási PP, Péter Z, Paus R, Kovács L, Bíró T: Activation of transient receptor potential vanilloid-3 inhibits human hair growth. J Invest Dermatol. 2011 Aug;131(8):1605-14. doi: 10.1038/jid.2011.122.

[504] Inci R, Kelekci KH, Oguz N, Karaca S, Karadas B, Bayrakci A: Dermatological aspects of synthetic cannabinoid addiction. Cutan Ocul Toxicol. 2017 Jun;36(2):125-131. doi: 10.3109/15569527.2016.1169541.

[505] Pucci M, Pasquariello N, Battista N, et al. Endocannabinoids stimulate human melanogenesis via type-1 cannabinoid receptor. J Biol Chem. 2012;287(19):15466–15478. doi:10.1074/jbc.M111.314880.

[506] Pacioni G, Rapino C, Zarivi O, Falconi A, Leonardi M, Battista N, Colafarina S, Sergi M, Bonfigli A, Miranda M, Barsacchi D, Maccarrone M: Truffles contain endocannabinoid metabolic enzymes and anandamide. Phytochemistry. 2015 Feb;110:104-10. doi: 10.1016/j.phytochem.2014.11.012.

[507] Caterina MJ. TRP channel cannabinoid receptors in skin sensation, homeostasis, and inflammation. ACS Chem Neurosci. 2014;5(11):1107–1116. doi:10.1021/cn5000919.

[508] Stamberger J: Medical Marijuana Inc, News: Study Finds CBD-Based Topical Improves Skin Appearance. 2016; news.medicalmarijuanainc.com/study-finds-cbd-based-topical-improves-skin-appearance.

[509] Heron M, Anderson RN: Changes in the Leading Cause of Death: Recent Patterns in Heart Disease and Cancer Mortality. NCHS Data Brief. 2016 Aug;(254):1-8. PMID: 27598767.

[510] Global, regional, and national life expectancy, all-cause mortality, and cause-specific mortality for 249 causes of death, 1980-2015: a systematic analysis for the Global Burden of Disease Study 2015. GBD 2015 Mortality and Causes of Death Collaborators. Lancet. 2016 Oct 8; 388(10053):1459-1544. doi: 10.1016/S0140-6736(16)31012-1.

[511] Nagai H, Kim YH. Cancer prevention from the perspective of global cancer burden patterns. J Thorac Dis. 2017;9(3):448–451. doi:10.21037/jtd.2017.02.75. doi: 10.21037/jtd.2017.02.75.

[512] Sarfaraz S, Adhami VM, Syed DN, Afaq F, Mukhtar H: Cannabinoids for cancer treatment: progress and promise. Cancer Res. 2008 Jan 15;68(2):339-42. doi: 10.1158/0008-5472.CAN-07-2785.

[513] Chakravarti B, Ravi J, Ganju RK. Cannabinoids as therapeutic agents in cancer: current status and future implications. Oncotarget. 2014;5(15):5852–5872. doi:10.18632/oncotarget.2233.

[514] Joseph J, Niggemann B, Zaenker KS, Entschladen F: Anandamide is an endogenous inhibitor for the migration of tumor cells and T lymphocytes. Cancer Immunol Immunother. 2004 Aug;53(8):723-8. doi: 10.1007/s00262-004-0509-9.

[515] Śledziński P, Zeyland J, Słomski R, Nowak A. The current state and future perspectives of cannabinoids in cancer biology [published correction appears in Cancer Med. 2018 Nov;7(11):5859]. Cancer Med. 2018;7(3):765–775. doi:10.1002/cam4.1312.

[516] De Petrocellis L, Melck D, Palmisano A, Bisogno T, Laezza C, Bifulco M, Di Marzo V: The endogenous cannabinoid anandamide inhibits human breast cancer cell proliferation. Proc Natl Acad Sci U S A. 1998 Jul 7;95(14):8375-80. PMID: 9653194.

[517] Blázquez C, Carracedo A, Barrado L, Real PJ, Fernández-Luna JL, Velasco G, Malumbres M, Guzmán M: Cannabinoid receptors as novel targets for the treatment of melanoma. FASEB J. 2006 Dec;20(14):2633-5. doi: 10.1096/fj.06-6638fje.

[518] Caffarel MM, Andradas C, Mira E, Pérez-Gómez E, Cerutti C, Moreno-Bueno G, Flores JM, García-Real I, Palacios J, Mañes S, Guzmán M, Sánchez C: Cannabinoids reduce ErbB2-driven breast cancer progression through Akt inhibition. Mol Cancer. 2010 Jul 22;9:196. doi: 10.1186/1476-4598-9-196. doi: 10.1186/1476-4598-9-196.

[519] Sarfaraz S, Afaq F, Adhami VM, Mukhtar H: Cannabinoid receptor as a novel target for the treatment of prostate cancer. Cancer Res. 2005 Mar 1;65(5):1635-41. doi: 10.1158/0008-5472.CAN-04-3410.

[520] Ramer R, Hinz B: Cannabinoids as Anticancer Drugs. Adv Pharmacol. 2017;80:397-436. doi: 10.1016/bs.apha.2017.04.002.

[521] Donadelli M, Dando I, Zaniboni T, et al. Gemcitabine/cannabinoid combination triggers autophagy in pancreatic cancer cells through a ROS-mediated mechanism. Cell Death Dis. 2011;2(4):e152. doi:10.1038/cddis.2011.36.

[522] Massi P, Vaccani A, Ceruti S, Colombo A, Abbracchio MP, Parolaro D: Antitumor effects of cannabidiol, a nonpsychoactive cannabinoid, on human glioma cell lines. J Pharmacol Exp Ther. 2004 Mar;308(3):838-45. doi: 10.1124/jpet.103.061002.

[523] Shen Y, Lu Y, Yu F, Zhu C, Wang H, Wang J: Peroxisome Proliferator-Activated Receptor-γ and Its Ligands in the Treatment of Tumors in the Nervous System. Curr Stem Cell Res Ther. 2016;11(3):208-15. PMID: 26216127.

[524] Ramer R, Heinemann K, Merkord J, Rohde H, Salamon A, Linnebacher M, Hinz B: COX-2 and PPAR-γ confer cannabidiol-induced apoptosis of human lung cancer cells. Mol Cancer Ther. 2013 Jan;12(1):69-82. doi: 10.1158/1535-7163.MCT-12-0335.

[525] Bisogno T, Hanus L, De Petrocellis L, Tchilibon S, Ponde DE, Brandi I, Moriello AS, Davis JB, Mechoulam R, Di Marzo V: Molecular targets for cannabidiol and its synthetic analogues: effect on vanilloid VR1 receptors and on the cellular uptake and enzymatic hydrolysis of anandamide. Br J Pharmacol. 2001 Oct;134(4):845-52. doi: 10.1038/sj.bjp.0704327.

[526] Ravi J, Sneh A, Shilo K, Nasser MW, Ganju RK: FAAH inhibition enhances anandamide mediated anti-tumorigenic effects in non-small cell lung cancer by downregulating the EGF/EGFR pathway. Oncotarget. 2014 May 15;5(9):2475-86. doi: 10.18632/oncotarget.1723.

[527] Aggarwal SK. Use of cannabinoids in cancer care: palliative care. Curr Oncol. 2016;23(2):S33–S36. doi:10.3747/co.23.2962.

[528] Abrams DI, Guzman M: Cannabis in cancer care. Clin Pharmacol Ther. 2015 Jun;97(6):575-86. doi: 10.1002/cpt.108.

[529] Dzierżanowski T. Prospects for the Use of Cannabinoids in Oncology and Palliative Care Practice: A Review of the Evidence. Cancers (Basel). 2019;11(2):129. doi:10.3390/cancers11020129.

[530] Tateo S: State of the evidence: Cannabinoids and cancer pain—A systematic review. Journal of the American Association of Nurse Practitioners 2017. 29(2):94–103, doi: 10.1002/2327-6924.12422.

[531] Tramèr MR, Carroll D, Campbell FA, Reynolds DJ, Moore RA, McQuay HJ: Cannabinoids for control of chemotherapy induced nausea and vomiting: quantitative systematic review. BMJ. 2001 Jul 7;323(7303):16-21. PMID: 11440936.

[532] Cooper GS, Stroehla BC: The epidemiology of autoimmune diseases. Autoimmun Rev. 2003 May;2(3):119-25. PMID: 12848952

[533] Cooper GS, Bynum ML, Somers EC. Recent insights in the epidemiology of autoimmune diseases: improved prevalence estimates and understanding of clustering of diseases. J Autoimmun. 2009;33(3-4):197–207. doi:10.1016/j.jaut.2009.09.008.

[534] Jacobson DL, Gange SJ, Rose NR, Graham NM: Epidemiology and estimated population burden of selected autoimmune diseases in the United States. Clin Immunol Immunopathol. 1997 Sep;84(3):223-43. PMID: 9281381.

[535] Qin X. What caused the increase of autoimmune and allergic diseases: a decreased or an increased exposure to luminal microbial components? World J Gastroenterol. 2007;13(8):1306–1307. doi:10.3748/wjg.v13.i8.1306.

[536] Cojocaru M, Cojocaru IM, Silosi I. Multiple autoimmune syndrome. Maedica (Buchar). 2010;5(2):132–134.

[537] Hewagama A, Richardson B: The genetics and epigenetics of autoimmune diseases. J Autoimmun. 2009 Aug;33(1):3-11. doi: 10.1016/j.jaut.2009.03.007.

[538] Katchan V, David P, Shoenfeld Y: Cannabinoids and autoimmune diseases: A systematic review. Autoimmun Rev. 2016 Jun;15(6):513-28. doi: 10.1016/j.autrev.2016.02.008.

[539] Rieder SA, Chauhan A, Singh U, Nagarkatti M, Nagarkatti P: Cannabinoid-induced apoptosis in immune cells as a pathway to immunosuppression. Immunobiology. 2010 Aug;215(8):598-605. doi: 10.1016/j.imbio.2009.04.001.

[540] Pandey R, Hegde VL, Singh NP, Hofseth L, Singh U, Ray S, Nagarkatti M, Nagarkatti PS: Use of cannabinoids as a novel therapeutic modality against autoimmune hepatitis. Vitam Horm. 2009;81:487-504. doi: 10.1016/S0083-6729(09)81019-4.

[541] Hegde VL, Hegde S, Cravatt BF, Hofseth LJ, Nagarkatti M, Nagarkatti PS: Attenuation of experimental autoimmune hepatitis by exogenous and endogenous cannabinoids: involvement of regulatory T cells. Mol Pharmacol. 2008 Jul;74(1):20-33. doi: 10.1124/mol.108.047035.

[542] Arévalo-Martín A, García-Ovejero D, Gómez O, Rubio-Araiz A, Navarro-Galve B, Guaza C, Molina-Holgado E, Molina-Holgado F: CB2 cannabinoid receptors as an emerging target for demyelinating diseases: from neuroimmune interactions to cell replacement strategies. Br J Pharmacol. 2008 Jan;153(2):216-25. doi: 10.1038/sj.bjp.0707466.

[543] Weiner HL: The challenge of multiple sclerosis: how do we cure a chronic heterogeneous disease? Ann Neurol. 2009 Mar;65(3):239-48. doi: 10.1002/ana.21640.

[544] Nagarkatti P, Pandey R, Rieder SA, Hegde VL, Nagarkatti M. Cannabinoids as novel anti-inflammatory drugs. Future Med Chem. 2009;1(7):1333–1349. doi:10.4155/fmc.09.93.

[545] Elliott DM, Singh N, Nagarkatti M, Nagarkatti PS. Cannabidiol Attenuates Experimental Autoimmune Encephalomyelitis Model of Multiple Sclerosis Through Induction of Myeloid-Derived Suppressor Cells. Front Immunol. 2018;9:1782. 2018 doi:10.3389/fimmu.2018.01782.

[546] Kozela E, Lev N, Kaushansky N, Eilam R, Rimmerman N, Levy R, Ben-Nun A, Juknat A, Vogel Z: Cannabidiol inhibits pathogenic T cells, decreases spinal microglial activation and ameliorates multiple sclerosis-like disease in C57BL/6 mice. Br J Pharmacol. 2011 Aug;163(7):1507-19. doi: 10.1111/j.1476-5381.2011.01379.x.

[547] Rahimi A, Faizi M, Talebi F, Noorbakhsh F, Kahrizi F, Naderi N: Interaction between the protective effects of cannabidiol and palmitoylethanolamide in experimental model of multiple sclerosis in C57BL/6 mice. Neuroscience. 2015 Apr 2;290:279-87. doi: 10.1016/j.neuroscience.2015.01.030.

[548] Kaplan BL, Springs AE, Kaminski NE. The profile of immune modulation by cannabidiol (CBD) involves deregulation of nuclear factor of activated T cells (NFAT). Biochem Pharmacol. 2008;76(6):726–737. doi:10.1016/j.bcp.2008.06.022.

[549] Weiss L, Zeira M, Reich S, Har-Noy M, Mechoulam R, Slavin S, Gallily R: Cannabidiol lowers incidence of diabetes in non-obese diabetic mice. Autoimmunity. 2006 Mar;39(2):143-51. doi: 10.1080/08916930500356674.

[550] Katz D, Katz I, Porat-Katz BS, Shoenfeld Y: Medical cannabis: Another piece in the mosaic of autoimmunity? Clin Pharmacol Ther. 2017 Feb;101(2):230-238. doi: 10.1002/cpt.568.

[551] Mechoulam R, Parker LA, Gallily R: Cannabidiol: an overview of some pharmacological aspects. J Clin Pharmacol. 2002 Nov;42(S1):11S-19S. PMID: 12412831.

[552] Hammell DC, Zhang LP, Ma F, et al. Transdermal cannabidiol reduces inflammation and pain-related behaviours in a rat model of arthritis. Eur J Pain. 2015;20(6):936–948. doi:10.1002/ejp.818.

[553] De Filippis D, Esposito G, Cirillo C, Cipriano M, De Winter BY, Scuderi C, Sarnelli G, Cuomo R, Steardo L, De Man JG, Iuvone T: Cannabidiol reduces intestinal inflammation through the control of neuroimmune axis. PLoS One. 2011;6(12):e28159. doi: 10.1371/journal.pone.0028159.

[554] Li B, Selmi C, Tang R, Gershwin ME, Ma X: The microbiome and autoimmunity: a paradigm from the gut-liver axis. Cell Mol Immunol. 2018 Jun;15(6):595-609. doi: 10.1038/cmi.2018.7.

[555] De Luca F, Shoenfeld Y: The microbiome in autoimmune diseases. Clin Exp Immunol. 2019 Jan;195(1):74-85. doi: 10.1111/cei.13158.

[556] Cani PD, Plovier H, Van Hul M, Geurts L, Delzenne NM, Druart C, Everard A: Endocannabinoids--at the crossroads between the gut microbiota and host

metabolism. Nat Rev Endocrinol. 2016 Mar;12(3):133-43. doi: 10.1038/nrendo.2015.211.

[557] Sözen T, Özışık L, Başaran NÇ: An overview and management of osteoporosis. Eur J Rheumatol. 2017 Mar;4(1):46-56. doi: 10.5152/eurjrheum.2016.048.

[558] International Osteoporosis Foundation. Osteoporosis- Incidence and burden. www.iofbonehealth.org/facts-statistics.

[559] Johnell O, Kanis JA: An estimate of the worldwide prevalence and disability associated with osteoporotic fractures. Osteoporos Int. 2006 Dec;17(12):1726-33. doi: 10.1007/s00198-006-0172-4.

[560] Kanis JA, Johnell O, De Laet C, Johansson H: A meta-analysis of previous fracture and subsequent fracture risk. Bone. 2004 Aug;35(2):375-82. doi: 10.1016/j.bone.2004.03.024.

[561] Ofek O, Karsak M, Leclerc N, Fogel M, Frenkel B, Wright K, Tam J, Attar-Namdar M, Kram V, Shohami E, Mechoulam R, Zimmer A, Bab I: Peripheral cannabinoid receptor, CB2, regulates bone mass. Proc Natl Acad Sci U S A. 2006 Jan 17;103(3):696-701. doi: 10.1073/pnas.0504187103

[562] Idris AI, Sophocleous A, Landao-Bassonga E, van't Hof RJ, Ralston SH: Regulation of bone mass, osteoclast function, and ovariectomy-induced bone loss by the type 2 cannabinoid receptor. Endocrinology. 2008 Nov;149(11):5619-26. doi: 10.1210/en.2008-0150.

[563] Bab I, Zimmer A, Melamed E: Cannabinoids and the skeleton: from marijuana to reversal of bone loss. Ann Med. 2009;41(8):560-7. doi: 10.1080/07853890903121025.

[564] Kogan NM, Melamed E, Wasserman E, Raphael B, Breuer A, Stok KS, Sondergaard R, Escudero AV, Baraghithy S, Attar-Namdar M, Friedlander-Barenboim S, Mathavan N, Isaksson H, Mechoulam R, Müller R, Bajayo A, Gabet Y, Bab I: Cannabidiol, a Major Non-Psychotropic Cannabis Constituent Enhances Fracture Healing and Stimulates Lysyl Hydroxylase Activity in Osteoblasts. J Bone Miner Res. 2015 Oct;30(10):1905-13. doi: 10.1002/jbmr.2513.

[565] Li D, Lin Z, Meng Q, Wang K, Wu J, Yan H: Cannabidiol administration reduces sublesional cancellous bone loss in rats with severe spinal cord injury. Eur J Pharmacol. 2017 Aug 15;809:13-19. doi: 10.1016/j.ejphar.2017.05.011.

[566] Marino S, Idris AI: Emerging therapeutic targets in cancer induced bone disease: A focus on the peripheral type 2 cannabinoid receptor. Pharmacol Res. 2017 May;119:391-403. doi: 10.1016/j.phrs.2017.02.023.

[567] MacDonald S, Hall J. Bone pain. In: MacDonald N, Oneschuk D, Hagen N, Doyle D, editors. Palliative medicine: a case-based manual. 2. New York, NY: Oxford University Press; 2005. pp. 47–58.

[568] Tam J, Trembovler V, Di Marzo V, Petrosino S, Leo G, Alexandrovich A, Regev E, Casap N, Shteyer A, Ledent C, Karsak M, Zimmer A, Mechoulam R, Yirmiya R, Shohami E, Bab I: The cannabinoid CB1 receptor regulates bone formation by modulating adrenergic signaling. FASEB J. 2008 Jan;22(1):285-94. doi: 10.1096/fj.06-7957com.

[569] Heron M, Anderson RN: Changes in the Leading Cause of Death: Recent Patterns in Heart Disease and Cancer Mortality. NCHS Data Brief. 2016 Aug;(254):1-8. PMID: 27598767.

[570] Gaziano T, Reddy KS, Paccaud F, Horton S, Chaturvedi V: Disease Control Priorities in Developing Countries. 2nd edition. Chapter 33, Cardiovascular Disease. www.ncbi.nlm.nih.gov/books/NBK11767/ Co-published by Oxford University Press, New York.

[571] Anand SS, Hawkes C, de Souza RJ, et al. Food Consumption and its Impact on Cardiovascular Disease: Importance of Solutions Focused on the Globalized Food System: A Report From the Workshop Convened by the World Heart Federation. J Am Coll Cardiol. 2015;66(14):1590–1614. doi:10.1016/j.jacc.2015.07.050.

[572] Rippe JM, Angelopoulos TJ: Lifestyle strategies for cardiovascular risk reduction. Curr Atheroscler Rep. 2014 Oct;16(10):444. doi: 10.1007/s11883-014-0444-y.

[573] Masana L, Ros E, Sudano I, Angoulvant D; lifestyle expert working group: Is there a role for lifestyle changes in cardiovascular prevention? What, when and how? Atheroscler Suppl. 2017 Apr;26:2-15. doi: 10.1016/S1567-5688(17)30020-X.

[574] Lake KD, Compton DR, Varga K, Martin BR, Kunos G: Cannabinoid-induced hypotension and bradycardia in rats mediated by CB1-like cannabinoid receptors. J Pharmacol Exp Ther. 1997 Jun;281(3):1030-7. PMID: 9190833.

[575] Martín Giménez VM, Noriega SE, Kassuha DE, Fuentes LB, Manucha W: Anandamide and endocannabinoid system: an attractive therapeutic approach for cardiovascular disease. Ther Adv Cardiovasc Dis. 2018 Jul;12(7):177-190. doi: 10.1177/1753944718773690.

[576] O'Sullivan SE: Endocannabinoids and the Cardiovascular System in Health and Disease. Handb Exp Pharmacol. 2015;231:393-422. doi: 10.1007/978-3-319-20825-1_14.

[577] Grainger J, Boachie-Ansah G. Anandamide-induced relaxation of sheep coronary arteries: the role of the vascular endothelium, arachidonic acid metabolites and potassium channels. Br J Pharmacol. 2001;134(5):1003–1012. doi:10.1038/sj.bjp.0704340.

[578] Steffens S, Pacher P: The activated endocannabinoid system in atherosclerosis: driving force or protective mechanism? Curr Drug Targets. 2015;16(4):334-41. PMID: 25469884.

[579] Montecucco F, Di Marzo V: At the heart of the matter: the endocannabinoid system in cardiovascular function and dysfunction. Trends Pharmacol Sci. 2012 Jun;33(6):331-40. doi: 10.1016/j.tips.2012.03.002.

[580] Cook C, Foster P: Epidemiology of glaucoma: what's new? Can J Ophthalmol. 2012 Jun;47(3):223-6. doi: 10.1016/j.jcjo.2012.02.003.

[581] Straiker AJ, Maguire G, Mackie K, Lindsey J: Localization of cannabinoid CB1 receptors in the human anterior eye and retina. Invest Ophthalmol Vis Sci. 1999 Sep;40(10):2442-8. PMID: 10476817.

[582] Hepler RS, Frank IR: Marihuana smoking and intraocular pressure. JAMA. 1971 Sep 6;217(10):1392. PMID: 5109652.

[583] Tomida I, Pertwee RG, Azuara-Blanco A. Cannabinoids and glaucoma. Br J Ophthalmol. 2004;88(5):708–713. doi:10.1136/bjo.2003.032250.

[584] Korczyn AD: The ocular effects of cannabinoids. General Pharmacology: The Vascular System. Volume 11, Issue 5, 1980, Pages 419-423. doi.org/10.1016/0306-3623(80)90026-9.

[585] Järvinen T, Pate DW, Laine K: Cannabinoids in the treatment of glaucoma. Pharmacol Ther. 2002 Aug;95(2):203-20. PMID: 12182967.

[586] Nucci C, Bari M, Spanò A, Corasaniti M, Bagetta G, Maccarrone M, Morrone LA: Potential roles of (endo)cannabinoids in the treatment of glaucoma: from intraocular pressure control to neuroprotection. Prog Brain Res. 2008;173:451-64. doi: 10.1016/S0079-6123(08)01131-X.

[587] Kelly B, Nappe T: National Center for Biotechnology Information NCBI. StatPearls: Cannabinoid Toxicity. ncbi.nlm.nih.gov/books/NBK482175/.

[588] Huecker MR, Azadfard M, Leaming JM: Opioid Addiction. [Updated 2019 Feb 28]. In: StatPearls [Internet]. StatPearls Publishing; 2019. Available from: www.ncbi.nlm.nih.gov/books/NBK448203.

[589] Hser YI, Mooney LJ, Saxon AJ, et al. High Mortality Among Patients With Opioid Use Disorder in a Large Healthcare System. J Addict Med. 2017;11(4):315–319. doi:10.1097/ADM.0000000000000312.

[590] Gomes T, Tadrous M, Mamdani MM, Paterson JM, Juurlink DN. The Burden of Opioid-Related Mortality in the United States. JAMA Netw Open. 2018;1(2):e180217. Published 2018 Jun 1. doi:10.1001/jamanetworkopen.2018.0217.

[591] Rudd RA, Seth P, David F, Scholl L: Increases in Drug and Opioid-Involved Overdose Deaths - United States, 2010-2015. MMWR Morb Mortal Wkly Rep. 2016 Dec 30;65(50-51):1445-1452. doi: 10.15585/mmwr.mm655051e1.

[592] Centers for disease Control and Prevention Understanding the Epidemic. Record Overdose Deaths. cdc.gov/drugoverdose/epidemic/index.

[593] Prud'homme M, Cata R, Jutras-Aswad D. Cannabidiol as an Intervention for Addictive Behaviors: A Systematic Review of the Evidence. Subst Abuse. 2015;9:33–38. doi:10.4137/SART.S25081.

[594] Katsidoni V, Anagnostou I, Panagis G: Cannabidiol inhibits the reward-facilitating effect of morphine: involvement of 5-HT1A receptors in the dorsal raphe nucleus. Addict Biol. 2013 Mar;18(2):286-96. doi: 10.1111/j.1369-1600.2012.00483.x.

[595] Ren Y, Whittard J, Higuera-Matas A, Morris CV, Hurd YL: Cannabidiol, a nonpsychotropic component of cannabis, inhibits cue-induced heroin seeking and normalizes discrete mesolimbic neuronal disturbances. J Neurosci. 2009 Nov 25;29(47):14764-9. doi: 10.1523/JNEUROSCI.4291-09.2009.

[596] Crippa JA, Hallak JE, Machado-de-Sousa JP, Queiroz RH, Bergamaschi M, Chagas MH, Zuardi AW: Cannabidiol for the treatment of cannabis withdrawal syndrome: a case report. J Clin Pharm Ther. 2013 Apr;38(2):162-4. doi: 10.1111/jcpt.12018.

[597] Morgan CJ, Schafer G, Freeman TP, Curran HV: Impact of cannabidiol on the acute memory and psychotomimetic effects of smoked cannabis: naturalistic study: naturalistic study. Br J Psychiatry. 2010 Oct;197(4):285-90. doi: 10.1192/bjp.bp.110.077503.

[598] Morgan CJ, Freeman TP, Schafer GL, Curran HV: Cannabidiol attenuates the appetitive effects of Delta 9-tetrahydrocannabinol in humans smoking their chosen cannabis. Neuropsychopharmacology. 2010 Aug;35(9):1879-85. doi: 10.1038/npp.2010.58.

[599] Morgan CJ, Das RK, Joye A, Curran HV, Kamboj SK: Cannabidiol reduces cigarette consumption in tobacco smokers: preliminary findings. Addict Behav. 2013 Sep;38(9):2433-6. doi: 10.1016/j.addbeh.2013.03.011.

[600] Consroe P, Carlini EA, Zwicker AP, Lacerda LA: Interaction of cannabidiol and alcohol in humans. Psychopharmacology (Berl). 1979;66(1):45-50. PMID: 120541.

[601] Turna J, Syan SK, Frey BN, Rush B, Costello MJ, Weiss M, MacKillop J: Cannabidiol as a Novel Candidate Alcohol Use Disorder Pharmacotherapy: A Systematic Review. Alcohol Clin Exp Res. 2019 Apr;43(4):550-563. doi: 10.1111/acer.13964.

[602] Bradford AC, Bradford WD, Abraham A, Bagwell Adams G: Association Between US State Medical Cannabis Laws and Opioid Prescribing in the Medicare Part D Population. JAMA Intern Med. 2018;178(5):667–672.

[603] Corroon J, Phillips JA. A Cross-Sectional Study of Cannabidiol Users. Cannabis Cannabinoid Res. 2018;3(1):152–161. doi:10.1089/can.2018.0006.

[604] Iffland K, Grotenhermen F. An Update on Safety and Side Effects of Cannabidiol: A Review of Clinical Data and Relevant Animal Studies. Cannabis Cannabinoid Res. 2017;2(1):139–154. doi:10.1089/can.2016.0034.

[605] The U.S. Food and Drug Administration FDA: Scientific Data and Information about Products Containing Cannabis or Cannabis-Derived Compounds; Public Hearing. May 2019. www.fda.gov/news-events/fda-meetings-conferences-and-workshops/scientific-data-and-information-about-products-containing-cannabis-or-cannabis-derived-compounds.

[606] Jiang R, Yamaori S, Okamoto Y, Yamamoto I, Watanabe K: Cannabidiol is a potent inhibitor of the catalytic activity of cytochrome P450 2C19. Drug Metab Pharmacokinet. 2013;28(4):332-8. PMID: 23318708.

[607] Yamaori S, Okamoto Y, Yamamoto I, Watanabe K: Cannabidiol, a major phytocannabinoid, as a potent atypical inhibitor for CYP2D6. Drug Metab Dispos. 2011 Nov;39(11):2049-56. doi: 10.1124/dmd.111.041384.

[608] Rong C, Carmona NE, Lee YL, Ragguett RM, Pan Z, Rosenblat JD, Subramaniapillai M, Shekotikhina M, Almatham F, Alageel A, Mansur R, Ho RC, McIntyre RS: Drug-drug interactions as a result of co-administering Δ9-THC and CBD with other psychotropic agents. Expert Opin Drug Saf. 2018 Jan;17(1):51-54. doi: 10.1080/14740338.2017.1397128.

[609] Monographie NN. Cannabidiol. Deutscher Arzneimittel-Codex (DAC) inkl. Neues Rezeptur-Formularium (NRF). DAC/NRF October 22, 2015.

[610] Brzozowska N, Li KM, Wang XS, Booth J, Stuart J, McGregor IS, Arnold JC: ABC transporters P-gp and Bcrp do not limit the brain uptake of the novel antipsychotic and anticonvulsant drug cannabidiol in mice. PeerJ. 2016 May 26;4:e2081. doi: 10.7717/peerj.2081.

[611] Grotenhermen F, Müller-Vahl K. Cannabis und Cannabinoide in der Medizin: Fakten und Ausblick. Suchttherapie. 2016;17:71–76.

[612] Corroon J, Phillips JA. A Cross-Sectional Study of Cannabidiol Users. Cannabis Cannabinoid Res. 2018;3(1):152–161. Published 2018 Jul 1. doi:10.1089/can.2018.0006.

[613] Gallily R, Yekhtin Z, Hanus LO: Overcoming the Bell-Shaped Dose-Response of Cannabidiol by Using Cannabis Extract Enriched in Cannabidiol. Pharmacology & Pharmacy, 2015, 6, 75-85. dx.doi.org/10.4236/pp.2015.62010.

[614] Bonn-Miller MO, Loflin MJE, Thomas BF, Marcu JP, Hyke T, Vandrey R: Labeling Accuracy of Cannabidiol Extracts Sold Online. JAMA. 2017 Nov 7;318(17):1708-1709. doi: 10.1001/jama.2017.11909.

[615] Mechoulam R, Hanus L: A historical overview of chemical research on cannabinoids. Chem Phys Lipids. 2000 Nov; 108(1-2):1-13. PMID: 11106779.

[616] Gertsch J, Pertwee RG, Di Marzo V: Phytocannabinoids beyond the Cannabis plant - do they exist? Br J Pharmacol. 2010;160(3):523-9. doi: 10.1111/j.1476-5381.2010.00745.x.

[617] Fellermeier M, Eisenreich W, Bacher A, Zenk MH: Biosynthesis of cannabinoids. Incorporation experiments with (13)C-labeled glucoses. Eur J Biochem. 2001 Mar;268(6):1596-604. PMID: 11248677.

[618] Russo EB. Taming THC: potential cannabis synergy and phytocannabinoid-terpenoid entourage effects. Br J Pharmacol. 2011;163(7):1344-64. doi: 10.1111/j.1476-5381.2011.01238.x.

[619] Giese MW, Lewis MA, Giese L, Smith KM: Development and Validation of a Reliable and Robust Method for the Analysis of Cannabinoids and Terpenes in Cannabis. J AOAC Int. 2015 Nov-Dec;98(6):1503-22. doi: 10.5740/jaoacint.15-116.

[620] Pamplona FA, da Silva LR, Coan AC: Potential Clinical Benefits of CBD-Rich Cannabis Extracts Over Purified CBD in Treatment-Resistant Epilepsy: Observational Data Meta-analysis. Front Neurol. 2018;9:759. doi:10.3389/fneur.2018.00759.

[621] Kamal BS, Kamal F, Lantela DE: Cannabis and the Anxiety of Fragmentation-A Systems Approach for Finding an Anxiolytic Cannabis Chemotype. Front Neurosci. 2018;12:730. doi:10.3389/fnins.2018.00730.

[622] Gallily R, Yekhtin Z, Hanuš LO: Overcoming the Bell-Shaped Dose-Response of Cannabidiol by Using Cannabis Extract Enriched in Cannabidiol. Pharmacology & Pharmacy. Vol.6 No.2(2015), 75-85. doi:10.4236/pp.2015.62010.

[623] McPartland JM, Guy GW, Di Marzo V. Care and feeding of the endocannabinoid system: a systematic review of potential clinical interventions that upregulate the endocannabinoid system. PLoS One. 2014;9(3):e89566.. doi:10.1371/journal.pone.0089566.

[624] Kulig K: Interpretation of Workplace Tests for Cannabinoids. J Med Toxicol. 2016;13(1):106-110. doi: 10.1007/s13181-016-0587-z.

[625] Insurance Institute for Highway Safety (IIHS) and Highway Loss Data Institute (HLDI). Crashes rise in first states to begin legalized retail sales of recreational marijuana. iihs.org/iihs/news/desktopnews/crashes-rise-in-first-states-to-begin-legalized-retail-sales-of-recreational-marijuana.

[626] Nahler G, Grotenhermen F, Zuardi AW, Crippa JAS: A Conversion of Oral Cannabidiol to Delta9-Tetrahydrocannabinol Seems Not to Occur in Humans. Cannabis Cannabinoid Res. 2017;2(1):81-86. doi:10.1089/can.2017.0009.

[627] Bonn-Miller MO, Loflin MJE, Thomas BF, Marcu JP, Hyke T, Vandrey R. Labeling Accuracy of Cannabidiol Extracts Sold Online. JAMA. 2017;318(17):1708-1709. doi: 10.1001/jama.2017.11909.

[628] The U.S. Food and Drug Administration FDA: Scientific Data and Information about Products Containing Cannabis or Cannabis-Derived Compounds; Public Hearing. May 2019. www.fda.gov/news-events/fda-meetings-conferences-and-workshops/scientific-data-and-information-about-products-containing-cannabis-or-cannabis-derived-compounds.

[629] Taylor L, Gidal B, Blakey G, Tayo B, Morrison G: A Phase I, Randomized, Double-Blind, Placebo-Controlled, Single Ascending Dose, Multiple Dose, and Food Effect Trial

of the Safety, Tolerability and Pharmacokinetics of Highly Purified Cannabidiol in Healthy Subjects. CNS Drugs. 2018 Nov;32(11):1053-1067. doi: 10.1007/s40263-018-0578-5.

[630] Toutain PL, Bousquet-Mélou A: Plasma terminal half-life. J Vet Pharmacol Ther. 2004 Dec;27(6):427-39. doi: 10.1111/j.1365-2885.2004.00600.x.

[631] Bergamaschi MM, Queiroz RH, Zuardi AW, Crippa JA: Safety and side effects of cannabidiol, a Cannabis sativa constituent. Curr Drug Saf. 2011 Sep 1;6(4):237-49. PMID: 22129319.

[632] Consroe P, Laguna J, Allender J, Snider S, Stern L, Sandyk R, Kennedy K, Schram K: Controlled clinical trial of cannabidiol in Huntington's disease. Pharmacol Biochem Behav. 1991 Nov;40(3):701-8. PMID: 1839644.

[633] Manini AF, Yiannoulos G, Bergamaschi MM, Hernandez S, Olmedo R, Barnes AJ, Winkel G, Sinha R, Jutras-Aswad D, Huestis MA, Hurd YL: Safety and pharmacokinetics of oral cannabidiol when administered concomitantly with intravenous fentanyl in humans. J Addict Med. 2015 May-Jun;9(3):204-10. doi: 10.1097/ADM.0000000000000118.

[634] Harvey DJ, Mechoulam R: Metabolites of cannabidiol identified in human urine. Xenobiotica. 1990 Mar;20(3):303-20. doi: 10.3109/00498259009046849.

[635] Bhattacharyya S, Morrison PD, Fusar-Poli P, et al. Opposite effects of delta-9-tetrahydrocannabinol and cannabidiol on human brain function and psychopathology. Neuropsychopharmacology. 2009;35(3):764–774. doi:10.1038/npp.2009.184.

[636] Martin-Santos R1, Crippa JA, Batalla A, Bhattacharyya S, Atakan Z, Borgwardt S, Allen P, Seal M, Langohr K, Farré M, Zuardi AW, McGuire PK: Acute effects of a single, oral dose of d9-tetrahydrocannabinol (THC) and cannabidiol (CBD) administration in healthy volunteers. Curr Pharm Des. 2012;18(32):4966-79. www.ncbi.nlm.nih.gov/pubmed/22716148.

[637] Crippa JA, Hallak JE, Machado-de-Sousa JP, Queiroz RH, Bergamaschi M, Chagas MH, Zuardi AW: Cannabidiol for the treatment of cannabis withdrawal syndrome: a case report. J Clin Pharm Ther. 2013 Apr;38(2): 162-4. doi: 10.1111/jcpt.12018.

[638] Devinsky O, Patel AD, Cross JH, Villanueva V, Wirrell EC, Privitera M, Greenwood SM, Roberts C, Checketts D, VanLandingham KE, Zuberi SM; GWPCARE Study Group: Effect of Cannabidiol on Drop Seizures in the Lennox-Gastaut Syndrome. N Engl J Med. 2018 May 17;378(20):1888-1897. doi: 10.1056/NEJMoa1714631.

[639] Thiele EA, Marsh ED, French JA, Mazurkiewicz-Beldzinska M, Benbadis SR, Joshi C, Lyons PD, Taylor A, Roberts C, Sommerville K; GWPCARE4 Study Group: Cannabidiol in patients with seizures associated with Lennox-Gastaut syndrome (GWPCARE4): a randomised, double-blind, placebo-controlled phase 3 trial. Lancet. 2018 Mar 17;391(10125):1085-1096. doi: 10.1016/S0140-6736(18)30136-3.

[640] Bergamaschi MM, Queiroz RH, Chagas MH, de Oliveira DC, De Martinis BS, Kapczinski F, Quevedo J, Roesler R, Schröder N, Nardi AE, Martín-Santos R, Hallak JE, Zuardi AW, Crippa JA: Cannabidiol reduces the anxiety induced by simulated public speaking in treatment-naïve social phobia patients. Neuropsychopharmacology. 2011 May;36(6):1219-26. doi: 10.1038/npp.2011.6.

[641] Perucca E. Cannabinoids in the Treatment of Epilepsy: Hard Evidence at Last?. J Epilepsy Res. 2017;7(2):61–76. doi:10.14581/jer.17012.

[642] Kogan L, Schoenfeld-Tacher R, Hellyer P, Rishniw M: US Veterinarians' Knowledge, Experience, and Perception Regarding the Use of Cannabidiol for Canine Medical Conditions. Front Vet Sci. 2019 Jan 10;5:338. doi: 10.3389/fvets.2018.00338.

[643] Gamble LJ, Boesch JM, Frye CW, et al. Pharmacokinetics, Safety, and Clinical Efficacy of Cannabidiol Treatment in Osteoarthritic Dogs. Front Vet Sci. 2018;5:165. Published 2018 Jul 23. doi:10.3389/fvets.2018.00165.

[644] Samara E, Bialer M, Mechoulam R: Pharmacokinetics of cannabidiol in dogs. Drug Metab Dispos. 1988 May-Jun;16(3):469-72. PMID: 2900742.

[645] Petty M: DVM360 Magazine. Cannabidiol: A new option for pets in pain? veterinarynews.dvm360.com/cannabidiol-new-option-pets-pain.

[646] Guiden M: Preliminary data from CBD clinical trials 'promising' News From The College Of Veterinary Medicine And Biomedical Sciences, Colorado State University. cvmbs.source.colostate.edu/preliminary-data-from-cbd-clinical-trials-promising.
[647] American Kennel Club Canine Health Foundation. Can CBD Oil Help Dogs With Epilepsy? The AKC Canine Health Foundation Investigates. 2018. www.akc.org/expert-advice/health/cbd-oil-for-dog-seizures.
[648] Dwyer JD: The central American, west Indian, and South American species of copaifera (caesalpiniaceae). Brittonia (1951) 7: 143. doi.org/10.2307/2804703.
[649] Plants For A Future: Copaifera officinalis - L. pfaf.org/user/Plant. aspx?LatinName=Copaifera+officinalis.
[650] Da Trindade R, Kelly da Silva J, William N. Setzer: Copaifera of the Neotropics: A Review of the Phytochemistry and Pharmacology. Int. J. Mol. Sci. 2018, 19(5), 1511; doi:10.3390/ijms19051511.
[651] Science Daily: Copaiba: Silver bullet or snake oil? www.sciencedaily.com/releases/2017/06/170606101417.htm.
[652] Veiga Junior VF, Rosas EC, Carvalho MV, Henriques MG, Pinto AC: Chemical composition and anti-inflammatory activity of copaiba oils from Copaifera cearensis Huber ex Ducke, Copaifera reticulata Ducke and Copaifera multijuga Hayne--a comparative study. J Ethnopharmacol. 2007 Jun 13;112(2):248-54. doi: 10.1016/j.jep.2007.03.005.
[653] Hendriks H, Malingre T, Battermann S, Boss R. Mono- and sesquiterpene hydrocarbons of the essential oil of Cannabis sativa. Phytochemistry. 1975;14:814–815.
[654] PubChem. Open Chemistry Database. Caryophyllene. National Institute of Health NIH, National Center for Biotechnology Information: pubchem.ncbi.nlm.nih.gov/compound/beta-caryophyllene.
[655] Orav A, Stulova I, Kailas T, Müürisepp M: Effect of storage on the essential oil composition of Piper nigrum L. fruits of different ripening states. J Agric Food Chem. 2004 May 5;52(9):2582-6. doi: 10.1021/jf030635s.
[656] Mockute D, Bernotiene G, Judzentiene A: The essential oil of Origanum vulgare L. ssp. vulgare growing wild in vilnius district (Lithuania). Phytochemistry. 2001 May;57(1):65-9. PMID: 11336262.
[657] Stewart D: The Chemistry of Essential Oils Made Simple. Chemical Analysis of Piper Nigrum. Care Publications 2013. Table 32. Pp 506-557.
[658] Gertsch J, Leonti M, Raduner S, et al: Beta-caryophyllene is a dietary cannabinoid. Proc Natl Acad Sci U S A. 2008;105(26):9099-104. doi: 10.1073/pnas.0803601105.
[659] Gertsch J, Leonti M, Raduner S, Racz I, Chen JZ, Xie XQ, Altmann KH, Karsak M, Zimmer A: Beta-caryophyllene is a dietary cannabinoid. Proc Natl Acad Sci U S A. 2008 Jul 1;105(26):9099-104. doi: 10.1073/pnas.0803601105.
[660] Zimmer A, Racz I, Klauke AL, Markert A, Gertsch J: Beta-caryophyllene, a phytocannabinoid acting on CB2 receptors. 2009. IACM 5th Conference on cannabinoids in medicine, 2-3.Oct, Cologne, Germany.
[661] Klauke AL, Racz I, Pradier B, Markert A, Zimmer AM, Gertsch J, Zimmer A: The cannabinoid CB$_2$ receptor-selective phytocannabinoid beta-caryophyllene exerts analgesic effects in mouse models of inflammatory and neuropathic pain. Eur Neuropsychopharmacol. 2014 Apr;24(4):608-20. doi: 10.1016/j.euroneuro.2013.10.008.
[662] Viveros-Paredes JM, González-Castañeda RE, Gertsch J, et al: Neuroprotective Effects of β-Caryophyllene against Dopaminergic Neuron Injury in a Murine Model of Parkinson's Disease Induced by MPTP. Pharmaceuticals (Basel). 2017;10(3):60. Published 2017 Jul 6. doi:10.3390/ph10030060.
[663] Ames-Sibin AP, Barizão CL, Castro-Ghizoni CV, Silva FMS, Sá-Nakanishi AB, Bracht L, Bersani-Amado CA, Marçal-Natali MR, Bracht A, Comar JF: β-Caryophyllene, the major constituent of copaiba oil, reduces systemic inflammation and oxidative stress in arthritic rats. J Cell Biochem. 2018 Dec;119(12):10262-10277. doi: 10.1002/jcb.27369.

[664] Fidyt K, Fiedorowicz A, Strząstała L, Szumny A: β-caryophyllene and β-caryophyllene oxide-natural compounds of anticancer and analgesic properties. Cancer Med. 2016;5(10):3007-3017. doi: 10.1002/cam4.816

[665] Teixeira FB, de Brito Silva R, Lameira OA, Webber LP, D'Almeida Couto RS, Martins MD, Lima RR: Copaiba oil-resin (Copaifera reticulata Ducke) modulates the inflammation in a model of injury to rats' tongues. BMC Complement Altern Med. 2017 Jun 14;17(1):313. doi: 10.1186/s12906-017-1820-2.

[666] Guimarães-Santos A, Santos DS, Santos IR, et al. Copaiba oil-resin treatment is neuroprotective and reduces neutrophil recruitment and microglia activation after motor cortex excitotoxic injury. Evid Based Complement Alternat Med. 2012;2012:918174. doi: 10.1155/2012/918174.

[667] Curio M, Jacone H, Perrut J, Pinto AC, Filho VF, Silva RC: Acute effect of Copaifera reticulata Ducke copaiba oil in rats tested in the elevated plus-maze: an ethological analysis. J Pharm Pharmacol. 2009 Aug;61(8):1105-10. doi: 10.1211/jpp/61.08.0015.

[668] Castro Ghizoni CV, Arssufi Ames AP, Lameira OA, Bersani Amado CA, Sá Nakanishi AB, Bracht 1, Marçal Natali MR, Peralta RM, Bracht A, Comar JF: Anti-Inflammatory and Antioxidant Actions of Copaiba Oil Are Related to Liver Cell Modifications in Arthritic Rats. J Cell Biochem. 2017 Oct;118(10):3409-3423. doi: 10.1002/jcb.25998.

[669] Bahr T, Allred K, Martinez D, Rodriguez D, Winterton P: Effects of a massage-like essential oil application procedure using Copaiba and Deep Blue oils in individuals with hand arthritis. Complement Ther Clin Pract. 2018 Nov;33:170-176. doi: 10.1016/j.ctcp.2018.10.004.

[670] Koulivand PH, Khaleghi Ghadiri M, Gorji A. Lavender and the nervous system. Evid Based Complement Alternat Med. 2013;2013:681304. doi: 10.1155/2013/681304.

[671] Keshavarz Afshar M, Behboodi Moghadam Z, Taghizadeh Z, Bekhradi R, Montazeri A, Mokhtari P. Lavender fragrance essential oil and the quality of sleep in postpartum women. Iran Red Crescent Med J. 2015;17(4):e25880. doi:10.5812/ircmj.17(4)2015.25880.

[672] Chen SL, Chen CH: Effects of Lavender Tea on Fatigue, Depression, and Maternal-Infant Attachment in Sleep-Disturbed Postnatal Women. Worldviews Evid Based Nurs. 2015 Dec;12(6):370-9. doi: 10.1111/wvn.12122.

[673] Lillehei AS, Halcón LL, Savik K, Reis R. Effect of Inhaled Lavender and Sleep Hygiene on Self-Reported Sleep Issues: A Randomized Controlled Trial. J Altern Complement Med. 2015;21(7):430-8. doi: 10.1089/acm.2014.0327.

[674] Lee IS, Lee GJ: Effects of lavender aromatherapy on insomnia and depression in women college students. Taehan Kanho Hakhoe Chi. 2006 Feb;36(1):136-43. PMID: 16520572.

[675] Ozkaraman A, Dügüm Ö, Özen Yılmaz H, Usta Yesilbalkan Ö: Aromatherapy: The Effect of Lavender on Anxiety and Sleep Quality in Patients Treated With Chemotherapy. Clin J Oncol Nurs. 2018 Apr 1;22(2):203-210. doi: 10.1188/18.CJON.203-210.

[676] Şentürk A, Tekinsoy Kartın P: The Effect of Lavender Oil Application via Inhalation Pathway on Hemodialysis Patients' Anxiety Level and Sleep Quality. Holist Nurs Pract. 2018 Nov/Dec;32(6):324-335. doi: 10.1097/HNP.0000000000000292.

[677] López V, Nielsen B, Solas M, Ramírez MJ, Jäger AK. Exploring Pharmacological Mechanisms of Lavender (Lavandula angustifolia) Essential Oil on Central Nervous System Targets. Front Pharmacol. 2017;8:280. doi:10.3389/fphar.2017.00280.

[678] Malcolm BJ, Tallian K. Essential oil of lavender in anxiety disorders: Ready for prime time?. Ment Health Clin. 2018;7(4):147-155. doi:10.9740/mhc.2017.07.147.

[679] Schuwald AM, Nöldner M, Wilmes T, Klugbauer N, Leuner K, Müller WE: Lavender oil-potent anxiolytic properties via modulating voltage dependent calcium channels. PLoS One. 2013 Apr 29;8(4):e59998. doi: 10.1371/journal.pone.0059998.

[680] Global Online Essential Oils Symposiums 2017, 2018, and 2019. www.DoctorOli.com.

[681] Lee BH, Lee JS, Kim YC. Hair Growth-Promoting Effects of Lavender Oil in C57BL/6 Mice. Toxicol Res. 2016;32(2):103-8. doi: 10.5487/TR.2016.32.2.103

[682] Sasannejad P, Saeedi M, Shoeibi A, Gorji A, Abbasi M, Foroughipour M: Lavender essential oil in the treatment of migraine headache: a placebo-controlled clinical trial. Eur Neurol. 2012;67(5):288-91. doi: 10.1159/000335249. Epub 2012 Apr 17.

[683] Nasiri A, Mahmodi MA, Nobakht Z: Effect of aromatherapy massage with lavender essential oil on pain in patients with osteoarthritis of the knee: A randomized controlled clinical trial. Complement Ther Clin Pract. 2016 Nov;25:75-80. doi: 10.1016/j.ctcp.2016.08.002

[684] Nasiri A, Mahmodi MA: Aromatherapy massage with lavender essential oil and the prevention of disability in ADL in patients with osteoarthritis of the knee: A randomized controlled clinical trial. Complement Ther Clin Pract. 2018 Feb;30:116-121. doi: 10.1016/j.ctcp.2017.12.012.

[685] Woollard AC, Tatham KC, Barker S: The influence of essential oils on the process of wound healing: a review of the current evidence. J Wound Care. 2007 Jun;16(6):255-7. doi: 10.12968/jowc.2007.16.6.27064.

[686] Altaei DT: Topical lavender oil for the treatment of recurrent aphthous ulceration. Am J Dent. 2012 Feb;25(1):39-43. PMID: 22558691.

[687] Mori HM, Kawanami H, Kawahata H, Aoki M: Wound healing potential of lavender oil by acceleration of granulation and wound contraction through induction of TGF-β in a rat model. BMC Complement Altern Med. 2016 May 26;16:144. doi: 10.1186/s12906-016-1128-7.

[688] Sheikhan F, Jahdi F, Khoei EM, Shamsalizadeh N, Sheikhan M, Haghani H: Episiotomy pain relief: Use of Lavender oil essence in primiparous Iranian women. Complement Ther Clin Pract. 2012 Feb;18(1):66-70. doi: 10.1016/j.ctcp.2011.02.003.

[689] Nikjou R, Kazemzadeh R, Rostamnegad M, Moshfegi S, Karimollahi M, Salehi H: The Effect of Lavender Aromatherapy on the Pain Severity of Primary Dysmenorrhea: A Triple-blind Randomized Clinical Tserial. Ann Med Health Sci Res. 2016 Jul-Aug;6(4):211-215. doi: 10.4103/amhsr.amhsr_527_14.

[690] National Center for Complementary and Integrative Health. Peppermint Oil. nccih.nih.gov/health/peppermintoil.

[691] Meamarbashi A. Instant effects of peppermint essential oil on the physiological parameters and exercise performance. Avicenna J Phytomed. 2014;4(1):72-8. PMID: 25050303.

[692] Meamarbashi A, Rajabi A. The effects of peppermint on exercise performance. J Int Soc Sports Nutr. 2013;10(1):15. Published 2013 Mar 21. doi:10.1186/1550-2783-10-15.

[693] Thompson AJ, Lummis SC. 5-HT3 receptors. Curr Pharm Des. 2006;12(28):3615-30. PMID: 17073663.

[694] Ashoor A, Nordman JC, Veltri D, Yang KH, Shuba Y, Al Kury L, Sadek B, Howarth FC, Shehu A, Kabbani N, Oz M: Menthol inhibits 5-HT3 receptor-mediated currents. J Pharmacol Exp Ther. 2013 Nov;347(2): 398-409. doi: 10.1124/jpet.113.203976.

[695] Yang KH, Galadari S, Isaev D, Petroianu G, Shippenberg TS, Oz M: The nonpsychoactive cannabinoid cannabidiol inhibits 5-hydroxytryptamine3A receptor-mediated currents in Xenopus laevis oocytes. J Pharmacol Exp Ther. 2010 May;333(2):547-54. doi: 10.1124/jpet.109.162594.

[696] Oz M, Zhang L, Morales M: Endogenous cannabinoid, anandamide, acts as a noncompetitive inhibitor on 5-HT3 receptor-mediated responses in Xenopus oocytes. Synapse. 2002 Dec 1;46(3):150-6. doi: 10.1002/syn.10121.

[697] Lane B, Cannella K, Bowen C, Copelan D, Nteff G, Barnes K, Poudevigne M, Lawson J: Examination of the effectiveness of peppermint aromatherapy on nausea in women post C-section. J Holist Nurs. 2012 Jun;30(2):90-104; quiz 105-6. doi: 10.1177/0898010111423419.

[698] Pasha H, Behmanesh F, Mohsenzadeh F, Hajahmadi M, Moghadamnia AA: Study of the effect of mint oil on nausea and vomiting during pregnancy. Iran Red Crescent Med J. 2012 Nov;14(11):727-30. doi: 10.5812/ircmj.3477.

[699] Joulaeerad N, Ozgoli G, Hajimehdipoor H, Ghasemi E, Salehimoghaddam F: Effect of Aromatherapy with Peppermint Oil on the Severity of Nausea and Vomiting in

Pregnancy: A Single-blind, Randomized, Placebo-controlled trial. J Reprod Infertil. 2018 Jan-Mar;19(1):32-38. PMID: 29850445.

[700] Tate S: Peppermint oil: a treatment for postoperative nausea. J Adv Nurs. 1997 Sep;26(3):543-9. PMID: 9378876.

[701] Lua PL, Zakaria NS: A brief review of current scientific evidence involving aromatherapy use for nausea and vomiting. J Altern Complement Med. 2012 Jun;18(6):534-40. doi: 10.1089/acm.2010.0862.

[702] Oh JY, Park MA, Kim YC. Peppermint Oil Promotes Hair Growth without Toxic Signs. Toxicol Res. 2014;30(4):297-304: doi: 10.5487/TR.2014.30.4.297.

[703] Hay IC, Jamieson M, Ormerod AD: Randomized trial of aromatherapy. Successful treatment for alopecia areata. Arch Dermatol. 1998 Nov;134(11):1349-52. PMID: 9828867.

[704] Moss M, Hewitt S, Moss L, Wesnes K: Modulation of cognitive performance and mood by aromas of peppermint and ylang-ylang. Int J Neurosci. 2008 Jan;118(1):59-77. doi: 10.1080/00207450601042094.

[705] Norrish MI, Dwyer KL: Preliminary investigation of the effect of peppermint oil on an objective measure of daytime sleepiness. Int J Psychophysiol. 2005 Mar;55(3):291-8. doi: 10.1016/j.ijpsycho.2004.08.004.

[706] Ho C, Spence C: Olfactory facilitation of dual-task performance. Neurosci Lett. 2005 Nov 25;389(1):35-40. doi: 10.1016/j.neulet.2005.07.003.

[707] Raudenbush B, Grayhem R, Sears T, Wilson I. Effects of peppermint and cinnamon odor administration on simulated driving alertness, mood and workload. N. Am. J. Psychol. 2009;11:245-256.

[708] Steward D; The Chemistry of Essential Oils. Care Publications 2013, 4th edition: Mentha piperita. Pg 537-538.

[709] McKemy DD: How cold is it? TRPM8 and TRPA1 in the molecular logic of cold sensation. Mol Pain. 2005 Apr 22;1:16. doi: 10.1186/1744-8069-1-16.

[710] De Petrocellis L, Ligresti A, Moriello AS, et al. Effects of cannabinoids and cannabinoid-enriched Cannabis extracts on TRP channels and endocannabinoid metabolic enzymes. Br J Pharmacol. 2011;163(7):1479-94. doi: 10.1111/j.1476-5381.2010.01166.x.

[711] De Petrocellis L, Vellani V, Schiano-Moriello A, Marini P, Magherini PC, Orlando P, Di Marzo V: Plant-derived cannabinoids modulate the activity of transient receptor potential channels of ankyrin type-1 and melastatin type-8. J Pharmacol Exp Ther. 2008 Jun;325(3):1007-15. doi: 10.1124/jpet.107.134809.

[712] Chevrier MR, Ryan AE, Lee DY, Zhongze M, Wu-Yan Z, Via CS: Boswellia carterii extract inhibits TH1 cytokines and promotes TH2 cytokines in vitro. Clin Diagn Lab Immunol. 2005 May;12(5):575-80. doi: 10.1128/CDLI.12.5.575-580.2005.

[713] Akihisa T, Tabata K, Banno N, Tokuda H, Nishimura R, Nakamura Y, Kimura Y, Yasukawa K, Suzuki T: Cancer chemopreventive effects and cytotoxic activities of the triterpene acids from the resin of Boswellia carteri. Biol Pharm Bull. 2006 Sep;29(9):1976-9. PMID: 16946522.

[714] Al-Yasiry AR, Kiczorowska B: Frankincense-therapeutic properties. Postepy Hig Med Dosw (Online).2016 Jan 4;70:380-91.PMID:27117114.

[715] Banno N, Akihisa T, Yasukawa K, Tokuda H, Tabata K, Nakamura Y, Nishimura R, Kimura Y, Suzuki T: Anti-inflammatory activities of the triterpene acids from the resin of Boswellia carteri. J Ethnopharmacol. 2006 Sep 19;107(2):249-53. doi: 10.1016/j.jep.2006.03.006.

[716] Li XJ, Yang YJ, Li YS, Zhang WK, Tang HB: α-Pinene, linalool, and 1-octanol contribute to the topical anti-inflammatory and analgesic activities of frankincense by inhibiting COX-2. J Ethnopharmacol. 2016 Feb 17;179:22-6. doi: 10.1016/j.jep.2015.12.039.

[717] Su S, Hua Y, Wang Y, Gu W, Zhou W, Duan JA, Jiang H, Chen T, Tang Y: Evaluation of the anti-inflammatory and analgesic properties of individual and combined extracts from Commiphora myrrha, and Boswellia carterii. J Ethnopharmacol. 2012 Jan 31;139(2):649-56. doi: 10.1016/j.jep.2011.12.013.

[718] A randomized, double blind, placebo controlled, cross over study to evaluate the analgesic activity of Boswellia serrata in healthy volunteers using mechanical pain model. Indian J Pharmacol. 2014;46(5):475-9. doi: 10.4103/0253-7613.140570.

[719] Kimmatkar N, Thawani V, Hingorani L, Khiyani R: Efficacy and tolerability of Boswellia serrata extract in treatment of osteoarthritis of knee--a randomized double blind placebo controlled trial. Phytomedicine. 2003 Jan;10(1):3-7. doi: 10.1078/094471103321648593.

[720] Abdel-Tawab M, Werz O, Schubert-Zsilavecz M: Boswellia serrata: an overall assessment of in vitro, preclinical, pharmacokinetic and clinical data. Clin Pharmacokinet. 2011 Jun;50(6):349-69. doi: 10.2165/11586800-000000000-00000.

[721] Long-term efficacy of Boswellia serrata in 4 patients with chronic cluster headache. J Headache Pain. 2013;14(Suppl 1):P37. doi: 10.1186/1129-2377-14-S1-P37.

[722] Moussaieff A, Rimmerman N, Bregman T, et al. Incensole acetate, an incense component, elicits psychoactivity by activating TRPV3 channels in the brain. FASEB J. 2008;22(8):3024-34. doi: 10.1096/fj.07-101865.

[723] Moussaieff A, Gross M, Nesher E, Tikhonov T, Yadid G, Pinhasov A: Incensole acetate reduces depressive-like behavior and modulates hippocampal BDNF and CRF expression of submissive animals. J Psychopharmacol. 2012 Dec;26(12):1584-93. doi: 10.1177/0269881112458729.

[724] Science Direct: Burning Incense Is Psychoactive: New Class Of Antidepressants Might Be Right Under Our Noses. www.sciencedaily.com/releases/2008/05/080520110415.htm.

[725] Suhail MM, Wu W, Cao A, Mondalek FG, Fung KM, Shih PT, Fang YT, Woolley C, Young G, Lin HK: Boswellia sacra essential oil induces tumor cell-specific apoptosis and suppresses tumor aggressiveness in cultured human breast cancer cells. BMC Complement Altern Med. 2011 Dec 15;11:129. doi: 10.1186/1472-6882-11-129.

[726] Shao Y, Ho CT, Chin CK, Badmaev V, Ma W, Huang MT: Inhibitory activity of boswellic acids from Boswellia serrata against human leukemia HL-60 cells in culture. Planta Med. 1998 May;64(4):328-31. doi: 10.1055/s-2006-957444.

[727] Xia D, Lou W, Fung KM, Wolley CL, Suhail MM, Lin HK. Cancer Chemopreventive Effects of Boswellia sacra Gum Resin Hydrodistillates on Invasive Urothelial Cell Carcinoma: Report of a Case. Integr Cancer Ther. 2016;16(12):605-611. doi: 10.1177/1534735416664174.

[728] Winking M, Sarikaya S, Rahmanian A, Jödicke A, Böker DK: Boswellic acids inhibit glioma growth: a new treatment option? J Neurooncol. 2000;46(2):97-103. PMID: 10894362.

[729] Flavin DF: A lipoxygenase inhibitor in breast cancer brain metastases. J Neurooncol. 2007 Mar;82(1):91-3. doi: 10.1007/s11060-006-9248-4.

[730] Conti S, Vexler A, Edry-Botzer L, Kalich-Philosoph L, Corn BW, Shtraus N, Meir Y, Hagoel L, Shtabsky A, Marmor S, Earon G, Lev-Ari S: Combined acetyl-11-keto-β-boswellic acid and radiation treatment inhibited glioblastoma tumor cells. PLoS One. 2018 Jul 3;13(7):e0198627. doi: 10.1371/journal.pone.0198627.

[731] Hostanska K, Daum G, Saller R: Cytostatic and apoptosis-inducing activity of boswellic acids toward malignant cell lines in vitro. Anticancer Res. 2002 Sep-Oct;22(5):2853-62. PMID: 12530009.

[732] Dosoky NS, Setzer WN. Biological Activities and Safety of Citrus spp. Essential Oils. Int J Mol Sci. 2018;19(7):1966. doi:10.3390/ijms19071966.

[733] Ibrahim EA, Wang M, Radwan MM, Wanas AS, Majumdar CG, Avula B, Wang YH, Khan IA, Chandra S, Lata H, Hadad GM, Abdel Salam RA, Ibrahim AK, Ahmed SA, ElSohly MA: Analysis of Terpenes in Cannabis sativa L. Using GC/MS: Method Development, Validation, and Application. Planta Med. 2019 Mar;85(5):431-438. doi: 10.1055/a-0828-8387.

[734] Marshall JR: Improving Americans' diet--setting public policy with limited knowledge. Am J Public Health. 1995 Dec;85(12):1609-11. PMID: 7503329.

[735] Tisserand R., Young R. Essential Oil Safety. 2nd ed. Elsevier; New York, NY, USA: 2014.

[736] Crowell PL, Gould MN: Chemoprevention and therapy of cancer by d-limonene. Crit Rev Oncog. 1994;5(1):1-22. PMID: 7948106.

[737] de Almeida AA, Costa JP, de Carvalho RB, de Sousa DP, de Freitas RM: Evaluation of acute toxicity of a natural compound (+)-limonene epoxide and its anxiolytic-like action. Brain Res. 2012 Apr 11;1448:56-62. doi: 10.1016/j.brainres.2012.01.070.

[738] Hirota R, Roger NN, Nakamura H, Song HS, Sawamura M, Suganuma N: Anti-inflammatory effects of limonene from yuzu (Citrus junos Tanaka) essential oil on eosinophils. J Food Sci. 2010 Apr;75(3):H87-92. doi: 10.1111/j.1750-3841.2010.01541.x.

[739] Cha JH, Lee SH, Yoo YS: Effects of aromatherapy on changes in the autonomic nervous system, aortic pulse wave velocity and aortic augmentation index in patients with essential hypertension. J Korean Acad Nurs. 2010 Oct;40(5):705-13. doi: 10.4040/jkan.2010.40.5.705.

[740] Lee H, Woo M, Kim M, Noh JS, Song YO. Antioxidative and Cholesterol-Lowering Effects of Lemon Essential Oil in Hypercholesterolemia-Induced Rabbits. Prev Nutr Food Sci. 2018;23(1):8-14. doi: 10.3746/pnf.2018.23.1.8.

[741] Komori T, Fujiwara R, Tanida M, Nomura J, Yokoyama MM: Effects of citrus fragrance on immune function and depressive states. Neuroimmunomodulation. 1995 May-Jun;2(3):174-80. doi: 10.1159/000096889.

[742] Zhou W, Yoshioka M, Yokogoshi H: Sub-chronic effects of s-limonene on brain neurotransmitter levels and behavior of rats. J Nutr Sci Vitaminol (Tokyo). 2009 Aug;55(4):367-73. PMID: 19763039.

[743] Yun J: Limonene inhibits methamphetamine-induced locomotor activity via regulation of 5-HT neuronal function and dopamine release. Phytomedicine. 2014 May 15;21(6):883-7. doi: 10.1016/j.phymed.2013.12.004.

[744] Costa CA, Cury TC, Cassettari BO, Takahira RK, Flório JC, Costa M. Citrus aurantium L. essential oil exhibits anxiolytic-like activity mediated by 5-HT(1A)-receptors and reduces cholesterol after repeated oral treatment. BMC Complement Altern Med. 2013;13:42. doi:10.1186/1472-6882-13-42.

[745] Hoenen M, Müller K, Pause BM, Lübke KT. Fancy Citrus, Feel Good: Positive Judgment of Citrus Odor, but Not the Odor Itself, Is Associated with Elevated Mood during Experienced Helplessness. Front Psychol. 2016;7:74. doi:10.3389/fpsyg.2016.00074.

[746] Lehrner J, Eckersberger C, Walla P, Pötsch G, Deecke L: Ambient odor of orange in a dental office reduces anxiety and improves mood in female patients. Physiol Behav. 2000 Oct 1-15;71(1-2):83-6. PMID: 11134689.

[747] Hasheminia D, Kalantar Motamedi MR, Karimi Ahmadabadi F, Hashemzehi H, Haghighat A: Can ambient orange fragrance reduce patient anxiety during surgical removal of impacted mandibular third molars? J Oral Maxillofac Surg. 2014 Sep;72(9):1671-6. doi: 10.1016/j.joms.2014.03.031.

[748] Wang X, Li G, Shen W. Protective effects of D-Limonene against transient cerebral ischemia in stroke-prone spontaneously hypertensive rats. Exp Ther Med. 2017;15(1):699-706. doi: 10.3892/etm.2017.5509.

[749] Wang L, Wang J, Fang L, et al. Anticancer activities of citrus peel polymethoxyflavones related to angiogenesis and others. Biomed Res Int. 2014;2014:453972. doi: 10.1155/2014/453972.

[750] Cirmi S, Maugeri A, Ferlazzo N, et al. Anticancer Potential of Citrus Juices and Their Extracts: A Systematic Review of Both Preclinical and Clinical Studies. Front Pharmacol. 2017;8:420. doi:10.3389/fphar.2017.00420.

[751] Cirmi S, Navarra M, Woodside JV, Cantwell MM: Citrus fruits intake and oral cancer risk: A systematic review and meta-analysis. Pharmacol Res. 2018 Jul;133:187-194. doi: 10.1016/j.phrs.2018.05.008.

[752] Song JK, Bae JM: Citrus fruit intake and breast cancer risk: a quantitative systematic review. J Breast Cancer. 2013 Mar;16(1):72-6. doi: 10.4048/jbc.2013.16.1.72.

[753] Bae JM, Lee EJ, Guyatt G: Citrus fruit intake and pancreatic cancer risk: a quantitative systematic review. Pancreas. 2009 Mar;38(2):168-74. doi: 10.1097/MPA.0b013e318188c497.

[754] Naganuma M, Hirose S, Nakayama Y, Nakajima K, Someya T: A study of the phototoxicity of lemon oil. Arch Dermatol Res. 1985;278(1):31-6. PMID: 4096528.

[755] Choi JY, Hwang S, Lee SH, Oh SH. Asymptomatic Hyperpigmentation without Preceding Inflammation as a Clinical Feature of Citrus Fruits-Induced Phytophotodermatitis. Ann Dermatol. 2017;30(1):75-78. doi: 10.5021/ad.2018.30.1.75.

[756] Weber IC, Davis CP, Greeson DM: Phytophotodermatitis: the other "lime" disease. J Emerg Med. 1999 Mar-Apr;17(2):235-7. PMID: 10195477.

[757] Wagner AM, Wu JJ, Hansen RC, Nigg HN, Beiere RC: Bullous phytophotodermatitis associated with high natural concentrations of furanocoumarins in limes. Am J Contact Dermat. 2002 Mar;13(1):10-4. PMID: 11887098.

[758] Khachemoune A, Khechmoune K, Blanc D: Assessing phytophotodermatitis: boy with erythema and blisters on both hands. Dermatol Nurs. 2006 Apr;18(2):153-4. PMID: 16708677.

[759] Ballabeni V, Tognolini M, Giorgio C, Bertoni S, Bruni R, Barocelli E: Ocotea quixos Lam. essential oil: in vitro and in vivo investigation on its anti-inflammatory properties. Fitoterapia. 2010 Jun;81(4):289-95. doi: 10.1016/j.fitote.2009.10.002.

[760] Ballabeni V, Tognolini M, Bertoni S, Bruni R, Guerrini A, Rueda GM, Barocelli E: Antiplatelet and antithrombotic activities of essential oil from wild Ocotea quixos (Lam.) Kosterm. (Lauraceae) calices from Amazonian Ecuador. Pharmacol Res. 2007 Jan;55(1):23-30. doi: 10.1016/j.phrs.2006.09.009.

[761] Ogundajo AL, Adeniran LA1, Ashafa AO: Medicinal properties of Ocotea bullata stem bark extracts: phytochemical constituents, antioxidant and anti-inflammatory activity, cytotoxicity and inhibition of carbohydrate-metabolizing enzymes. J Integr Med. 2018 Mar;16(2):132-140. doi: 10.1016/j.joim.2018.02.007.

[762] Babar A, Al-Wabel NA, Shams S, Aftab A, Khan SA, Anwar F: Essential oils used in aromatherapy: A systemic review. Asian Pacific Journal of Tropical Biomedicine. Volume 5, Issue 8, August 2015, Pages 601-611. doi.org/10.1016/j.apjtb.2015.05.007.

[763] Zhang N, Zhang L, Feng L, Yao L: The anxiolytic effect of essential oil of Cananga odorata exposure on mice and determination of its major active constituents. Phytomedicine. 2016 Dec 15;23(14):1727-1734. doi: 10.1016/j.phymed.2016.10.017.

[764] Zhang N, Zhang L, Feng L, Yao L: Cananga odorata essential oil reverses the anxiety induced by 1-(3-chlorophenyl) piperazine through regulating the MAPK pathway and serotonin system in mice. J Ethnopharmacol. 2018 Jun 12;219:23-30. doi: 10.1016/j.jep.2018.03.013.

[765] Hongratanaworakit T, Buchbauer G: Evaluation of the harmonizing effect of ylang-ylang oil on humans after inhalation. Planta Med. 2004 Jul;70(7):632-6. doi: 10.1055/s-2004-827186.

[766] Hongratanaworakit T, Buchbauer G: Relaxing effect of ylang ylang oil on humans after transdermal absorption. Phytother Res. 2006 Sep;20(9):758-63. doi: 10.1002/ptr.1950.

[767] Gnatta JR, Piason P, Lopes Cde L, Rogenski NM, Silva MJ: Aromatherapy with ylang ylang for anxiety and self-esteem: a pilot study. Rev Esc Enferm USP, 48 (3) (2014), pp. 492-499.

[768] Burdock GA, Carabin IG: Safety assessment of Ylang-Ylang (Cananga spp.) as a food ingredient. Food Chem Toxicol. 2008 Feb;46(2):433-45. doi: 10.1016/j.fct.2007.09.105.

[769] Elmhalli F, Pålsson K, Örberg J, Grandi G: Acaricidal properties of ylang-ylang oil and star anise oil against nymphs of Ixodes ricinus (Acari: Ixodidae). Exp Appl Acarol. 2018 Oct;76(2):209-220. doi: 10.1007/s10493-018-0299-y.

[770] Tan LT, Lee LH, Yin WF, et al. Traditional Uses, Phytochemistry, and Bioactivities of Cananga odorata (Ylang-Ylang). Evid Based Complement Alternat Med. 2015;2015:896314. doi: 10.1155/2015/896314.

[771] Steward D; The Chemistry of Essential Oils. Care Publications 2013, 4th edition: Canaga odorata. Pg 514-515.

[772] Singh G, Maurya S, DeLampasona MP, Catalan CA: A comparison of chemical, antioxidant and antimicrobial studies of cinnamon leaf and bark volatile oils, oleoresins and their constituents. Food Chem Toxicol. 2007 Sep;45(9):1650-61.

[773] Ranasinghe P, Pigera S, Premakumara GA, Galappaththy P, Constantine GR, Katulanda P: Medicinal properties of 'true' cinnamon (Cinnamomum zeylanicum): a systematic review. BMC Complement Altern Med. 2013 Oct 22;13:275. doi: 10.1186/1472-6882-13-275.

[774] Hariri M, Ghiasvand R: Cinnamon and Chronic Diseases. Adv Exp Med Biol. 2016;929:1-24.

[775] Yap PS, Krishnan T, Chan KG, Lim SH: Antibacterial Mode of Action of Cinnamomum verum Bark Essential Oil, Alone and in Combination with Piperacillin, Against a Multi-Drug-Resistant Escherichia coli Strain. J Microbiol Biotechnol. 2015 Aug;25(8):1299-306. doi: 10.4014/jmb.1407.07054.

[776] Ranasinghe P, Galappaththy P, Constantine GR, Jayawardena R, Weeratunga HD, Premakumara S, Katulanda P: Cinnamomum zeylanicum (Ceylon cinnamon) as a potential pharmaceutical agent for type-2 diabetes mellitus: study protocol for a randomized controlled trial. Trials. 2017 Sep 29;18(1):446. doi: 10.1186/s13063-017-2192-0.

[777] Jayaprakasha GK, Rao LJ: Chemistry, biogenesis, and biological activities of Cinnamomum zeylanicum. Crit Rev Food Sci Nutr. 2011 Jul;51(6):547-62. doi: 10.1080/10408391003699550.

[778] Dorri M, Hashemitabar S, Hosseinzadeh H: Cinnamon (Cinnamomum zeylanicum) as an antidote or a protective agent against natural or chemical toxicities: a review. Drug Chem Toxicol. 2018 Jul;41(3):338-351. doi: 10.1080/01480545.2017.1417995.

[779] Sangal A: Role of cinnamon as beneficial antidiabetic food adjunct: a review. Advances in Applied Science Research, 2011, 2 (4):440-450

[780] Mollazadeh H, Hosseinzadeh H. Cinnamon effects on metabolic syndrome: a review based on its mechanisms. Iran J Basic Med Sci. 2016;19(12):1258-1270. doi: 10.22038/ijbms.2016.7906.

[781] Anderson RA, Broadhurst CL, Polansky MM, Schmidt WF, Khan A, Flanagan VP, Schoene NW, Graves DJ: Isolation and characterization of polyphenol type-A polymers from cinnamon with insulin-like biological activity. J Agric Food Chem. 2004 Jan 14;52(1):65-70. doi: 10.1021/jf034916b.

[782] Mang B, Wolters M, Schmitt B, Kelb K, Lichtinghagen R, Stichtenoth DO, Hahn A: Effects of a cinnamon extract on plasma glucose, HbA, and serum lipids in diabetes mellitus type 2. Eur J Clin Invest. 2006 May;36(5):340-4. doi: 10.1111/j.1365-2362.2006.01629.x.

[783] Khan A, Safdar M, Ali Khan MM, Khattak KN, Anderson RA: Cinnamon improves glucose and lipids of people with type 2 diabetes. Diabetes Care. 2003 Dec;26(12):3215-8. PMID: 14633804.

[784] Sengsuk C, Sanguanwong S, Tangvarasittichai O, Tangvarasittichai S: Effect of cinnamon supplementation on glucose, lipids levels, glomerular filtration rate, and blood pressure of subjects with type 2 diabetes mellitus. Diabetol Int. 2015 Jul 9;7(2):124-132. doi: 10.1007/s13340-015-0218-y..

[785] Maierean SM, Serban MC, Sahebkar A, Ursoniu S, Serban A, Penson P, Banach M; Lipid and Blood Pressure Meta-analysis Collaboration (LBPMC) Group: The effects of cinnamon supplementation on blood lipid concentrations: A systematic review and meta-analysis. J Clin Lipidol. 2017 Nov - Dec;11(6):1393-1406. doi: 10.1016/j.jacl.2017.08.004..

[786] Steward D; The Chemistry of Essential Oils. Care Publications 2013, 4th edition: Cinnamomum verum. Pg 518.

[787] Vigil JM, Stith SS, Diviant JP, Brockelman F, Keeling K, Hall B. Effectiveness of Raw, Natural Medical Cannabis Flower for Treating Insomnia under Naturalistic Conditions. Medicines (Basel). 2018;5(3):75. Published 2018 Jul 11. doi:10.3390/medicines5030075.

[788] Houghton PJ: The scientific basis for the reputed activity of Valerian. J Pharm Pharmacol. 1999 May;51(5):505-12. PMID: 10411208.

[789] Wang ZJ, Heinbockel T. Essential Oils and Their Constituents Targeting the GABAergic System and Sodium Channels as Treatment of Neurological Diseases. Molecules. 2018;23(5):1061. doi:10.3390/molecules23051061.

[790] Yuan CS, Mehendale S, Xiao Y, Aung HH, Xie JT, Ang-Lee MK: The gamma-aminobutyric acidergic effects of valerian and valerenic acid on rat brainstem neuronal activity. Anesth Analg. 2004 Feb;98(2):353-8. PMID: 14742369.

[791] Gottesmann C: GABA mechanisms and sleep. Neuroscience. 2002;111(2):231-9. PMID: 11983310.

[792] Bent S, Padula A, Moore D, Patterson M, Mehling W: Valerian for sleep: a systematic review and meta-analysis. 2006. In: Database of Abstracts of Reviews of Effects (DARE): Quality-assessed Reviews [Internet]. York (UK): Centre for Reviews and Dissemination (UK); 1995-2006. Available from: www.ncbi.nlm.nih.gov/books/NBK73156.

[793] Nunes A, Sousa M: Use of valerian in anxiety and sleep disorders: what is the best evidence? Acta Med Port. 2011 Dec;24 Suppl 4:961-6. PMID: 22863505.

[794] Kelber O, Nieber K, Kraft K. Valerian: no evidence for clinically relevant interactions. Evid Based Complement Alternat Med. 2014;2014:879396. doi:10.1155/2014/879396.

[795] Singh O, Khanam Z, Misra N, Srivastava MK. Chamomile (Matricaria chamomilla L.): An overview. Pharmacogn Rev. 2011;5(9):82-95. doi: 10.4103/0973-7847.79103.

[796] Sándor Z, Mottaghipisheh J, Veres K, et al. Evidence Supports Tradition: The in Vitro Effects of Roman Chamomile on Smooth Muscles. Front Pharmacol. 2018;9:323. doi:10.3389/fphar.2018.00323.

[797] Sándor Z, Mottaghipisheh J, Veres K, et al. Evidence Supports Tradition: The in Vitro Effects of Roman Chamomile on Smooth Muscles. Front Pharmacol. 2018;9:323. doi:10.3389/fphar.2018.00323.

[798] Zeggwagh NA, Moufid A, Michel JB, Eddouks M: Hypotensive effect of Chamaemelum nobile aqueous extract in spontaneously hypertensive rats. Clin Exp Hypertens. 2009 Jul;31(5):440-50. PMID: 19811353.

[799] European Health Agency. Assessment Report on Chamaemelum nobile. EMA/HMPC/560906/2010.

[800] Forster HB, Niklas H, Lutz S: Antispasmodic effects of some medicinal plants. Planta Med. 1980 Dec;40(4):309-19. doi: 10.1055/s-2008-1074977.

[801] Adib-Hajbaghery M, Mousavi SN: The effects of chamomile extract on sleep quality among elderly people: A clinical trial. Complement Ther Med. 2017 Dec;35:109-114. doi: 10.1016/j.ctim.2017.09.010.

[802] Kong Y, Wang T, Wang R, Ma Y, Song S, Liu J, Hu W, Li S: Inhalation of Roman chamomile essential oil attenuates depressive-like behaviors in Wistar Kyoto rats. Sci China Life Sci. 2017 Jun;60(6):647-655. doi: 10.1007/s11427-016-9034-8.

[803] Cho MY, Min ES, Hur MH, Lee MS. Effects of aromatherapy on the anxiety, vital signs, and sleep quality of percutaneous coronary intervention patients in intensive care units. Evid Based Complement Alternat Med. 2013;2013:381381. doi:10.1155/2013/381381.

[804] Steward D; The Chemistry of Essential Oils. Care Publications 2013, 4th edition: Chamaemelum nobile. Pg 516-517.

[805] Cortés-Rojas DF, de Souza CR, Oliveira WP. Clove (Syzygium aromaticum): a precious spice. Asian Pac J Trop Biomed. 2014;4(2):90–96. doi:10.1016/S2221-1691(14)60215-X.

[806] Chaieb K, Zmantar T, Ksouri R, Hajlaoui H, Mahdouani K, Abdelly C, Bakhrouf A: Antioxidant properties of the essential oil of Eugenia caryophyllata and its antifungal activity against a large number of clinical Candida species. Mycoses. 2007 Sep;50(5):403-6. doi: 10.1111/j.1439-0507.2007.01391.x.

[807] Gülçin I, Elmastaş M, Aboul-Enein HY. Antioxidant activity of clove oil-A powerful antioxidant source. Arab J Chem. 2012;5(4):489–499. doi.org/10.1016/j.arabjc.2010.09.016.

[808] Nuñez L, Aquino MD. Microbicide activity of clove essential oil (Eugenia caryophyllata). Braz J Microbiol. 2012;43(4):1255–1260. doi:10.1590/S1517-83822012000400003.

[809] Kouidhi B, Zmantar T, Bakhrouf A: Anticariogenic and cytotoxic activity of clove essential oil (Eugenia caryophyllata) against a large number of oral pathogens. Ann Microbiol. 2010;60:599–604.

[810] Chakraborty SK. Halitosis And Mouthwashes. Med J Armed Forces India. 2017;54(3):289–290. doi:10.1016/S0377-1237(17)30576-2.

[811] Mehta AK, Halder S, Khanna N, Tandon OP, Sharma KK: The effect of the essential oil of Eugenia caryophyllata in animal models of depression and locomotor activity. Nutr Neurosci. 2013 Sep;16(5):233-8. doi: 10.1179/1476830512Y.0000000051.

[812] Halder S, Mehta AK, Kar R, Mustafa M, Mediratta PK, Sharma KK: Clove oil reverses learning and memory deficits in scopolamine-treated mice. Planta Med. 2011 May;77(8):830-4. doi: 10.1055/s-0030-1250605.

[813] Han X, Parker TL. Anti-inflammatory activity of clove (Eugenia caryophyllata) essential oil in human dermal fibroblasts. Pharm Biol. 2017;55(1):1619–1622. doi:10.1080/13880209.2017.1314513.

[814] Halder S, Mehta AK, Mediratta PK, Sharma KK: Acute effect of essential oil of Eugenia caryophyllata on cognition and pain in mice. Naunyn Schmiedebergs Arch Pharmacol. 2012 Jun;385(6):587-93. doi: 10.1007/s00210-012-0742-2.

[815] Kamkar Asl M, Nazariborun A, Hosseini M. Analgesic effect of the aqueous and ethanolic extracts of clove. Avicenna J Phytomed. 2013;3(2):186–192. PMID: 25050273.

[816] Kamkar Asl M, Nazariborun A, Hosseini M. Analgesic effect of the aqueous and ethanolic extracts of clove. Avicenna J Phytomed. 2013;3(2):186–192. PMID: 25050273.

[817] Fine PG, Rosenfeld MJ. The endocannabinoid system, cannabinoids, and pain. Rambam Maimonides Med J. 2013;4(4):e0022. doi:10.5041/RMMJ.10129.

[818] Selim SA, Adam ME, Hassan SM, Albalawi AR. Chemical composition, antimicrobial and antibiofilm activity of the essential oil and methanol extract of the Mediterranean cypress (Cupressus sempervirens L.). BMC Complement Altern Med. 2014;14:179. doi:10.1186/1472-6882-14-179.

[819] Russo EB. Taming THC: potential cannabis synergy and phytocannabinoid-terpenoid entourage effects. Br J Pharmacol. 2011;163(7):1344-64. doi: 10.1111/j.1476-5381.2011.01238.x.

[820] Ibrahim TA, El-Hela AA, El-Hefnawy HM, Al-Taweel AM, Perveen S: Chemical Composition and Antimicrobial Activities of Essential Oils of Some Coniferous Plants Cultivated in Egypt. Iran J Pharm Res. 2017 Winter;16(1):328-337. PMID: 28496486.

[821] Lee SH, Do HS, Min KJ. Effects of Essential Oil from Hinoki Cypress, Chamaecyparis obtusa, on Physiology and Behavior of Flies. PLoS One. 2015;10(12):e0143450.. doi:10.1371/journal.pone.0143450.

[822] Raha S, Kim SM, Lee HJ, Lee SJ, Heo JD, Venkatarame Gowda Saralamma V, Ha SE, Kim EH, Mun SP, Kim GS: Essential oil from Korean Chamaecyparis obtusa leaf ameliorates respiratory activity in Sprague-Dawley rats and exhibits protection from NF-κB-induced inflammation in WI38 fibroblast cells. Int J Mol Med. 2019 Jan;43(1):393-403. doi: 10.3892/ijmm.2018.3966. .

[823] Yeşilada E, Sezik E, Honda G, Takaishi Y, Takeda Y, Tanaka T: Traditional medicine in Turkey IX: folk medicine in north-west Anatolia. J Ethnopharmacol. 1999 Mar;64(3):195-210. PMID: 10363834.

[824] Ikei H, Song C, Miyazaki Y: Physiological effect of olfactory stimulation by Hinoki cypress (Chamaecyparis obtusa) leaf oil. J Physiol Anthropol. 2015 Dec 22;34:44. doi: 10.1186/s40101-015-0082-2.

[825] Ikei H, Song C, Miyazaki Y: Physiological Effects of Touching the Wood of Hinoki Cypress (Chamaecyparis obtusa) with the Soles of the Feet. Int J Environ Res Public Health. 2018 Sep 28;15(10). pii: E2135. doi: 10.3390/ijerph15102135..

[826] Asgary S, Naderi GA, Ardekani MRS, Sahebkar A, Airin A, Aslani S, KasherT, Emami SA: Chemical analysis and biological activities of Cupressus sempervirens var. horizontalis essential oils, Pharmaceutical Biology, (2013) 51:2, 137-144, doi: 10.3109/13880209.2012.715168.

[827] Gkogkolou P, Böhm M. Advanced glycation end products: Key players in skin aging?. Dermatoendocrinol. 2012;4(3):259-70..

[828] Moy RL, Levenson C. Sandalwood Album Oil as a Botanical Therapeutic in Dermatology. J Clin Aesthet Dermatol. 2017;10(10):34-39. PMID: 29344319.

CBD und ätherische Öle

829 Sharma M, Levenson C, Browning JC, Becker EM, Clements I, Castella P, Cox ME: East Indian Sandalwood Oil Is a Phosphodiesterase Inhibitor: A New Therapeutic Option in the Treatment of Inflammatory Skin Disease. Front Pharmacol. 2018 Mar 9;9:200. doi: 10.3389/fphar.2018.00200.

830 Warnke PH, Becker ST, Podschun R, Sivananthan S, Springer IN, Russo PA, Wiltfang J, Fickenscher H, Sherry E: The battle against multi-resistant strains: Renaissance of antimicrobial essential oils as a promising force to fight hospital-acquired infections. J Craniomaxillofac Surg. 2009 Oct;37(7):392-7. doi: 10.1016/j.jcms.2009.03.017.

831 Gupta PD, Birdi TJ: Development of botanicals to combat antibiotic resistance. J Ayurveda Integr Med. 2017 Oct - Dec;8(4):266-275. doi: 10.1016/j.jaim.2017.05.004.

832 Santha S, Dwivedi C: Anticancer Effects of Sandalwood (Santalum album). Anticancer Res. 2015 Jun;35(6):3137-45. PMID: 26026073.

833 Dwivedi C, Guan X, Harmsen WL, Voss AL, Goetz-Parten DE, Koopman EM, Johnson KM, Valluri HB, Matthees DP: Chemopreventive effects of alpha-santalol on skin tumor development in CD-1 and SENCAR mice. Cancer Epidemiol Biomarkers Prev. 2003 Feb;12(2):151-6. PMID: 12582025.

834 Dwivedi C, Zhang Y: Sandalwood oil prevent skin tumour development in CD1 mice. Eur J Cancer Prev. 1999 Oct;8(5):449-55. PMID: 10548401.

835 Zhang X, Dwivedi C: Skin cancer chemoprevention by α-santalol. Front Biosci (Schol Ed). 2011 Jan 1;3:777-87. PMID: 21196411.

836 Dwivedi C, Valluri HB, Guan X, Agarwal R: Chemopreventive effects of alpha-santalol on ultraviolet B radiation-induced skin tumor development in SKH-1 hairless mice. Carcinogenesis. 2006 Sep;27(9):1917-22. doi: 10.1093/carcin/bgl058.

837 Bommareddy A, Hora J, Cornish B, Dwivedi C: Chemoprevention by alpha-santalol on UVB radiation-induced skin tumor development in mice. Anticancer Res. 2007 Jul-Aug;27(4B):2185-8. PMID: 17695502.

838 Dozmorov MG, Yang Q, Wu W, et al. Differential effects of selective frankincense (Ru Xiang) essential oil versus non-selective sandalwood (Tan Xiang) essential oil on cultured bladder cancer cells: a microarray and bioinformatics study. Chin Med. 2014;9:18. doi:10.1186/1749-8546-9-18.

839 Lee B, Bohmann J, Reeves T, Levenson C, Risinger AL: α- and β-Santalols Directly Interact with Tubulin and Cause Mitotic Arrest and Cytotoxicity in Oral Cancer Cells. J Nat Prod. 2015 Jun 26;78(6):1357-62. doi: 10.1021/acs.jnatprod.5b00207.

840 Denda M: Newly discovered olfactory receptors in epidermal keratinocytes are associated with proliferation, migration, and re-epithelialization of keratinocytes. J Invest Dermatol. 2014 Nov;134(11):2677-2679. doi: 10.1038/jid.2014.229.

841 Oh SJ. System-Wide Expression and Function of Olfactory Receptors in Mammals. Genomics Inform. 2018;16(1):2-9. doi: 10.5808/GI.2018.16.1.2.

842 Busse D, Kudella P, Grüning NM, Gisselmann G, Ständer S, Luger T, Jacobsen F, Steinsträßer L, Paus R, Gkogkolou P, Böhm M, Hatt H, Benecke H: A synthetic sandalwood odorant induces wound-healing processes in human keratinocytes via the olfactory receptor OR2AT4. J Invest Dermatol. 2014 Nov;134(11):2823-2832. doi: 10.1038/jid.2014.273.

843 Chéret J, Bertolini M, Ponce L, Lehmann J, Tsai T, Alam M, Hatt H, Paus R: Olfactory receptor OR2AT4 regulates human hair growth. Nat Commun. 2018 Sep 18;9(1):3624. doi: 10.1038/s41467-018-05973-0.

844 Weber L, Maßberg D, Becker C, et al. Olfactory Receptors as Biomarkers in Human Breast Carcinoma Tissues. Front Oncol. 2018;8:33. doi:10.3389/fonc.2018.00033.

845 Antunes Viegas D, Palmeira-de-Oliveira A, Salgueiro L, Martinez-de-Oliveira J, Palmeira-de-Oliveira R: Helichrysum italicum: from traditional use to scientific data. J Ethnopharmacol. 2014;151(1):54-65. doi: 10.1016/j.jep.2013.11.005.

846 Appendino G, Gibbons S, Giana A, Pagani A, Grassi G, Stavri M, Smith E, Rahman MM: Antibacterial cannabinoids from Cannabis sativa: a structure-activity study. J Nat Prod. 2008 Aug;71(8):1427-30. doi: 10.1021/np8002673.

847 Andre CM, Hausman JF, Guerriero G. Cannabis sativa: The Plant of the Thousand and One Molecules. Front Plant Sci. 2016;7:19. doi:10.3389/fpls.2016.00019.

[848] Bohlmann F, Hoffmann E. Cannabigerol-ähnliche verbindungen aus Helichrysum umbraculigerum. Phytochemistry 1979;18:1371–4.

[849] Djihane B, Wafa N, Elkhamssa S, Pedro HJ, Maria AE, Mohamed Mihoub Z. Chemical constituents of Helichrysum italicum (Roth) G. Don essential oil and their antimicrobial activity against Gram-positive and Gram-negative bacteria, filamentous fungi and Candida albicans. Saudi Pharm J. 2016;25(5):780-787. doi: 10.1016/j.jsps.2016.11.001.

[850] Antunes Viegas D, Palmeira-de-Oliveira A, Salgueiro L, Martinez-de-Oliveira J, Palmeira-de-Oliveira R: Helichrysum italicum: from traditional use to scientific data. J Ethnopharmacol. 2014;151(1):54-65. doi: 10.1016/j.jep.2013.11.005.

[851] Sala A, Recio M, Giner RM, Máñez S, Tournier H, Schinella G, Ríos JL: Anti-inflammatory and antioxidant properties of Helichrysum italicum. J Pharm Pharmacol. 2002 Mar;54(3):365-71. PMID: 11902802.

[852] Süntar I, Küpeli Akkol E, Keles H, Yesilada E, Sarker SD: Exploration of the wound healing potential of Helichrysum graveolens (Bieb.) Sweet: isolation of apigenin as an active component. J Ethnopharmacol. 2013 Aug 26;149(1):103-10. doi: 10.1016/j.jep.2013.06.006.

[853] Stewart D: The Chemistry of Essential Oils Made Simple. Chemical Analysis of Helichrysum. Care Publications 2013. Pg 531.

[854] Hanuš LO, Meyer SM, Muñoz E, Taglialatela-Scafati), Appendino G: Phytocannabinoids: a unified critical inventory. Nat. Prod. Rep., 2016, 33, 1357-1392. doi: 10.1039/C6NP00074F.

[855] Stewart D: The Chemistry of Essential Oils Made Simple. Chemical Analysis of Piper Nigrum. Care Publications 2013. Table 32. P 545..

[856] Han X, Beaumont C, Rodriguez D, Bahr T: Black pepper (Piper nigrum) essential oil demonstrates tissue remodeling and metabolism modulating potential in human cells. Phytother Res. 2018 Sep;32(9):1848-1852. doi: 10.1002/ptr.6110..

[857] Vinturelle R, Mattos C, Meloni J, et al. In Vitro Evaluation of Essential Oils Derived from Piper nigrum (Piperaceae) and Citrus limonum (Rutaceae) against the Tick Rhipicephalus (Boophilus) microplus (Acari: Ixodidae). Biochem Res Int. 2017;2017:5342947. doi: 10.1155/2017/5342947.

[858] Kapoor IP, Singh B, Singh G, De Heluani CS, De Lampasona MP, Catalan CA: Chemistry and in vitro antioxidant activity of volatile oil and oleoresins of black pepper (Piper nigrum). J Agric Food Chem. 2009 Jun 24;57(12):5358-64. doi: 10.1021/jf900642x.

[859] Butt MS, Pasha I, Sultan MT, Randhawa MA, Saeed F, Ahmed W: Black pepper and health claims: a comprehensive treatise. Crit Rev Food Sci Nutr. 2013;53(9):875-86. doi: 10.1080/10408398.2011.571799.

[860] Ou MC, Lee YF, Li CC, Wu SK: The effectiveness of essential oils for patients with neck pain: a randomized controlled study. J Altern Complement Med. 2014 Oct;20(10):771-9. doi: 10.1089/acm.2013.0453.

[861] Kristiniak S, Harpel J, Breckenridge DM, Buckle J: Black pepper essential oil to enhance intravenous catheter insertion in patients with poor vein visibility: a controlled study. J Altern Complement Med. 2012 Nov;18(11):1003-7. doi: 10.1089/acm.2012.0106.

[862] Cherniakov I, Izgelov D, Barasch D, Davidson E, Domb AJ, Hoffman A: Piperine-pro-nanolipospheres as a novel oral delivery system of cannabinoids: Pharmacokinetic evaluation in healthy volunteers in comparison to buccal spray administration. J Control Release. 2017 Nov 28;266:1-7. doi: 10.1016/j.jconrel.2017.09.011.

[863] Cherniakov I, Izgelov D, Domb AJ, Hoffman A: The effect of Pro NanoLipospheres (PNL) formulation containing natural absorption enhancers on the oral bioavailability of delta-9-tetrahydrocannabinol (THC) and cannabidiol (CBD) in a rat model. Eur J Pharm Sci. 2017 Nov 15;109:21-30. doi: 10.1016/j.ejps.2017.07.003.

[864] Steward D; The Chemistry of Essential Oils. Care Publications 2013, 4th edition: Salvia officinalis. Pg 548.

[865] Olson R: Absinthe and γ-aminobutyric acid receptors. Proceedings of the National Academy of Sciences Apr 2000, 97 (9) 4417-4418; doi: 10.1073/pnas.97.9.4417.

CBD und ätherische Öle

[866] Albert-Puleo M: Van Gogh's vision: thujone intoxication. JAMA. 1981 Jul 3;246(1):42. PMID: 7017175.

[867] Arnold WN: Vincent van Gogh and the thujone connection. JAMA. 1988 Nov 25;260(20):3042-4. PMID: 3054185.

[868] Arnold WN, Loftus LS: Xanthopsia and van Gogh's yellow palette. Eye (Lond). 1991;5 (Pt 5):503-10. doi: 10.1038/eye.1991.93.

[869] Lachenmeier DW, Emmert J, Kuballa T, Sartor G: Thujone--cause of absinthism? Forensic Sci Int. 2006 Apr 20;158(1):1-8. doi: 10.1016/j.forsciint.2005.04.010.

[870] Höld KM, Sirisoma NS, Ikeda T, Narahashi T, Casida JE. Alpha-thujone (the active component of absinthe): gamma-aminobutyric acid type A receptor modulation and metabolic detoxification. Proc Natl Acad Sci U S A. 2000;97(8):3826-31. doi: 10.1073/pnas.070042397.

[871] Meschler JP, Howlett AC: Thujone exhibits low affinity for cannabinoid receptors but fails to evoke cannabimimetic responses. Pharmacol Biochem Behav. 1999 Mar;62(3):473-80. PMID: 10080239.

[872] Medicinal Plants: Medicinal Plants Modulating Cannabinoid Receptors and Endocannabinoid Metabolizing Enzymes. Phytochemistry, Pharmacology and Therapeutics, Edition: 4, Chapter: 13, Publisher: Daya Publishing House®, Editors: V.K. Gupta, G.D. Singh, Surjeet Singh, A. Kaul, pp.285-302.

[873] Sharma C, Sadek B, Goyal SN, Sinha S, Kamal MA, Ojha S: Small Molecules from Nature Targeting G-Protein Coupled Cannabinoid Receptors: Potential Leads for Drug Discovery and Development. Evidence-Based Complementary and Alternative Medicine. Volume 2015, Article ID 238482, 26 pages. doi.org/10.1155/2015/238482.

[874] Zgair A, Wong JC, Lee JB, et al. Dietary fats and pharmaceutical lipid excipients increase systemic exposure to orally administered cannabis and cannabis-based medicines. Am J Transl Res. 2016;8(8):3448–3459. Published 2016 Aug 15.

[875] Zgair A, Lee JB, Wong JCM, Taha DA, Aram J, Di Virgilio D, McArthur JW, Cheng YK, Hennig IM, Barrett DA, Fischer PM, Constantinescu CS, Gershkovich P: Oral administration of cannabis with lipids leads to high levels of cannabinoids in the intestinal lymphatic system and prominent immunomodulation. Sci Rep. 2017 Nov 6;7(1):14542. doi: 10.1038/s41598-017-15026-z.

[876] Cherniakov I, Izgelov D, Domb AJ, Hoffman A: The effect of Pro NanoLipospheres (PNL) formulation containing natural absorption enhancers on the oral bioavailability of delta-9-tetrahydrocannabinol (THC) and cannabidiol (CBD) in a rat model. Eur J Pharm Sci. 2017 Nov 15;109:21-30. doi: 10.1016/j.ejps.2017.07.003.

[877] Zitter JN, Mazonson PD, Miller DP, Hulley SB, Balmes JR: Aircraft cabin air recirculation and symptoms of the common cold. JAMA. 2002 Jul 24-31;288(4):483-6. PMID: 12132979.

[878] Moser MR, Bender TR, Margolis HS, Noble GR, Kendal AP, Ritter DG: An outbreak of influenza aboard a commercial airliner. Am J Epidemiol. 1979 Jul;110(1):1-6. PMID: 463858.